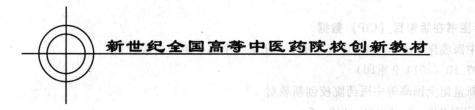

新世纪全国高等中医药院校创新教材

中医临床基础学

Basic Science on Clinical Traditional Chinese Medicine

（供中医学类专业用）

主编单位	广州中医药大学
主　　编	熊曼琪　彭胜权　陈纪藩
副 主 编	林培政　李赛美　朱章志
编　　委	（以姓氏笔画为序）
	万晓刚　史志云　刘晓玲
	李迎敏　吴浩祥　吴智兵
	汪栋材　张朝曦　林昌松
	黄仰模　蔡文就

中国中医药出版社

·北 京·

图书在版编目（CIP）数据

中医临床基础学/熊曼琪等主编 . —北京：中国中医药出版社，
2007.10（2014.9重印）

新世纪全国高等中医药院校创新教材

ISBN 978 - 7 - 80156 - 619 - 5

Ⅰ. 中...　Ⅱ. 熊...　Ⅲ. 中医学临床—中医学院—教材　Ⅳ. R24

中国版本图书馆 CIP 数据核字（2004）第 050407 号

中国中医药出版社出版

北京市朝阳区北三环东路 28 号易亨大厦 16 层

邮政编码　100013

传真　64405750

北京市卫顺印刷厂印刷

各地新华书店经销

＊

开本　850×1168　1/16　印张　17.25　字数　415 千字

2007 年 10 月第 1 版　2014 年 9 月第 2 次印刷

书　号　ISBN 978 - 7 - 80156 - 619 - 5

＊

定价　21.00 元

网址　www.cptcm.com

邓 序

　　作为一门古老而年轻的学科，中医临床基础学对整个中医理论体系，具有无可替代的特殊影响。说其年轻，是指近年来，随着科学发展走向重新整合的进程，中医理论学科体系发生变化而催生出中医临床基础学科；说其古老，则意指学科根源于三门历史悠久的传统学科：《伤寒论》、《金匮要略》和《温病学》。

　　合久必分，分久必合。社会以及自然科学的发展，仍然遵循这一规律。正是在不断的分合过程中，科学理论得以螺旋式向前发展。《伤寒论》、《金匮要略》和《温病学》三门学科的分化，意味着学科整合发展必然趋势的来临。中医临床基础学正是在这一历史背景下，得以应运而生。

　　作为一门新兴的学科，在全面继承既有成就的基础上重新构建理论框架，是学科面临的首要任务。目前，尚无中医临床基础学专著问世，即意味着重建理论框架任务的艰巨性。熊曼琪教授等主编之《中医临床基础学》，填补了这一空白。在其即将付梓之际，我得先睹为快，深感此书具有如下几个显著特点：一是全面继承了三门传统学科的理论精华，在尊重学科发展规律的基础上，努力构建新的学科理论体系；二是重点介绍学科相关研究之最新进展，勾画学科发展之前沿现状；三是以历史唯物与辩证唯物观为出发点，审视学科发展之内在规律，推论学科发展之未来趋向。

　　敢为天下先，推陈而出新。欣喜之余，乐而为之序。

广州中医药大学终身教授

邓铁涛

2007 年 3 月

梅　序

　　伤寒、杂病、温病，证本一源，因其变化万千，而各具特征。复因学术之嬗变，则有六经辨证、脏腑辨证、卫气营血辨证之分，沿袭已久，互成体系，乃百花齐放、百家争鸣之盛事也。然则，体系鼎立，令后学生畏，是以谋求其统一者，自古有之，尤在近代，是于分中求合也。观各学科之发展，从合而分，从分而合，自有真谛。今有《中医临床基础学》问世，余有幸先睹，观其旨趣，大抵如斯；观其议论，多有可取，更能融会新知。然以主编诸君之恭谨，意在上下求索，而臻完善，佩哉！

湖北中医学院　教授

梅国强

2007 年 3 月

目　录

第一章
中医临床基础学概述

　　《伤寒论》、《金匮要略》和《温病学》作为中医经典著作，在中医学发展史上有值得自豪的辉煌，时至今日仍是培养中医专门人才的主干课程。三门课程具有许多共性，均是理论紧密结合实践、理法方药俱全及中医基础理论与临床技能综合运用，为临床各科提供了辨证论治的原则和方法。1997 年 6 月国务院学位委员会对中医专业研究生招生目录进行了较大修订，将伤寒论、金匮要略、温病学三门课程组成中医临床基础学（中医二级学科）。当前中医教育界对于中医临床基础学学科建设内容尚未深入探讨，诸如中医临床基础学学科的性质、地位、业务范围、研究内容及发展方向等重大问题，尚未取得统一认识。有鉴于此，本书就上述问题作一初步的探讨。

第一节　中医临床基础学科的性质

　　对伤寒论、金匮要略、温病学的认识历来就有两种不同的倾向。一种认为属中医古典医籍范畴，因而教学时侧重于对原著的讲解，研究上则重于文献整理，这不但不符合三门课程中讨论大量病证具体诊治的现状，而且更扩大了中医临床基础学与临床的差距，本学科将会成为无本之木。另一种则认为中医临床基础学是一门研究四时外感热病及内伤杂病发生发展规律及诊治方法的临床学科。本学科无疑能解决上述病证的辨证论治，但其学科内涵绝非仅仅局限于此，它有临床学科的内容，讨论具体疾病的证治，而更重要的是其所具有的基础学科的特点，是中医临床理论基础的重要基石。若忽视这一特点，将会阻碍中医临床基础学的正常发展。

　　我们认为，中医临床基础学是在《伤寒杂病论》、《温热论》、《温病条辨》等经典原著的基础上，不断吸取历代医家的研究成果，研究和阐发具有普遍临床指导意义的辨证论治原则、规律和方法的一门联结基础和临床的桥梁学科。其学科性质既有基础学科的特点，又具有临床学科的属性。中医临床基础学有很强的理论性，它有一套系统的理论体系，其理论核心——六经、脏腑经络、卫气营血及三焦等辨证论治体系，是中医理法方药及基础学科内容的综合运用，不仅是辨证论治外感热病、内伤杂病的主要方法，而且也是临床各科的重要基础。同时，中医临床基础学具有很强的实践性和实用性，它的理论和方药长期以来一直有效地指导外感热病和内伤杂病及其他各科的临床实践，并取得了良好的效果，因而在临床上具有广泛的实用价值，故又有临床学科的属性。

第二节　中医临床基础学科的地位与作用

《伤寒杂病论》所创立的辨证论治理论具有普遍性意义，绝非仅适用于外感病，或仅适用于某一类杂病，所以颇得后世名医所赞誉。如元代王安道说："读仲景书……苟得其所以立法之意，则知其书足以为万世法，而后人莫能加、莫能外矣。"又如朱丹溪说："仲景诸方，实万世医门之规矩准绳也，后之欲为方圆平直者，必于是而取则焉。"《温病条辨》是研究中医外感热病学的一部重要著作，一直为近代医家所推崇，认为该书"大江南北，三时感冒，取则有凭焉"。中医临床基础学既可在中医基础学科和临床学科之间起到承上启下的联结作用，又可作为理法方药综合运用的辨证论治思路和方法指导各科临床实践。因此，中医临床基础学既能深化基础理论，加强辨证论治基本功训练，同时又是培养中医高级专门人才的必修课程，在中医专业课程体系中具有不可替代的重要地位。

在中医专门人才的培养过程中，中医临床基础学的作用是多方面的，具体可概括为以下几个方面：

（一）深化基础，加强辨证立法基本功训练

实践证明，仅仅学习《中医诊断学》中六经、脏腑经络、卫气营血和三焦辨证的内容，是难以真正掌握并运用好辨证论治方法的。本学科几部原著，通篇贯穿着辨证论治的精神、思路和方法，只有认真学习原著，并在实践上不断体验，才有可能真正领悟辨证论治的真谛，从而为临床各科打下扎实的基础。中医临床基础学中的治法十分丰富，既有基本治法，又有复合治法，如伤寒论中的辛温解表法、温阳法、泄热逐瘀法、寒温并用法、攻补兼施法，温病学中独有的清营凉血法等，是临床各科必须掌握的基本知识。

（二）指导临床，加强组方用药基本功训练

伤寒论被认为"方书之祖"，经方配伍严谨、用药精炼；温病学方剂既有经方化裁的变通方，又有自创新方。张仲景、叶天士、吴鞠通等医家在临床用药方面有很多独特的经验，且变通灵活，意图周密。这些方剂不仅组方严谨，而且疗效高，现行《方剂学》又较少介绍，只有通过原著的学习才能真正掌握，其依法组方、辨证选药的经验是临床各科组方用药基本功训练不可多得的财富。

（三）指导外感热病诊治

中医临床基础学是一门实践性很强的学科，其理论和方法一直有效地指导临床实践。作为本学科的重要组成部分——中医外感热病学，是研究外感热病发生发展规律及诊断治疗的临床学科，具有丰富的理论和临床经验。外感热病是中医内科和急诊的常见病、多发病，要提高中医急症诊治水平，有效地诊治外感热病，就必须在中医临床基础学上下一番苦功夫。

综上所述，中医临床基础学在中医理论体系及中医专业课程体系中均具有十分重要的地位，既是中医基础理论的深化和延伸，又对临床各科，特别是中医内科的辨证论治具有普遍

指导性作用，同时还承担中医药防治四时外感热病的临床任务。

第三节　中医临床基础学科的业务范围与内容

本学科的范围以研究外感热病、内伤杂病等的辨证论治规律和方法为主，并承担外感热病和部分杂病病因、病机、诊断、治疗及预防的研究任务。某些专科如骨伤科、耳鼻喉科等疾病辨证论治规律与方法的研究则不属本学科的重点。本学科基本内容简述如下。

（一）中医临床辨证学

本学科的医学成就是多方面的，其中最大的成就就是确立了中医临床医学辨证论治的原则、规律和方法。《伤寒杂病论》根据外感病和内伤杂病的不同特点，分别确立了六经辨证体系和脏腑经络辨证体系。此外，还全面地运用了八纲辨证方法。温病学理论核心是卫气营血、三焦辨证。卫气营血、三焦辨证的实质是分析疾病由浅入深或由深出浅的病理变化以及三焦所属脏腑气血阴阳的病机变化规律。由于任何疾病均存在浅深变化和脏腑气血阴阳变化的基本病机，因此卫气营血、三焦辨证理论不仅可以辨治温病，而且可以辨治内伤杂病。临床辨证学的研究内容十分广泛，包括指导思想、辨证原则、思维方法、辨证方法与体系、诊法（如伤寒论的腹诊、脉诊，温病学的察舌验齿及辨斑疹）等。重点应放在对现有临床辨证主要方法的深化和突破上，并揭示其运用的规律和方法。

（二）中医临床治疗学

治疗是解决疾病的手段和方法，是辨证论治的最后环节。在论治的决策过程中，必须树立正确的治疗思想，遵循具有普遍意义的治疗原则，然后随证立法，选择具体的治法。中医临床治疗学的内容包括外感热病和内伤杂病的治疗思想、基本原则、基本治法、复合治法及综合疗法等的文献、临床与实验研究，重点是丰富中医临床治疗学的理论和寻找有效治法与方药。

（三）中医外感热病学

中医外感热病学是以四时外感热病及其变证为研究对象，专门研究和阐发外感热病发生发展规律及辨证论治的规律和方法。它以研究张仲景、叶天士、吴鞠通等医家的外感热病学学术思想及历代围绕外感热病的注疏训解、编次整理及专题发挥为基本内容。外感热病包括的范围甚广，有许多病证名称，如中医医籍中命名的伤寒、中风、温病、时病、温疫、湿温、霍乱等，均属外感热病的范围。从现代观点来分析，外感热病学研究的病证可以归纳为三大部分，一是感染性疾病，二是传染性疾病，三是自身免疫性疾病等。

第二章

《伤寒论》的历史沿革

第一节 《伤寒论》源流及其对后世的影响

一、《伤寒论》作者及其生平

《伤寒论》作者张机，字仲景，约生于公元150～219年，南阳郡涅阳人。少时随同郡张伯祖习岐黄技，好学多思，终至青出于蓝而胜于蓝，医术远超其师，成为著名医家。因其对临证医学的卓越贡献，而被后世医家奉为医圣。

仲景生平《汉书》无传，其生卒年份无从确认。北京中医学院主编的《中国医学史》（上海科技出版社，1978，15～17）则将其生年确定为公元150年，卒年确定为公元219年。

关于仲景的籍贯，认识亦不尽一致。李濂《医史·卷六》记："张机，字仲景，南阳人也。"《襄阳府志》记其为南阳棘阳人，而《河南通志》谓："张机，涅阳人。"20世纪80年代初，有研究者考证确认涅阳（河南邓县穰东镇张寨村）为仲景出生地。

仲景曾为长沙太守之说，始见于北宋林亿等校定《伤寒论·序》注："张仲景，《汉书》无传，见《名医录》云：南阳人也，名机，仲景乃其字也，举孝廉，官至长沙太守。"此前并无相似文字记载。《后汉书》和《三国志》均未为其立传，即如王叔和、皇甫谧等晋唐医家，在论及张仲景时，都未提及此事。其为长沙太守之说，始于北宋，其后日盛。

尽管学术界对此看法不一，仲景为长沙太守之说影响甚大，流传很广。传说其为长沙太守时，每逢旧历初一、十五，即停办公事，在大堂上置案诊病，称为"坐堂"，故至今仍称药堂应诊之医生为"坐堂先生"。后世尊称仲景为张长沙，其方为长沙方，皆源于太守之说。

仲景医德高尚，向为后世所传颂。其所处之时，风气日颓，士子多追名逐利而不求务实。仲景对此颇感愤慨，并予以抨击，反对重巫轻医的不良风气，呼吁社会关心医学。同时，也对因循守旧、不负责任的恶劣医风给予无情批判。自己则以拯疾济世的崇高责任感，刻苦钻研，勤求古训，博采众方，结合自己丰富的临床经验，撰写《伤寒杂病论》，创立辨证论治原则，奠定中医临证医学不朽之基。

二、《伤寒论》问世的时代背景

春秋战国以后，中医学发展较快。特别是《黄帝内经》、《难经》、《神农本草经》及大批其他医经、医方著作的问世，标志着医药学理论的初步形成。

成书于秦汉时期的《黄帝内经》，全面总结了秦汉以前的医学成就。中医学的两个显著特点：整体观念和辨证论治，在《内经》中得到充分反映，而尤以整体观念最为突出。《内经》的问世，标志着中国医学由单纯的经验积累阶段发展到系统的理论总结阶段，它为中医学的发展提供了理论指导与依据。而《难经》一书，系以问答体形式阐明《内经》的学术思想为其著述宗旨，对汉以后的医学进一步发展，产生了积极影响。

先秦至两汉时期，药学知识积累已经相当丰富。时至东汉早期，药物学已经发展到较高水平，武威汉简《治百病方》所录30余个方剂中，收集药物近百种，其中半数为《伤寒杂病论》所用。而《神农本草经》则对战国以来至东汉时期的用药经验和药学知识作了全面总结。

战国至东汉时期，临证医学发展很快。在医学整体观念指导下，辨证论治思想得以形成并发展。《内经》即十分重视辨证论治，而淳于意则不仅综合运用望、闻、问、切四种诊断方法，而且注意阴阳表里寒热虚实的辨别，初步运用了辨证论治原则。东汉早期的《治百病方》，已能灵活运用异病同治和同病异治的方法。至于处方用药，在应用单味药基础上，逐渐形成了复方配伍理论。凡此，皆说明当时的临证医学已经达到了一定的水平。

医经和医方的大量涌现，标志着中医学理论体系的形成，整体观念和辨证论治原则得以初步确立。这种医学体系的内部环境，意味着《伤寒杂病论》撰写时机的成熟。而当时的社会历史因素，则是《伤寒杂病论》问世的催化剂。时值东汉末年，战乱频仍，灾疫连年，民不聊生。张仲景宿尚方术，素有拯疾济世之心，且灾疫肆虐，其亲属亦深受其害，因"感往昔之沦丧，伤横夭之莫救，乃勤求古训，博采众方……为《伤寒杂病论》十六卷"。

三、《伤寒论》版本沿革

《伤寒杂病论》原书16卷，包括伤寒和杂病两部分证治内容，成书于东汉末年建安年号中后期。其时军阀割据，战乱频仍，以致仲景逝后不久，该书即散乱于世。仲景著作散乱不久，即得王叔和及时整理，名曰《张仲景方论》。其《脉经》也收录了《伤寒杂病论》大部分内容，伤寒部分主要见于卷七。在论及桂枝汤等方剂时，每曰"方见伤寒中"，说明王氏已将仲景论伤寒部分重新撰次，独立传世，书名《伤寒》。《隋书·经籍志》云："梁有张仲景辨伤寒十卷"，可能即是王氏所整理撰次的《伤寒》之传本。

自叔和整理之后，复经两晋、南北朝等分裂动荡年代，该书时隐时现，辗转传抄于民间，以致传本歧出，书名各异。至唐代孙思邈著《千金要方》，少有征引，而未得窥全貌，故有"江南诸师秘仲景要方不传"之感叹。其晚年所著之《千金翼方》，则于卷九、卷十中收录仲景《伤寒论》之全本，除少数几条与今传宋本《伤寒论》有别外，其内容与文字基本相同，并首次采用"方证同条、比类相附"的研究方法，对原著进行重新编次整理。此传本当是目前存世最早而内容完整的版本，今称唐本《伤寒论》。

至唐天宝年间王焘著成《外台秘要》，附载《张仲景伤寒论》18卷，其中前10卷与今本《伤寒论》略同，而后8卷则多论杂病，且与今本《金匮要略》大异，故亦称其为唐旧本。

时至北宋，林亿等人以高继冲编录之版本为底本，"校定张仲景《伤寒论》十卷，总二十二篇"，于治平2年（公元1065年）奏请颁行，习称宋本《伤寒论》。此一版本今不复存，传世仅为明·赵开美之复刻本（公元1599年），习称赵刻本，庶几逼近宋治平本之原貌。

宋本全书十卷，明洪武年间芗溪黄氏作《伤寒类证辨惑》，认为"仲景之书，六经至劳复而已，其间具三百九十七法，一百一十二方，纤悉具备，有条而不紊者也。"其辨脉、平脉、伤寒例、辨痉湿暍病脉证治等前四篇及辨不可发汗病脉证治等后七篇，宜删削之。故现今通行版本均据此说，仅录其主体部分，即始于辨太阳病脉证并治上，终于辨阴阳易瘥后劳复病脉证并治，共计 10 篇，实为宋本《伤寒论》之节略本，现习称宋刻洁本。

值得注意的是，宋时所校之《伤寒论》，实有两个版本。别本名为《金匮玉函经》，于治平 3 年校毕。从林亿之《校正金匮玉函经疏》可以得知，此本基本保留了叔和撰次之旧貌，其文献考证价值当较宋本《伤寒论》更高。

北宋校刊《伤寒论》不久，金人成无己于 1144 年著成《注解伤寒论》，流传甚广，影响很大。此本仍为 10 卷 22 篇，开全文注释《伤寒论》之先河，习称成注本。

目前流传的主要版本即宋校《伤寒论》节略本和成氏《注解伤寒论》两种。

四、《伤寒论》学术渊源

《伤寒论》理论渊源有三：①全面继承总结了汉时及以前古典中医药理论和知识，从《素问》、《九卷》、《八十一难》、《胎胪药录》和《阴阳大论》等著作中获取理论要素；②广泛汲取汉和汉以前医家的有效方药和各具特色的医疗成果，并将之上升为医学理论；③系统总结了仲景本人长期临床实践经验。这种渊源关系明确反映在其自序里，曰："撰用《素问》《九卷》《八十一难》《阴阳大论》《胎胪药录》，并平脉辨证，为《伤寒杂病论》十六卷。"

另有医家认为，仲景是在继承《伊尹汤液》的基础上而撰成《伤寒论》的。其说见于《甲乙经序》及《注解伤寒论序》等。

有研究表明，《伊尹汤液》即为《汉书·艺文志》所载之《汤液经法》，惜此书早佚。近年发现敦煌卷子本《辅行诀脏腑用药法要》，据考证此书可能为陶弘景所撰，抄写年代当在宋代以前。该书有关内容为仲景直接继承《汤液经法》提供了佐证。但令人颇感困惑的是，此书既属《伤寒论》主要学术渊源之一，而在其自序里却只字未提。

五、《伤寒论》学术成就及影响

《伤寒杂病论》成书以后，对后世医学之发展影响极大。其所确立的辨证论治原则和收录的著名方剂，向为历代医家奉为圭臬，因而该书实为后世临证医学之基石。其学术成就及影响可大略归结如次：

（一）创立六经辨证论治体系

《伤寒论》的卓越贡献在于创立了六经辨证论治体系。仲景全面分析外感热病发生发展过程，综合病邪性质、正气强弱、脏腑经络、阴阳气血、宿疾兼夹等多种因素，将外感热病发展过程中各个阶段所呈现的综合症状概括为六个基本类型，即太阳病、少阳病、阳明病、太阴病、少阴病、厥阴病，并以此作为辨证论治的纲领。任何一个类型都不是一种独立的疾病，而是外感热病在整个发展过程中或曰病程的某个阶段所呈现的综合症状。六经病证彼此之间有机联系，并能相互传变。其传变学说并无必然的僵化顺序和固定之时日，而是主张疾病之传变，决定于感邪之轻重、正气之强弱和医护之当否，或传或不传，或循经传，或越经传，或直中，或合病、并病，灵活多变，较之《内经》之传变学说，更符合临床实际。其三阳三阴分证，客观反映了外感热病由表入里、由浅入深、由轻到重、由实转虚的发展变化规律，具有极高的临床实用价值。其系统的辨证论治思想不仅对外感热病的诊治具有指导意义，而且广泛适用于中医临证各科。

（二）《伤寒论》与八纲辨证

外感热病，是在外邪之作用下，正邪斗争的临床反映。正邪斗争的消长盛衰，决定着疾病的发展变化和证候的基本性质。是故《伤寒论》之六经辨证，即是运用阴阳、表里、寒热、虚实等中医基本理论，对六经病证之病位、病性、病机、病势以及邪正进退等因素，进行分析综合、归纳概括，以求得出正确之辨证结论，并确立合适之治疗方法。而后世之八纲辨证，则是对一切疾病的病位、病性的总概括。二者关系密不可分。六经辨证运用了八纲辨证之具体内容，实为八纲辨证之滥觞；而八纲辨证是在《内经》理论的指导下，对六经辨证内容在另一个理论高度上加以系统化、抽象化，是六经辨证的继承和发展。

（三）《伤寒论》与脏腑辨证

《伤寒杂病论》一书，其论脏腑辨证的有关内容，主要见于《金匮要略》部分，但其《伤寒论》部分，亦蕴含着丰富的脏腑辨证思想。脏腑经络是人体不可分割的有机整体，六经证候的产生，均是脏腑经络病理变化的反映。因此，六经辨证不能脱离这些有机的联系。以脏腑的病理反映而论，在疾病的发展过程中，各经病变常会累及所系之脏腑，而出现脏腑的病证。正是《伤寒杂病论》中丰富的脏腑病证辨治内容，为后世脏腑辨证理论体系的最终形成，奠定了良好的基础。

（四）《伤寒论》与温病学说

广义伤寒是一切外感热病的总称，自然包括温热性疾病在内。《伤寒论》奠定了温病学基础，而温病学说则是伤寒学说的进一步完善和发展。《伤寒论》第6条即明确指出："太阳病，发热而渴，不恶寒者，为温病。"在其外感病论治过程中，或清热、或养阴、或苦寒攻下，时刻强调顾护阴津。其白虎汤、承气汤、麻杏石甘汤、黄连阿胶汤、竹叶石膏汤、三黄泻心汤等方，成为治疗温病的重要方剂。六经辨证所揭示的外感热病由表入里、由浅入深、由实转虚的病理发展过程，亦为温病学卫气营血和三焦辨证提供了有益启示。由是可知，《伤寒论》所确立的辨证论治原则实为中医临证之准绳，对温病学说之形成，有着重大影响。然而，由于历史的局限，其书毕竟详于寒，略于温，其于温病证治之内容，不尽完整全面。因此，后世医家乃另创新论以"羽翼伤寒"，故温病学说实为伤寒学说之发展和补充。二者相互补充，使中医外感病证治体系趋于完善。

（五）《伤寒论》与本草学说

自《伤寒杂病论》成书以后，历代本草学家多以仲景对药物的运用为圭臬，丰富和扩展了《神农本草经》所载药物的主治和功效。如《名医别录》记葛根"疗伤寒中风头疼，解肌发表，出汗，开腠理"；《本草纲目》论柴胡主"妇人热入血室，经水不调"，论黄芩"得柴胡退寒热，得芍药治下痢"；《本草正义》阐述柴胡功效时曰："约而言之，柴胡主治止有二层：一为邪实，则为外邪之在半表半里者；一为正虚，则为清气之陷于阳分者，举而升之，返其宅而中气自振"；《本草疏证》论桂枝"和营、通阳、利水、下气、行瘀、补中，为桂枝六大功效"；《珍珠囊药性赋》论附子"温暖脾胃，除脾湿肾寒，补下焦阳虚"等，皆本之于仲景。上述例证说明了仲景在继承前人用药经验基础上，根据临床实际，大加发挥和拓展，为后世本草学之研究，开创了一个新局面。

（六）《伤寒论》方剂学成就

秦汉时期，方剂学已经发展到了一定水平，而《伤寒杂病论》的成书，则标志着方剂学水平达到了空前的高度。全书实际收方269首，其中伤寒部分载方112首，使用药物214种，基本包括了临床各科的常用方剂，故被誉为"方书之祖"。其方剂学贡献，可概括为如下几点：

1．组方原则，严密完整 方剂的组成，必须遵循一定的组方原则，否则，组合杂乱无章，难以收到卓越的疗效。仲景对方剂组成以及药物的加减化裁等，均作了严格的规定。然组方虽有原则，证象更多变化，故临证处方用药，须在遵循原则的基础上，药随证转，灵活加减。仲景于兹，刻意以求，而有卓绝之造诣。

2．治疗八法，方药体现 《伤寒论》之方剂具体体现了汗、吐、下、和、温、清、消、补八种治疗大法。汗者，麻桂之属；吐者，瓜蒂之剂；下者，承气诸汤；和者，柴胡类方；温者，四逆之辈；清者，白虎三黄；消者，生姜泻心；补者，炙草复脉。方剂之用，扶正以攻邪，祛邪以扶正，总求邪去正复，阴阳平衡。上述诸方，为仲景运用八法之典型。更有攻补兼施、寒温并行者，如白虎加人参汤，白虎以清热，人参以补气液，而收攻补兼施之效；干姜黄芩黄连人参汤，则以芩连清上热，姜参温下寒，以求寒热互调之功。此又八法灵活运用之实例也。

3．承传古方，创制新剂 仲景撰著《伤寒杂病论》，善于博采众家之长，古为今用。其书中所载部分方剂，即为直接继承古人成果。在继承的基础上，仲景自己创制了不少名方。在《伤寒论》所载的112首方剂中，虽然不能确切判定哪些方剂是古方，哪些方剂是自创，但有一点可以肯定，其所录之方，大多疗效可靠，颇切实用。

4．剂型多样，煎服科学 仲景之方，剂型丰富多样，大大超越前期医方成就，《伤寒论》中所记即有汤、散、丸、栓、灌肠剂等。另外，仲景于药物之煎煮，要求甚严。对溶媒之选择及用量之多寡、煎煮时间的长短、药物入煎先后顺序、药物炮制方法等，常据其方剂之组成、作用及其剂型大小等情况灵活对待。于服药之法，亦有严格要求，主张药必中病，忌太过不及。具体体现于：①合理使用第1次煎液，根据病情需要而分别采用顿服、2次服、3次服或数次服；②渐加药量，以知为度；③重视服药时间的选择；④服药后调理（啜粥、饮水、温覆等）。

5．方药剂量，严格精确 仲景方药，其剂量要求严格精确，主要体现于两方面：①药物的绝对剂量较为精确。其处方剂量大多使用精确的计量单位，如分、两、斤、合、升等，只有少数情况下运用不精确计量单位，如一大把、鸡子大等。②方药相对剂量的严格精确化。所谓相对剂量，即指同一方剂中各药剂量比例。仲景于此，要求甚严。另外，服药次数的多少，亦反映了方药剂量的轻重。

第二节 《伤寒论》国内外研究现状

《伤寒论》研究，是中医学术研究之热点，并呈现出明显的国际泛化趋势。数十年来，国内外相关研究成果层出不穷。就研究内容而言，无论其深度和广度，均属史无前例。而其研究方法和手段，更是令人耳目一新。

纵观数十年《伤寒论》研究过程，我们不难看出，有关《伤寒论》研究的思路和方法，是继承和创新的交错。换言之，即根据具体的研究对象和目的，合理选用传统的研究方法或大胆采用现代科学研究方法。传统的考据、校注、验证、推理等方法，在理论研究中仍占有相当的比重。而计算机技术、信息论、控制论、系统论、模糊数学、生物化学、光学、电学、力学、药理学、病理学等各种现代科学技术方法和手段的渗入，则体现了当今科技发展的时代特征。

限于篇幅，在此仅就近数十年的研究状况，简要评述如下：

一、传统理论研究

本文所讲之传统理论研究，意指围绕《伤寒论》展开的相关文史哲及医学理论和学术观点的研究，主要包括版本考证、伤寒注家、六经辨证体系、哲学思维、发展历史等内容。

在《伤寒论》版本研究方面，目前学术界多数仍认同以宋本和成注本为权威版本。近年来，《千金翼方》所载之《伤寒论》以其时间早于宋本而颇受重视，有学者将之称为唐本《伤寒论》。而若注重文献考证价值者，则林亿等校刊之别本《金匮玉函经》自然不容忽视。当代最具影响力的宋本《伤寒论》，应属刘渡舟教授等以赵刻本为底本校注的《伤寒论校注》本。另外，尚需提及的是，日本康治本和康平本、敦煌《伤寒论》残卷、长沙古本和桂林古本等，近年来均在不同程度上引起学术界的重现。

关于《伤寒论》的学术渊源，目前存在几种不同看法。其一，是依据其自序所述，认为其理论根源于《内经》，国内医家多数认同这一观点。其二，认为《内经》与《伤寒论》属于不同的医学体系，《伤寒论》根源于江南文化圈以药疗为主的医学体系。持这一观点者，以日本部分医家为代表。其三，据《甲乙经》和《注解伤寒论》所述，并据近年的文献考证成果，认为《伤寒论》主要源于《伊尹汤液》，属经方体系，与《内经》所代表的医经体系有别。

自成无己首开注释之风气以来，其后注伤寒者，代不乏人。其学术观点、治学方法等，对后世之研究，起着很大的影响。因此，研究注家及注本，成为《伤寒论》现代研究之一大热点。就总体而论，目前伤寒注家注本之研究成果虽多，但涉及面不广，主要集中于明清部分影响较大之医家，如柯韵伯《伤寒来苏集》、尤在泾《伤寒贯珠集》、钱塘二张等。然而，随着这类研究的深入，有关伤寒学术发展历史的研究，逐渐展开，从历史宏观的角度，考察《伤寒论》及伤寒学术的发生发展规律。

六经证治体系，是《伤寒论》之核心内容，亦是现代医家致力研究之重点。围绕六经体系之生理、病理、诊断、治疗等方面，研究者们开展了大量艰苦而卓有成效的工作。在这一领域内，最富挑战性的课题，仍属六经实质和厥阴实质问题的探讨。

有关六经实质的争论，历经近千年而未衰。仅近40年来，围绕这一问题，就曾出现过数次较大规模的争鸣。20世纪50年代中后期的争鸣，其主要观点并未脱离前人之说。而20世纪80年代之争论，则逐渐渗入一些新学说。时至20世纪90年代，随着多学科交叉渗透之趋势愈显明朗，各种新观点层出不穷。然则，就其实质而言，多是前人观点的现代翻版或诠释，并未有大的理论突破。

由于原著的散佚传抄等原因，《伤寒论》文字错漏、义理未明之处甚多，而尤以厥阴篇最为突出。是以有关厥阴篇的认识，历代医家多不统一。数十年来，围绕厥阴的生理、病理、定性、定位等关键问题，研究者们付出许多心血。其中，以万友生教授为代表的学者们，提出寒温合论观点，受到学术界的广泛重视。

随着对人类思维规律研究的发展，有关《伤寒论》辨证方法的研究，近年来受到普遍关注。研究者们除运用传统方法总结《伤寒论》之思维方法及规律外，更引入一些新学说，如系统论、控制论、信息论、逻辑学等，以印证之，取得了一批成果。

另外，有关《伤寒论》未病学说思想、体质学说思想、气化学说思想、时间医学思想等理论研究，亦取得相当的成就。

二、临床运用研究

此处所言之临床运用研究，指《伤寒论》六经辨证体系在现代临床中的运用规律和方法研究，主要包括病证诊断、治法原则、方药运用、临床思维等内容。其中以《伤寒论》方药在现代临床上的扩展运用，尤为引人注目。

在病证诊断方面，部分学者除强调遵循传统方法审证求因外，主张将建立病证诊断模型作为突破口，运用多种手段，包括数理统计分析方法及计算机技术，通过大范围的文献分析和临床检验，对《伤寒论》六经主要病证进行定性、定量的规范化研究，建立相对客观的诊断标准，以利于临床推广应用。有研究者曾将《伤寒论》基本内容和逻辑思维，进行数理分析，并建立相应的计算机六经辨证论治系统，取得一定成效。其核心内容之一，即是六经病证诊断模型的建立。值得注意的是，这类研究尽管颇具价值，然从目前的研究成果来看，其广度和深度尚不尽如人意，各种相关因素的处理存在不少困难，尤其是在中医辨证诊断原则性与灵活性关系处理上，尺度难以把握。因此，研究成果距临床实用，尚有很长的一段距离。

有关六经治法体系的研究，目前多限于理论阐述和临床验证。而具体治法之于临床，必须通过相应方药加以体现，故治法之研究成果，常是通过方药临床研究而来。就《伤寒论》方药临床运用研究而言，主要表现在其运用范围的扩展和对现代疑难危重病证的救治方面。大量的临床研究结果表明，《伤寒论》方的疗效确切，在现代疑难危重病证的救治方面，颇具特色。其主要应用的研究方法，目前比较倾向于大样本观察统计其对现代医学诊断明确的疾病的疗效。这类研究，有利于拓展经方的治疗范围，科学验证经方的临床疗效。而其不足之处在于，西医辨病与中医辨证之间的关系不易把握。注重经方对西医疾病的反应性，必然将以忽视中医辨证作为代价；而方药之运用，却是建立在中医辨证之基础上的，如此则其临床疗效，难以与实际相合。

方药临床运用研究，其另一重要特征是剂型改革。这一方面研究，相比较而言，以日本汉方医成就最为突出。汉方剂型的改良，不仅节省药源、使用简便，而且促进了日本制药工业经济的发展。近年来，这一形势已为国内官方及学术界所重视，并拟定了相应的发展规划。然而必须明确指出的是，剂型改革应以确保疗效为基本前提，此其一也；其二，正确处理现代药理应用标准和传统应用标准之间的关系；其三，充分发挥传统剂型加工及煎服法等理论优势。

方药临床运用规律的研究，是目前较为热门的课题。从临床思维角度探讨这一课题，具有普遍性指导意义。梅国强教授曾系统探讨了扩大经方临床运用范围的途径，是此类研究之典型。

三、现代实验研究

此处所论之现代实验研究，指采用现代科学技术实验手段和方法，研究《伤寒论》六经证治体系，以期揭示其内在本质。目前有关研究，主要集中在证候本质、方药机理等方面，其成果从不同角度和层次上，阐明了六经证治体系的部分机理。

六经病证本质研究，多从两个途径入手。一是确立一定的诊断标准后，选择合适的病例，通过对照观察，检测其相关的理化指标，进而分析推断其内在的病理生理机制。一是以中医病因学说为依据，复制相应的证候动物模型，观察其病理生理变化，以推断其内在机制。两种途径各有其优劣，前者关键在于诊断标准的建立是否合理和干扰因素的控制是否得当；后者关键在于动物模型建立是否合理及动物与人体差异的判别。

就已有的研究结果来看，病证实质研究涉及太阳、阳明、少阳、太阴、少阴、厥阴各经的具体证候，研究指标涉及组织形态学、细胞学、分子生物学、生物化学、流体力学、光学、生物电学、电磁学等内容。结果表明，六经病证涉及多系统多脏器多层次的病理改变，并不能以现代医学的观点去对号入座。某一特定证候的病理变化，除与病种相关外，可在某些方面呈现出一定的共性特征，且这种共性特征并不受病种之影响，提示中医证候分类具有一定的客观性。

值得指出的是，六经辨证作为一个理论体系，始终贯穿着中医整体恒动观念，而六经传变学说，正是体现这种观念的最好例证。研究者们为了揭示这种变化规律，曾进行了艰苦的探索。有关太阴少阴阳虚证证治关系及阴证转阳的实验结果，从多方面证实了这种病证转化关系的客观存在。

症状体征是证候的基本表象，从特定症状和体征入手，探索其内在机制，是揭示病证本质的一条重要途径。胸胁苦满作为少阳病定位症状，具有一定的特征性意义。研究结果表明，在不同病种的对照观察中，胸胁苦满多与胆、肝二经密切相关，进而从侧面证实了六经分经论治之客观性。而用无创性彩色超声多普勒显像技术研究脉象，证实位、数、形、势一种或多种属性的变化，是形成脉象的基础。而从位、数、形、势的变化及其关系加以分析，可望了解脉象与心血管生理学、病理学以及全身各系统之间关系的变化规律，进而揭示病证之内在机理。

　　经方的药理机制研究，是《伤寒论》现代实验研究的一个极其重要的组成部分。近几十年来，主要经方都已成为研究对象，并取得满意的成效，诸如小柴胡汤、桂枝汤、白虎汤、大承气汤、理中汤、四逆汤等。其药理效应，随方药之不同而异，且每一方剂常呈现多系统多层次的泛化作用，较之西药，特异性多不显著。然其突出的临床疗效与药理特异性的不符，迫使研究者们颇费心血地去探求其中的奥妙。目前多数研究者倾向于：方药的主要作用机制，并不在于其直接对病原的清除和对病理损伤的修复，而是通过整体调节作用，调动各种积极因素，以促使机体自我康复。

　　这种调节作用的一个显著特点，是其良性的双向调节效果。即在病理状态下，方药通过逆病理变化的调节，以达到促使机体康复的目的。是以桂枝汤可促使动物的低温状态恢复，亦可促使动物的高体温下降。而多数方药在生理状态下，却并不表现出明显的调节作用。正是这种特定方药与机体的特定病理变化的契合，相互作用，彼此影响，才发挥出其特定的治疗效应。

四、现代教育研究

　　随着全国各地中医院校的陆续创建，有关现代《伤寒论》教育的问题日益突出，而院校教育首先面临的是教材建设。全国高等医药院校《伤寒论》教材建设历经数十年，目前已编至第七版，为中医药人才培养作出了重要贡献。值得一提的是，与第五版教材配套的教学参考丛书《伤寒论》，以其翔实的资料、公允的评述、合理的阐论，搏得海内外学者的一致赞誉。

　　在数十年的教学实践中，《伤寒论》教育已从单纯的传统课堂讲授模式逐渐过渡到教学－临床－科研结合的综合模式，说明经典理论对实践的指导意义日益受到重视。与之相应的是教学方法和手段的不断改进和优化，电化教学、多媒体教学、临床讨论、实验教学、题库建设等，逐渐完善。形象生动的讲解、直观可信的演示，大大提高了经典著作的教学效果。为提高教学质量，加强人才培养，各院校相继开展了一系列有关《伤寒论》教学的课题研究，并取得了喜人的成绩。

　　综上而言，《伤寒论》研究总体形势喜人，大范围、多途径，普及与提高结合，继承与创新并重，并呈现出明显的国际泛化趋势。然而在科学技术突飞猛进的今天，尤须明确方向，把握机遇，迎接挑战，将《伤寒论》这门古老而年轻的学科推上一个新台阶。

第三章

《伤寒论》六经辨证辑要

第一节 辨太阳病脉证并治

一、概述

太阳包括手太阳小肠和足太阳膀胱，分别与手少阴心、足少阴肾相表里。太阳病属表，为外感病的初期，故《伤寒论》把太阳病列为六经证治之首。病在太阳，风寒外犯，正邪相争于表，故太阳病多为表寒实证。足太阳膀胱经起于目内眦、上额、交巅、络脑、下项、夹脊、抵腰、络肾、属膀胱，下行至足。手太阳小肠经，起于手小指外侧，循臂至肩，下行络心，属小肠。膀胱主藏津液，化气行水，小肠主受盛，泌别清浊。《灵枢·营卫生会》篇说："太阳主外"。因太阳居六经之首，统摄营卫，为诸阳之所属，故太阳主一身之表，有卫外的功能。此外，由于肺主气、外合皮毛，故太阳的卫外功能与肺亦有密切关系。

太阳主表，为六经之藩篱，风寒之邪侵袭人体，太阳首当其冲，以致营卫不和，卫外失职，正邪相争，故出现恶寒发热、头项强痛、脉浮等，此为太阳病的主要脉证。但因人体体质有强弱不同，感邪有轻重之别，其病理变化亦各有特点，所以太阳病本证有中风证、伤寒证、表郁轻证三种类型。

太阳病以风寒实证为主，故其治疗原则是辛温解表。太阳中风证治以解肌祛风，调和营卫，方用桂枝汤；太阳伤寒证治以辛温发汗，宣肺平喘，方用麻黄汤；表郁轻证治以辛温小发其汗，方如桂枝麻黄各半汤等。至于太阳病兼证治疗原则，是在主治方中随兼证进行加减。而对太阳病变证则应根据变化了的病情，重新辨证，然后依证定法选方，所谓"观其脉证，知犯何逆，随证治之"。

二、太阳病辨证纲要

太阳主表，统摄营卫。当外邪侵犯体表时，正气奋起抗邪，正邪交争，则为太阳病。《伤寒论》第1条说："太阳之为病，脉浮，头项强痛而恶寒。"本条为太阳病辨证提纲。也就是说太阳病的基本脉证是脉浮、头痛、项强、恶寒。外邪犯表，正气抗邪，气血奔集于外，脉管充盈，脉气鼓动，故脉搏应之而浮。本条脉浮，为外邪袭表、卫气向外抗邪的外在反映，提示病位在表。头项部为太阳经脉所过，风寒外束，经脉受邪，气血运行受阻，故头痛项强。风寒之邪外束肌表，卫气被寒邪所遏，不能温煦肌腠，故见恶寒。诸证反映外邪侵袭太阳经脉，人体肌表受邪，以致卫外不固、正邪相争于表的太阳病基本病理，故为太阳病的主要脉证。临证可据此辨病在太阳，以下凡称太阳病者，多包括此脉证，堪为太阳病提纲。

　　太阳为病，由于人体正气有强弱、腠理有疏密不同，感受外邪有轻重，加之外邪性质有异，其病情轻重有别，病理变化亦各不相同，所以太阳病有不同的证候类型。《伤寒论》第2条说："太阳病，发热，汗出，恶风，脉缓者，名为中风。"本条首冠太阳病，说明在第1条太阳病脉证基础上，又见发热、汗出、恶风、脉缓的，就是太阳中风证。本证由风寒袭表、风邪偏盛、腠理疏松、营卫失调所致。风寒袭表，风为阳邪，其性开泄，加之肌腠不密，卫阳浮盛与邪交争，故发热。风寒伤卫，卫气受病，失于固外开阖之权，腠理疏松卫外不固、营阴不能内守而外泄，故为汗出。卫气不能温煦肌肉，且汗出毛窍疏松，不耐风袭，故恶风寒。营卫不调、卫外不固、营不内守，汗出营阴虚弱，故脉象松弛而呈缓象。太阳中风以汗出、脉缓为辨证要点。因为它揭示了本证的病机为营卫不和、卫强营弱。由于太阳中风以汗出、脉缓为特征，故又称为太阳风寒表虚证。《伤寒论》第3条说："太阳病，或已发热，或未发热，必恶寒，体痛呕逆，脉阴阳俱紧者，名为伤寒。"本条指出，不论发热、或未发热，见体痛、呕逆、脉阴阳俱紧等脉证者，为太阳伤寒证。本证乃风寒束表、寒邪偏盛、腠理致密、卫气闭遏、营阴郁滞所致。必恶寒，说明恶寒必然最早出现，且贯彻始终。此为风寒束表、寒性收引凝滞、卫阳被遏、不能温煦肌表所致。风寒犯表，卫气抗邪，正邪相争，故有发热。然本条言发热用"或已"、"或未"不定之辞，说明太阳伤寒的发热有迟早的不同。究其原因，与感邪轻重、体质强弱有关。风寒束表、卫阳被遏、营阴郁滞，太阳经气运行不畅，则身体疼痛，寸关尺三部皆浮紧。本条虽未言汗之有无，然本证病理为卫阳闭遏、营阴郁滞，与太阳中风证之卫外不固、营阴不守比较，自寓无汗之意。寒邪犯表，影响胃气和降而上逆，则可见呕逆之症。对太阳病中具有卫闭营郁病理特点的证型，称之为太阳伤寒证。可见太阳中风证与太阳伤寒证两者之间，有体质强弱和感邪轻重的差异，临床辨证当以汗出有无、脉之紧缓为着眼点。

　　《伤寒论》第6条说："太阳病，发热而渴、不恶寒者，为温病。"本条提出了太阳温病的主要特点为发热而渴、不恶寒。与太阳中风、伤寒的必恶风寒、发热口不渴有明显区别。温病是风热之邪侵袭太阳之表所致。温为阳邪，最易伤津耗液，故起病之初，在发热的同时，便有口渴。太阳温病治疗当用辛凉解表以清透热邪。当温热之邪初袭肺卫之时，致使卫外功能失常，亦可有短暂微恶风寒的表现，切不可认为是风寒犯表的表寒证而用辛温发汗剂。否则以热助热，重伤津液，必致变证丛生。正如第6条所说："若发汗已，身灼热者，名风温，风温为病，脉阴阳俱浮，自汗出，身重，鼻息必鼾，语言难出。"风温变证，乃太阳温病，误用辛温发汗，而致津伤热盛，邪热充斥表里内外。风温变证，治当清热。如误用攻下，必致阴液枯竭，化源不足而出现小便不利；阴液亏虚，不能上注于目，且热扰心神则见两目直视、二便自遗。如果误用火攻，因以火治热，火热相长，熏灼肝胆，轻则肝失疏泄，胆汁外溢而身发黄色；重则热动肝风，如发惊痫之状，或时有四肢抽搐，并且皮肤晦暗犹如火熏。一次误治，尚有图治之机，再次误治，恐危及生命。正如第6条后半段所说："若被下者，小便不利，直视失溲，若被火者，微发黄色，剧则如惊痫，时瘛疭，若火熏之。一逆尚引日，再逆促命期。"可见，太阳温病属广义伤寒范畴，然太阳温病与太阳中风、伤寒在病因病机、证候特点、治疗方法等诸多方面有显著不同，二者既密切相关，又当鉴别辨证。本条所论太阳温病及其误治的变证，由卫分而气分，再到营血分，反映了温热之邪伤津耗液的病理特征，对后世温病学说的形成极有启发意义。

疾病的发生和发展，关系到正邪两个方面。人体的抗病机能（即正气）、致病因素（即邪气），以及正邪相互作用、相互斗争的状态，都可以用阴阳来概括说明。《伤寒论》第7条说："病有发热恶寒者，发于阳也；无热恶寒者，发于阴也。"本条以寒热的表现，来辨别外感病的阴阳属性。发热恶寒者，多属于阳证。无热恶寒者，多属于阴证。阴阳的区分，关键在发热的有无。也就是说，有发热的属阳，无发热的属阴。而发热与否取决于外感疾病过程中正邪斗争的情况。伤寒六经辨证，就是根据上述原则划分三阴三阳的。太阳病有发热恶寒，少阳病有往来寒热，阳明病但热不寒。三阳经病均有发热，说明正气尚旺，抗邪有力，属正盛邪实的阳证，即"发于阳也"。三阴经病通常无热恶寒，则是阳虚阴盛、正气虚衰的表现，即"发于阴也"。《素问·阴阳应象大论》云："善诊者，察色按脉，先别阴阳。"六经辨证，颇为繁杂，但以寒热二症来辨别阴阳，便能指导诊断治疗。三阳之病，以祛邪为主，三阴之病，以扶正为先，如此，可起到提纲挈领、执简驭繁的作用。

三、太阳病本证辨治

（一）中风表虚证

1. 桂枝汤证

《伤寒论》12条云："太阳中风，阳浮而阴弱，阳浮者热自发，阴弱者汗自出，啬啬恶寒，淅淅恶风，翕翕发热，鼻鸣干呕者，桂枝汤主之。"本条论述了太阳中风证的病理及证治。原文首句指出太阳中风，故当与第1条、第2条相互参看。阳浮而阴弱，既言脉象，又言病机。其言病机，指本证病理为营卫不和。阳浮乃风寒外犯，卫阳浮盛，抗邪于外，正邪相争，故发热。阴弱为风寒外犯，卫气受邪，卫外不固，营不内守，营阴外泄，故汗出。本证病机为营卫不和，卫强营弱，所以论中95条说："太阳病，发热汗出者，此为荣弱卫强，故使汗出，欲救邪风者，宜桂枝汤。"其言脉象，当宗《难经》"中风之脉，阳浮而滑，阴濡而弱"之说。也就是轻按浮取有力，重按沉取无力，即浮缓之脉。风寒外犯，卫外不固，不能温分肉，充皮肤，肥腠理，故啬啬恶寒，淅淅恶风，肺合皮毛，鼻为肺窍，外邪犯表，肺气不利，则见鼻塞。外邪犯胃，胃气上逆，则见干呕。故主以桂枝汤，解肌祛风，调和营卫。

中风表虚证的病因病机为风寒外犯，营卫不和。上条主要论述了营卫不和的脉证。太阳主表，风寒外犯太阳经脉，经脉收引敛滞，太阳经气不舒则头痛。所以论中13条补充了风寒外犯经脉的主症头痛。原文说："太阳病，头痛，发热，汗出，恶风，桂枝汤主之。"桂枝汤，正如柯韵伯所说："此为仲景群方之冠，乃滋阴和阳、调和营卫、解肌发汗之总方也。"故论中42条、24条、45条、57条、44条、15条、56条等分别论述了桂枝汤的适应证为："太阳病，外证未解，脉浮弱者"；"伤寒发汗已解，半日许复烦，脉浮数者"；"太阳病，下之后，其气上冲者"；或"太阳病先发汗不解，而复下之，脉浮者"；"伤寒不大便六七日，头痛有热，其小便清者"；"太阳病，初服桂枝汤，反烦不解者"。由此可见，桂枝汤主要治疗太阳病风寒外犯、营卫不和之证。

桂枝汤不仅可以治疗太阳中风表虚证，还可治疗外无风寒之邪侵袭，而表之营卫不和者。正如论中53、54条两条所说："病常自汗出者，此为荣气和，荣气和者，外不谐，以卫气不共荣气谐和故也，以荣行脉中，卫行脉外，复发其汗，荣卫和则愈，宜桂枝汤"；"病人脏无他病，时发热自汗出而不愈者，此卫气不和也，先其时发汗则愈，宜桂枝汤"。此二条不言太阳中风，而冠以"病"或"病人"，可知其范围甚广，应包括外感与杂病。53条言病常自汗出，为卫气不能固护于外，营阴不能内守，导致营卫不和。54条言时发热，自汗出而不愈，但内脏无病，其发热汗出为表之卫气不和，营卫失调。病属营卫不和，故治疗用桂枝汤，调和营卫，营卫和则病愈。本证病常自汗出，而用复发其汗的治法，说明病理性自汗与发汗疗法不同。自汗的轻重反映了营卫不和的程度，故出汗不可能成为治疗因素。而使用药物发汗，是矫过扶正的手段，能使营卫调和，达到汗出自止的目的。正如徐灵胎所说："自汗与发汗迥别，自汗乃荣卫相离，发汗使荣卫相合，自汗伤正，发汗驱邪，复发者，因其自汗而更发之，则荣卫和而自汗反止矣。"从上可知，营卫不和既可见于外感表证，也可见于内伤杂病，两者病因虽有不同，但其病理机制相同，故采用相同的治法和方药。桂枝汤具有调和营卫的功用，适用于一切营卫不和之证，不可拘于太阳中风表虚一证。所以柯韵伯说："凡头痛发热恶风恶寒，其脉浮而弱，汗自出者，不拘何经，不论中风、伤寒、杂病，咸得用此发汗。若妄汗妄下，而表不解者，仍当用此解肌。如所云头痛、发热、恶寒、恶风、鼻鸣干呕等现，但见一症即是，不必悉具，唯以脉弱自汗出为主耳。""愚常以此汤治自汗、盗汗、虚疟、虚痢，随手而愈。因知仲景方可通治百病，与后人分门症类，使无下手处者，可同日而语耶。"

桂枝汤方中桂枝辛温解肌祛风；芍药酸寒敛阴和营，二药同用，一散一收，有调和营卫之功。生姜辛温，助桂枝散表邪，大枣甘平，助芍药和营阴。炙甘草甘平，调和诸药，诸药配伍，共奏解肌祛风、调和营卫之功。桂枝汤方后煎服法甚详，其中以下几点必须强调：其一为服桂枝汤后吃热稀粥，以助药力取汗；服药后应加盖衣被保暖，使全身湿润似汗出为好；不可使全身大汗出，因汗出过多，损伤正气，病必不除。其二为服一次药汗出病愈，即应停服；如果不出汗则再服；又不出汗，可缩短服药间隔时间，半天左右服完三次；病重者可昼夜服药，可以服二至三剂。总之，服桂枝汤后啜热稀粥、温覆可助药力取汗，益汗之源；服药后大汗出，或过服桂枝汤，均可致过汗伤正。

桂枝汤为解肌祛风之剂，属于发汗解表之轻剂，主治太阳中风表虚证，其辨证要点为汗出、脉浮缓。如果病人脉象浮紧、发热、无汗，是太阳伤寒表实证，当用峻汗解表的麻黄汤治疗。若误用桂枝汤，则病重药轻，甚则酿成变证，故不可与之。正如16条所说，"桂枝本为解肌，若其人脉浮紧，发热汗不出者，不可与之也，常须识此，勿令误也。"此外，17条、19条说："若酒客病，不可与桂枝汤，得之则呕，以酒客不喜甘故也"；"凡服桂枝汤吐者，其后必吐脓血也"。前者以酒客为例，提示里蕴湿热者，虽有太阳中风证，不可用桂枝汤，因桂枝汤为辛甘温之剂，辛温生热，味甘助湿，故当禁用桂枝汤。如误服桂枝汤，可使湿热壅滞更甚，而致胃气上逆，出现呕吐的变证。后者指出桂枝汤不宜用于里热病证。桂枝汤辛温解表，且能助阳，里热病证，自当禁用。如里热亢盛者误用桂枝汤，以温助热，可致热伤血络而出现吐脓血的变证。可见，凡里热炽盛、湿热壅滞及太阳伤寒表实证皆当禁用桂枝汤。

2. 中风表虚兼证

（1）桂枝加葛根汤证

桂枝汤主治太阳中风表虚证，其主证有恶风寒、发热、汗出、脉浮缓、头痛项强。如果太阳病，出现项背强几几，又出现汗出恶风等证，此为太阳中风表虚兼经气不舒之证。太阳病，汗出恶风为风寒外袭、卫强荣弱，即太阳中风表虚所致。项背为太阳经脉所行之部位，项背强几几，指项背拘急，不能自如俯仰，乃风寒外束、太阳经气不舒、津液敷布不利、经脉失于濡养。正如14条所说"太阳病，项背强几几，反汗出恶风者，桂枝加葛根汤主之。"其言"反"者，因太阳病兼项背强几几者，多为无汗，如葛根汤证之"项背强几几，无汗恶风"，而本证为汗出，故曰"反"，足以与葛根汤证鉴别，学者最宜详审。

桂枝加葛根汤，方用桂枝汤解肌祛风，调和营卫，葛根升津舒经，且助解表。

(2) 桂枝加厚朴杏子汤证

太阳主表，统摄营卫。肺主宣发，外合皮毛。太阳卫外功能与肺有密切关系。风寒犯表，卫强荣弱，营卫不和，当有恶风、汗出、脉缓之证。若风寒迫肺，肺寒气逆，宣降失常则必见喘息，此为太阳中风表虚兼肺寒气逆之证。论中18条说："喘家，作桂枝汤，加厚朴、杏子佳。"本条指素患喘息病证之人，外感风寒而患太阳中风证，用桂枝汤为主治疗，可知其喘息为外感风寒所引发，乃风寒迫肺，肺寒气逆所致。本条所论即太阳中风表虚兼肺寒气逆之证，故治用桂枝汤解肌祛风，加厚朴杏子降气定喘。此外，如太阳病误用下法，表证未解，风寒入里，内迫于肺，肺寒气逆，宣降失常，亦可致太阳中风表虚兼肺寒气逆之证。正如论中45条所说："太阳病，下之微喘者，表未解故也，桂枝加厚朴杏子汤主之。"本条与18条相比，病机、证治无异，但前者为新感引动旧疾，后者为太阳病误下所致，两者有新久之别。故仲景分条论述之。

桂枝加厚朴杏子汤，即桂枝汤加厚朴、杏仁，方用桂枝汤解肌祛风，调和营卫。厚朴苦温，降气平喘；杏仁止咳定喘。全方共奏解肌祛风、降气定喘之功。

(3) 桂枝加附子汤证

太阳病，用发汗之法，当以"遍身漐漐微似有汗者益佳，不可令如水流漓，病必不除。"论中20条云："太阳病，发汗，遂漏不止，其人恶风，小便难，四肢微急，难以屈伸者，桂枝加附子汤主之。"本条论太阳病发汗太过，导致阳虚汗漏并表证不解的证治。本证"太阳病，发汗"，知为汗不如法，发汗太过。发汗太过既使表邪不解，又损伤阳气。表阳虚弱，卫外不固，故汗出遂漏不止，恶风。阳虚不能化气行水，加之汗出过多，损伤阴液而致化源不足，则小便难。阳虚不能温煦筋脉，阴津损伤失于濡养，故四肢微急，难以屈伸。本证为太阳中风表虚兼阳虚汗漏之证，故治疗当用桂枝加附子汤扶阳解表。

桂枝加附子汤，方用桂枝汤解肌祛风、调和营卫，加附子温经扶阳、固表止汗，全方共奏调和营卫、扶阳敛汗之功。本证虽有津液不足之病理，此乃阳虚汗漏的结果，故治疗之法以扶阳为主，使阳气来复，气化津生，是为治本之道。

(4) 桂枝去芍药汤证及桂枝去芍药加附子汤证

太阳病，法当汗解，若误用下法，则表邪不解，且损伤心胸阳气，外邪乘虚内陷入里。论中21条说："太阳病，下之后，脉促胸满者，桂枝去芍药汤主之。"本证为太阳病误下，以致表证不解，胸阳不振之证。其见脉促胸满，乃误下之后，损伤胸阳，邪陷胸中，胸阳不振，阳郁不伸，正邪相争所致。以误下后仍用桂枝汤为主治疗，可知太阳中风表证仍在。所以治疗用桂枝汤去芍药，解肌祛风，去阴通阳。

桂枝去芍药汤，其去芍药者，以其酸敛阴柔，有碍胸阳宣通，故去而不用。方中桂枝、生姜辛温解表通阳；甘草、大枣甘温补气和中。如果在上证基础上又见脉微，恶寒明显，则知误下导致胸阳受损，胸阳虚弱不能温煦则恶寒明显，胸阳虚弱不能推动血行则脉微，此为太阳病误下，表证不解兼胸阳虚损之证，故治疗用桂枝去芍药汤，再加附子温经复阳，共奏解肌祛风、温经复阳之功。所以论中22条说："若微寒者，桂枝去芍药加附子汤主之。"

（5）桂枝加芍药生姜各一两人参三两新加汤证

太阳病除恶寒、脉浮、头痛之外，身体疼痛也是一个常见症状。论中62条说："发汗后，身疼痛，脉沉迟者，桂枝加芍药生姜各一两人参三两新加汤主之。"发汗后，如发汗得法，太阳病当愈，则身体疼痛应除；今发汗后，身疼痛犹在，说明本证已不单是表证的表现，而是发汗太过，损伤气营，经脉失养所致。脉沉迟为气血不足，营阴耗伤。其用桂枝汤加味治疗，可知本证为营卫不和兼气营不足。

本证身体疼痛，不仅与营气不足有关，而且与表证未尽亦有联系，故易与太阳病身体疼痛相混淆，应注意鉴别。本条"发汗后"和"脉沉迟"为辨证眼目。未经发汗，身痛、脉浮者为风寒表证；已发汗，身痛不休、脉沉迟者为表未解而兼气营不足。

桂枝加芍药生姜各一两人参三两新加汤，方用桂枝汤调和营卫，重用芍药益阴和营养血；重用生姜宣通阳气，加人参益气和营，共奏调和营卫、益气和营之功。本方扶正祛邪并用，以扶正为主，凡体虚过汗致身痛者，皆可用之。

（二）伤寒表实证

1．麻黄汤证

太阳病本证，有中风表虚、伤寒表实和表郁轻证之分。《伤寒论》35条说："太阳病，头痛、发热、身疼、腰痛、骨节疼痛、恶风、无汗而喘者，麻黄汤主之。"本条论太阳伤寒表实证的证治，当与原文第1条、第3条互参。风寒外束、肌表受邪、卫阳被遏、正邪交争，则恶风寒、发热。风寒束表，卫闭营郁，腠理闭塞，则无汗。风寒外束太阳经脉，卫闭营郁，气血运行不畅，太阳经气不利，故头痛、身疼、腰痛、骨节疼痛。肺主气，外合皮毛，风寒外犯，皮毛闭塞，肺气不能宣降，则气喘。本条未论及脉象，故仲景在51、52两条论述了麻黄汤证的脉象。51条言："脉浮者，病在表，可发汗，宜麻黄汤。"本条以脉代证，脉浮，主病在表，然当有伤寒表实之证，方可用麻黄汤发汗解表。若仅见脉浮，而无太阳表证，切不可贸然与峻汗之剂麻黄汤。52条言"脉浮而数者，可发汗，宜麻黄汤"。伤寒表实证的主脉为脉浮而紧，脉浮而数为风热犯表之主脉，但太阳伤寒证，症见恶寒发热、无汗、头痛、身疼、腰痛、骨节疼痛、口不渴等，此时脉见浮数，则非风热犯表，其脉之数，乃发热之故。治疗则当用麻黄汤辛温发汗解表。综上所述，结合第1条、第3条原文，太阳伤寒证的表现可归纳为：恶风寒，发热或未发热，无汗，头痛项强，身疼腰痛，骨节疼痛，气喘，脉浮紧或浮数。证属风寒外束、卫闭营郁。法当辛温发汗、宣肺平喘。方用麻黄汤。麻黄汤虽为太阳伤寒表实证主方，但若太阳与阳明合病，以太阳为主，证见喘而胸满，乃表寒外束、肺气被遏所致，虽有阳明腑实之证，亦不可用攻下之法，当用麻黄汤解表定喘。所以论中36条说："太阳与阳明合病，喘而胸满者，不可下，宜麻黄汤。"此外，太阳病虽十日以上，仍见脉浮等太阳伤寒表实之证，而未见其他变化者，为病仍在表，仍可与麻黄汤治疗。正如论中37条所说："太阳病，十日以去……脉但浮者，与麻黄汤。"可见病之传变与否，不可以时日计，当以脉证为凭。

太阳伤寒表实证，服用麻黄汤，温覆以取微汗，汗出邪从表而解。然汗血同源，若邪不从汗解，则从衄血而解，俗称红汗。论中47条云："太阳病，脉浮紧，发热，身无汗，自衄者愈。"本条为太阳伤寒表实证，失于汗解，邪郁化热，热伤血络，邪从衄解，故病得愈。临证亦有太阳伤寒表实，失于发汗，邪郁不解，损伤血络而致衄血，但外邪并未随衄而解，太阳伤寒表实证仍在，虽曾失治致衄，但证未变，故仍当用汗法解表。正如论中55条所说："伤寒脉浮紧，不发汗，因致衄者，麻黄汤主之。"此外，若太阳伤寒表实证，八九日不解，表证仍在，虽用发汗解表麻黄汤治疗，服药后可能出现两种情况：其一为取得一定疗效，病证有所缓解，但由于外邪闭郁日久，正邪交争较剧，故出现发烦、目不喜强光刺激等反应。其二为病人出现鼻衄，邪郁衄解。服药后邪不从汗解，因阳气怫郁太甚而化热，热伤血络，外邪随衄而泄，郁热可除。此即论中46条所说："太阳病，脉浮紧，无汗，发热，身疼痛，八九日不解，表证仍在，此当发其汗，服药已微除，其人发烦目瞑，剧者必衄，衄乃解，所以然者，阳气重故也。麻黄汤主之。"可见，太阳伤寒表实证致衄，有服麻黄汤后衄血，邪从衄解；有失治而衄血，邪亦随衄得解；有失于发汗而衄血，衄后病证未除，仍属太阳伤寒证，治用麻黄汤者。临证必须仔细观察病情，如衄血点滴不畅，色正红，恶寒发热，头痛，脉浮紧或浮数等表寒实证仍在，此虽衄血，然涓滴之血，不足以排除过盛之邪，犹如汗出不彻，表仍不解。若衄血如线而畅，色正红，脉静，热平，身和，此为病从衄解之佳兆。如果衄血量多，色鲜红，身热不退，或身热夜甚，心烦不寐，舌绛苔燥，脉洪大而数，或脉细数，此为风寒化热，内陷营血之变证，切不可再与辛温之剂，更不可坐以待愈，应辨证论治，方选清营汤或犀角地黄汤，方能转危为安。

麻黄汤，方中麻黄辛温，功能发汗平喘，能开腠理，发汗解表以散风寒，宣利肺气以平咳喘，为方中君药。臣以桂枝发汗解肌，温经散寒，助麻黄发汗。佐以杏仁宣降肺气以定喘，使以炙甘草，调和诸药，并可安中。四药配伍，共奏发汗解表、宣肺平喘之功。

麻黄汤主治太阳伤寒表实证，如果病人虽有身疼痛等表实证症状，但脉不浮紧，而见脉迟无力，此为营血不足，即使有表证，亦不可用麻黄汤发汗解表。正如论中50条所说："脉浮紧者，法当身疼痛，宜以汗解之。假令尺中迟者，不可发汗，何以知然？以荣气不足，血少故也。"若太阳病理应用汗法解表祛邪，反而误用下法，出现身重心悸、尺中脉微等，此为误下损伤正气之变证，为已无表证，里气虚损，不可再用发汗治法，以此提示虚证禁用汗法。所以49条说："脉浮数者，法当汗出而愈，若下之，身重心悸者，当自汗乃解。所以然者，尺中脉微，此里虚，须表里实，津液自和，便自汗出愈。"发汗为祛邪之法，因此里虚之人，无论阳气虚弱，还是阴血亏损，尽管外感风寒而有风寒表证，亦不可单纯用辛温发汗之剂。故论中83至89七条有"咽喉干燥者，不可发汗"、"淋家不可发汗，发汗必便血"、"疮家虽身疼痛，不可发汗，汗出则痉"、"衄家不可发汗，汗出必额上陷脉急紧，直视不能眴，不得眠"、"亡血家不可发汗，发汗则寒慄而振"、"汗家重发汗，必恍惚心乱，小便已阴疼，与禹余粮丸"、"病人有寒，重发汗，胃中冷，必吐蚘"。总之，里虚兼表，或虚人外感，不可径用辛温发表之剂，应扶正解表，否则必致变证丛生。

2. 伤寒表实兼证

(1) 葛根及葛根加半夏汤证

太阳病，风寒外犯，营卫失调，经气不利，则头痛项强。项强为太阳病主症之一。若疾病进一步发展，导致太阳经气不舒，津液敷布不利，经脉失于濡养，则出现项背强几几。此时应从汗出之有无、脉之紧缓辨其表实表虚。如汗出恶风者，此为太阳中风表虚所致，治当用桂枝加葛根汤，解肌祛风，调和营卫，升津舒经。如无汗恶风，病为太阳伤寒表实引起，治当用葛根汤，发汗解表，升津舒经。如论中31条所说："太阳病，项背强几几，无汗，恶风，葛根汤主之。"可见，本证为太阳伤寒兼太阳经气不舒之证。

太阳与阳明合病，证见喘而胸满者，病以太阳为主，治不可下，当用麻黄汤解表定喘。若太阳与阳明合病，证见下利，此乃风寒外犯太阳阳明，表之风寒内干，影响胃肠升降功能，大肠传导失常，故治疗用葛根汤解表散寒，升清止利。如太阳阳明合病，证见不下利，但呕吐者，病为风寒外犯，内迫阳明，升降失常，胃气上逆所致。治疗用葛根汤加半夏，解表散寒，降逆止呕。可知太阳阳明合病，风寒内迫阳明有下迫于肠和上逆于胃之别，因而其证治略有不同。所以论中32、33两条说："太阳与阳明合病，必自下利，葛根汤主之"；"太阳与阳明合病，不下利，但呕者，葛根加半夏汤主之"。

葛根汤，方由桂枝汤加麻黄、葛根而成。桂枝汤调和营卫，加麻黄与桂枝相配，发汗祛邪，加葛根不仅能助麻桂解表，更能升津舒经，升阳止利。葛根加半夏汤，即葛根汤加半夏，葛根汤发汗解表，半夏降逆止呕。

(2) 大青龙汤证

太阳病伤寒表实证的病因病机为风寒外束，卫闭营郁。若未及时用辛温发表之麻黄汤治疗，必致风寒郁阳化热入里而成太阳伤寒表实兼有里热之证。论中38条"太阳中风，脉浮紧，发热恶寒，身疼痛，不汗出而烦躁者，大青龙汤主之。若脉微弱，汗出恶风者，不可服之，服之则厥逆，筋惕肉瞤，此为逆也"即是此证。脉浮紧，发热恶寒，身疼痛，不汗出，为典型的太阳伤寒表实证。烦躁一症，非风寒束表，乃里有热邪，不能外泄，郁热内扰所致。证属风寒束表，里有郁热，故治疗用大青龙汤，辛温解表，兼清里热。大青龙汤为发汗峻剂，只能用于表里俱实之证。如果证见脉象微弱，汗出恶风寒者，为表里俱虚之证，则不可服大青龙汤，否则，可因大汗而亡阳，以致肌肤无所温养，而出现手足厥冷、筋肉跳动等变证，不可等闲视之。

《伤寒论》39条说："伤寒，脉浮缓，身不疼，但重，乍有轻时，无少阴证者，大青龙汤发之。"本条论述太阳伤寒兼里热证的变通表现及治法。原文首句言伤寒，其证用大青龙汤发汗祛邪，可见发热恶寒，不汗出而烦躁为必见之证。但因外感风寒有轻重之别，其感邪重者，正邪交争剧烈，则脉紧身痛；本证感邪较轻，则脉缓、身不痛；但重，乍有轻时，虽脉象身疼皆不典型，但其证的基本特点已具，且无少阴病里虚寒证，当属太阳伤寒表实兼里热，故仍与大青龙汤发汗解表，兼清里热。

大青龙汤由麻黄汤重用麻黄、炙甘草，减杏仁剂量，加石膏、生姜、大枣组成。方中麻黄汤重用麻黄，再加生姜，峻汗发表，以散表寒；石膏辛寒，以清里热；大枣和中，以资汗源；诸药配伍，共奏发汗解表、兼清里热之功。服药后汗出邪解，犹如龙升雨降，郁热顿除，故以大青龙命方名。

(3) 小青龙汤证

太阳之上，寒气主之。太阳为寒水之经，膀胱为寒水之腑。寒为水之气，太阳伤寒不

解，寒邪随经入腑，寒动其水，水饮内停，而成太阳伤寒表实兼水饮内停证。《伤寒论》40
条说："伤寒表不解，心下有水气，干呕，发热而咳，或渴，或利，或噎，或小便不利，少
腹满，或喘者，小青龙汤主之。"本条即论太阳伤寒兼水饮内停证治。伤寒表不解，反映本
证以太阳伤寒表证为基本证候，因此必具恶寒发热、无汗脉浮紧等症状。心下有水气，说明
水饮内停。水饮内停，干犯肺胃，肺失宣降则咳嗽、气喘；胃气上逆则干呕；水饮下趋大肠
则下利；水饮内停，不能化生津液则口渴；水饮内停，阻滞气机，上壅肺胃则咽喉噎阻；水
饮下蓄膀胱则少腹满、小便不利。诸证反映病为外有表寒，里有寒饮。故治疗用小青龙汤，
辛温解表，兼温化水饮。此外，论中 41 条云："伤寒，心下有水气，咳而微喘，发热不渴，
服汤已，渴者，此寒去欲解也，小青龙汤主之。"本条"小青龙汤"当接在"发热不渴"之
后为一段，属倒装文法，承上条再论太阳伤寒兼水饮内停的证治。条文所列咳喘、发热、口
不渴，皆表邪不解，水饮内停之证，故用小青龙汤治疗。服小青龙汤后，病人由口不渴变为
口渴，是病愈的佳兆。病即向愈，何以口渴？乃发热之后，温解之余，一时津液不足之故。
此渴必饮水不多，非邪从热化，大渴引饮可比，只需少少与饮，以滋其燥，使胃气调和，即
可自愈。

　　小青龙汤方用麻黄汤、桂枝汤合加减而成，方用麻黄、桂枝发汗解表，宣肺平喘，白
芍配桂枝调和营卫，干姜、细辛温肺化饮，五味子敛肺止咳，半夏降逆化饮，炙甘草和中兼
调和诸药。药虽八味，配伍严谨，共成辛温解表、温肺化饮之剂。

　　本证与大青龙汤相比，虽都属表里同病，但彼为外寒里热，临床以不汗出而烦躁为特
点，此证为外寒里饮，临床以喘咳干呕为特点，二者表寒虽同，但其里证一寒一热，不可混
淆。此外，本证以喘咳为主证，其与桂枝加厚朴杏子汤比较，一为太阳伤寒，一为太阳中
风；咳喘病机亦异，一为水饮内停，饮邪犯肺，一为肺寒气逆，不可不辨。

（三）表郁轻证

1. 桂枝麻黄各半汤证

　　太阳表郁轻证为太阳病日久不愈，微邪郁遏在表不解之证。论中 23 条说："太阳病，得
之八九日，如疟状，发热恶寒，热多寒少，其人不呕，清便欲自可，一日二三度发。脉微缓
者，为欲愈也；脉微而恶寒者，此阴阳俱虚，不可更发汗，更下，更吐也；面色反有热色
者，未欲解也，以其不得小汗出，身必痒，宜桂枝麻黄各半汤。"本条指出了太阳病日久不
愈，可能出现的三种转归，并论述了太阳表郁轻证的证治。太阳病八九日，日久不愈，病人
症见阵发性恶寒与发热同时并见，发热重而恶寒轻，如疟状而非疟疾，一日发作二三次，此
为太阳病病久邪郁，正气欲抗邪外出，而不得汗解。其人不呕，病未传少阳，清便欲自可，
病未传阳明。此种病证可能出现三种转归。其一为脉象由脉紧转为脉象和缓，乃邪气渐减而
正气抗邪外出的佳兆，故病证欲愈。其二为脉转微弱无力，此乃表里阳气俱虚，治当温补阳
气，不可再用发汗、攻下、涌吐等祛邪之法。其三为病人在上证基础上，又见面红、身痒，
乃当汗失汗，病邪不解，邪郁于表，不得宣泄，即所谓表郁轻证，治当使其"小汗出"，方
用桂枝麻黄各半汤为宜。

　　桂枝麻黄各半汤取桂枝汤和麻黄汤一比一用量的合方。实为各取二方三分之一药量合
煎，或取二方各三合煎液合并顿服，本方辛温轻剂，小发其汗，解表而不伤正。

2.桂枝二麻黄一汤证

《伤寒论》25条云："服桂枝汤，大汗出，脉洪大者，与桂枝汤，如前法。若形似疟，一日再发者，汗出必解，宜桂枝二麻黄一汤。"本条指出太阳病服桂枝汤后两种不同的转归与治疗。太阳病服桂枝汤，得遍身染染微似有汗者，其病可愈。今服桂枝汤而致大汗出，病人脉象洪大，应鉴别是否内传阳明。若病人虽脉象洪大，但不见大热、烦渴等症，是汗不如法，然未致变证，病证仍在太阳之表，故仍从太阳论治，此为转归之一。如果服用桂枝汤后，病人表现恶寒发热阵发性发作，一日发作二次，此乃太阳邪郁不解，治疗必用汗法解表。本证与桂枝麻黄各半汤相比，证候轻缓，故发汗治疗亦应小制其剂，方用桂枝二麻黄一汤，辛温轻剂，微发其汗。

桂枝二麻黄一汤为桂枝汤与麻黄汤二比一用量的合方。由于桂枝汤量较桂枝麻黄各半汤的比例增加一倍，麻黄汤用量较之减少，故其发汗力量更小，是为微汗小剂。

3.桂枝二越婢一汤证

太阳表郁轻证，除上述两证外，尚有太阳邪郁兼里热轻证。正如论中27条所说："太阳病，发热恶寒，热多寒少，脉微弱者，此无阳也，不可发汗，宜桂枝二越婢一汤。"本条有倒装文法，"宜桂枝二越婢一汤"句，就接在"热多寒少"之后。本条原文甚简，应以方测证进行分析。原文指出太阳病，发热恶寒、热多寒少，治疗用桂枝汤二分，说明太阳之邪郁遏在表，不得汗解。本方应用辛寒泄热之石膏，故本证当兼有轻度郁热。由此可知其临床特点，既具有表郁轻证的表现，又当有口渴、心烦等里热证表现。证属表郁兼有里热轻证，所以治疗用桂枝二越婢一汤，微发其汗，兼清里热。如果上证见脉象微弱，说明阳气已虚，虽本方为发汗轻剂，亦不可轻易使用，提示阳虚病人禁用桂枝二越婢一汤。

桂枝二越婢一汤为桂枝汤与越婢汤二比一用量的合方。方中桂枝汤外散表邪，越婢汤发表，兼清郁热，两方合用，共奏微发其汗、兼清里热之效。

四、太阳病兼变证辨治

太阳病以风寒表证为主，其治疗原则为辛温解表，因此太阳病用汗法治疗是有效的，但可能是选方不当，或因体质差异，未能一汗而解，或由于没有遵循方后宜忌，致使发汗无济于病。医者若不辨原委，先后误用吐法、下法及温针等治疗手段，病不但未愈，反而恶化，出现一些难以用六经正名的新病证，仲景称之为坏病，也就是误治后的变证；正如柯韵伯所说："坏病者，即变证也。"病不在表，不可再用桂枝汤一类辛温解表之剂。变证变化十分复杂，证候多端，所变何证，随病人的体质，误治方法与使用的药物等而不同，因此处理这些变证亦无成法定方，应仔细观察分析，脉证并举，四诊合参，辨明其病因之寒热、病位之表里、病性之虚实，作出正确诊断，然后按证立法选方，即进行辨证论治。所以《伤寒论》16条说："太阳病三日，已发汗，若吐、若下、若温针，仍不解者，此为坏病，桂枝不中与之也，观其脉证，知犯何逆，随证治之。"

(一)热证

1.栀子豉汤证

太阳病经发汗吐下后，其病不解，风寒化热入里，内陷胸膈致烦，而成太阳病虚烦变证。论中 76 条说："发汗吐下后，虚烦不得眠，若剧者，必反复颠倒，心中懊恼，栀子豉汤主之。若少气者，栀子甘草豉汤主之；若呕者，栀子生姜豉汤主之。"本条即论汗吐下后，热扰胸膈证治。本证虚烦乃热扰胸膈所致，其言"虚"者，非指正气之虚，乃是与有形之"实"邪相对而言。表邪入里，若与有形之物，如水湿、痰饮、宿食等相互搏结，则形成实证，如热与痰水相结的结胸证及燥热与宿食、燥屎相结的阳明腑实证等，均有心烦、烦躁或心中懊恼的见证，此为实性之烦，而非虚烦。本条之烦，乃无形邪热内陷胸膈，并未与有形之物相结，所以称为"虚烦"。火热之邪蕴郁胸膈，其轻者，心烦不得眠；其重者，必反复颠倒，卧起不安，心中懊恼。火郁之虚烦，治当清中有发，故用栀子豉汤，清热宣郁，使火热之郁，得以透发。火热内郁，若热邪伤气则少气，可用栀子甘草汤。若热邪内扰，胃气上逆则呕吐，可用栀子生姜豉汤。若热邪壅滞于腹则腹满，可用栀子厚朴汤。若热郁胸膈，又因丸药大下损伤中阳而致中焦虚寒，则见下利，腹满时痛，可用栀子干姜汤。正如论中 79、80 两条所说："伤寒下后，心烦，腹满，卧起不安者，栀子厚朴汤主之"；"伤寒，医以丸药大下之，身热不去，微烦者，栀子干姜汤主之"。

栀子豉汤由栀子、香豉二药组成。栀子苦寒，既可清透郁热，解郁除烦，又可下行导火于下。豆豉气味轻薄，既能清表宣热，又能和降胃气，二药相伍，清中有宣，宣中有降，共奏清宣胸膈郁热之功。栀子甘草豉汤，即本方加甘草益气和中。栀子生姜豉汤，即本方加生姜，既可和胃降逆止呕，又可助栀子、豆豉发散火郁。栀子厚朴汤，由栀子、厚朴、枳实三药组成，方用栀子清热除烦，厚朴、枳实行气消满。栀子干姜汤，由栀子、干姜二药组成，方中栀子清上焦之邪热，干姜温中焦之虚寒，证属寒热错杂，治则寒热并用，清上温中，药性虽反，功则合奏。

栀子豉汤功能清宣郁热，若热郁胸中，影响胸中心肺二脏，而致肺主之气、心主之血不利，气血运行不畅，则可见胸中窒塞，心中结痛。病为火郁结滞所致，故仍可用栀子豉汤。正如论中 77、78 两条所说："发汗，若下之，而烦热，胸中窒者，栀子豉汤主之"；"伤寒五六日，大下之后，身热不去，心中结痛者，未欲解也。栀子豉汤主之"。然栀子类方，皆为清热除烦之剂，栀子药性苦寒，易伤阳气，凡病人素有大便稀溏者，虽见心烦懊恼等证，亦当慎用，否则必致中阳虚寒，溏泻更甚。若确属上焦郁热而非用栀子类方不可者，应当减少栀子用量，或遵上述栀子干姜汤寒热并用之法，方为合拍。所以论中 81 条说："凡用栀子汤，病人旧微溏者，不可与服之。"

2. 麻黄杏仁甘草石膏汤证

太阳病或汗或下，治不得法，表邪不解，化热入里，内犯于肺，可成邪热壅肺作喘之证。论中 62、162 两条云："发汗后，不可更行桂枝汤，汗出而喘，无大热，可与麻黄杏仁甘草石膏汤"；"下后不可更行桂枝汤，若汗出而喘，无大热者，可与麻黄杏仁甘草石膏汤"。文中"不可更行桂枝汤"应接在"无大热者"之后，属倒装文法。邪热迫肺，肺失清肃，故见喘息。热壅于肺，蒸迫津液外走毛窍，则见汗出。汗出而喘，但不恶风寒，反映表无寒邪，故"不可更行桂枝汤"，也就是不属于桂枝加厚朴杏子汤证。既无太阳表证，又非阳明里证，可见汗出而喘为肺热壅盛的明证。"无大热"指外无大热，而邪热壅盛于里之意，并非本证热势不甚。证属表邪已解，热壅迫肺，故治疗重在清宣肺热，不在发汗解表。方用麻黄杏仁甘草石膏汤。

本方由麻黄、杏仁、甘草、石膏四味药组成。方中麻黄辛温宣肺定喘，石膏甘寒清泄里热。麻黄配石膏，清宣肺中郁热而定喘逆。且石膏用量多于麻黄一倍，则宣肺平喘而不温燥，清泄肺热而不凉滞，借石膏辛凉之性，监制麻黄辛温发散之力，并使其转为辛凉清热之用。杏仁宣降肺气而治咳喘，协同麻黄以增平喘之功。甘草和中缓急，调和诸药，四药相伍，共奏清热、宣肺、平喘之功。

3. 白虎加人参汤证

太阳中风表虚证，服桂枝汤，应以"遍身漐漐微似有汗者益佳"。今服桂枝汤而令汗出如水流漓，为汗不得法。汗生于阴而出于阳，乃阳气蒸化津液而成。服桂枝汤，大汗出后，伤津助热，以致热邪转属阳明。阳明热盛，气液两伤，则症见大烦、大渴，虽大量饮水而不能解，阳明里热蒸腾，气血鼓动于外，故见脉洪大。然里热虽盛，但气津已伤，脉虽洪大，重按则软，自不待言。证属阳明里热炽盛，气津两伤，故治疗当用白虎加人参汤，清热、益气、生津。所以论中26条说："服桂枝汤，大汗出后，大烦渴不解，脉洪大者，白虎加人参汤主之。"

本条与25条前半段"服桂枝汤，大汗出，脉洪大者，与桂枝汤，如前法"相比，文字虽近，但病机、治法则有殊义。25条是服桂枝汤，药虽对证，但汗不如法，以致脉由浮缓变为洪大。脉虽变而证未变，其病仍在太阳之表，故与桂枝汤如前法。本条既有洪大之脉，又有"大烦渴不解"之证，脉证皆已改变，病已由表而入阳明之里，则非桂枝汤所能治，故以白虎加人参汤治疗。两证鉴别，在于烦渴之有无。

白虎加人参汤，取白虎汤原方清阳明之燥热，方用石膏、知母清热润燥，粳米、甘草养胃和中。四药共奏清热之功。因汗多伤津，气津两损，故在白虎汤基础上加人参益气生津。两者相配，有清热、益气、生津之功。

4. 葛根黄芩黄连汤证

太阳病桂枝证，本当解肌祛风，调和营卫。若反用攻下之法，则表邪不解，化热入里而成协热利之证。论中34条说："太阳病，桂枝证，医反下之，利遂不止，脉促者，表未解也，喘而汗出者，葛根黄芩黄连汤主之。"本条即论里热夹表邪下利即协热利证治。太阳病误下，表邪不解，化热内陷入里，邪热下迫大肠，则下利不止。脉象由浮缓变为急促者，说明其人阳气盛，有抗邪外达之势，则表邪未能全部内陷于里，故曰"表未解也"。肺与大肠相表里，邪热下迫大肠，上蒸于肺则喘，外蒸于体表则汗出。表里皆热，发热一证，自在言外。总观此证乃因表里有热而成，故其下利常伴有大便黏秽、暴注下迫等症。病属表里俱热，治用葛根黄芩黄连汤，两解表里之热。

葛根黄芩黄连汤，以葛根为君，其性辛凉，轻清外发，既可解肌表之邪热，又可升津液、起阴气而止下利。黄芩、黄连苦寒为臣佐，善清里热而厚肠胃，以治下利。甘草为使，和胃安中，调和诸药。四药配伍，外解表邪，内清里热，故为表里双解之剂。

本方与葛根汤皆治下利，均属表里同病，两者必须鉴别。葛根汤以二阳合病的表实证为主，辨证的眼目在于无汗，本方则以里热为主，辨证的要点在于汗出，故一以解表为先，一以清里为重。

5. 黄芩汤证及黄芩加半夏生姜汤证

太阳与阳明合病，若病以太阳为主，根据其主证有喘利之别，而治有麻黄汤、葛根汤之异。若太阳与少阳合病，如论中 172 条所说："太阳与少阳合病，自下利者；与黄芩汤。若呕者，黄芩加半夏生姜汤主之。"本条虽言太阳少阳合病，但据理推论，当以少阳受邪为主，"自下利"是其主症，此乃少阳火郁，邪热下迫大肠所致。少阳主枢，少阳火郁，枢机不利，疏泄不畅，邪热下迫，还可见到肛门灼热，泻下黏秽，腹痛，甚则里急后重等症。病属少阳火郁下迫大肠，治法用黄芩汤清少阳郁热则下利可愈。若少阳之邪热上逆于胃，则见呕吐，治用黄芩加半夏、生姜汤清热降逆止呕。

黄芩汤由黄芩、芍药、甘草、大枣组成。方中黄芩苦寒，清少阳邪热，芍药酸寒，敛阴和营，并于土中伐木而缓急止痛，芩芍相配，酸苦相济，调中存阴以止利。甘草、大枣和中，顾护正气。诸药合用，共奏清热止利之功。若呕吐则加半夏、生姜，降逆止呕。

（二）虚寒证

1. 心阳虚证

（1）桂枝甘草汤证

太阳病用发汗之法，本属正治。太阳与少阴相表里，汗为心液，由阳气蒸化而成，如果发汗过多，内伤心阳，心脏失去阳气的卫护，则空虚无主，则见心中悸动不安。如论中 64 条所说："发汗过多，其人叉手自冒心，心下悸，欲得按者，桂枝甘草汤主之。"本条论发汗过多，损伤心阳而致心悸证治。其"欲得按者"，乃里虚欲求外护则内有所恃之理。证属心阳不足，临床还可见胸满，气短，心前区憋闷等证，甚则两耳聋无所闻。如论中 75 条云："未持脉时，病人叉手自冒心，师因试教令咳而不咳者，此必两耳聋无闻也。所以然者，以重发汗，虚故如此。"《素问·缪刺论》有"南方色赤，入通于心，开窍于耳，藏精于心"之说。所以本证治当用桂枝甘草汤补益心阳。

桂枝甘草汤由桂枝、甘草二药组成。方中桂枝辛甘性温，入心助阳；甘草甘温，益气和中。二药相配，辛甘化阳，阳气乃生，心阳得复，心悸可愈。

（2）桂枝甘草龙骨牡蛎汤证

《伤寒论》118 条云："火逆下之，因烧针烦躁者，桂枝甘草龙骨牡蛎汤主之。"本条论心阳虚烦躁证治。太阳病因火疗而治逆，又行攻下，一逆再逆。用烧针劫汗，迫使津液外出，心阳亦随之外耗，同时火法可使人发生惊恐而心神不安。心阳虚损而又精神不安，心神不但失于温养，又不能潜敛于心，故致烦躁之证。证属心阳虚损，心神不安，故治用桂枝甘草龙骨牡蛎汤，补益心阳，镇潜安神。

桂枝甘草龙骨牡蛎汤即桂枝甘草汤加龙骨、牡蛎，方用桂枝、甘草辛甘化阳以补益心阳，龙骨、牡蛎重镇收涩、潜敛心神以治烦躁。四药合用，共奏补益心阳、镇潜安神之功。

本证与桂枝甘草汤发病机理大体相同，唯证候有轻重之别。桂枝甘草汤证为发汗过多，损伤心阳，以"心下悸，欲得按"为主证，治以温通心阳为主。本证由火疗致误，使心阳虚损，心神不安，以烦躁为主证，故治以温通心阳、镇潜心神为重。

（3）桂枝去芍药加蜀漆牡蛎龙骨救逆汤证

伤寒脉浮，病在太阳之表，法当辛温解表，从汗而解。若用烧针、瓦熨等火法迫劫，强行致汗，导致汗出过多，必伤亡心阳，使心神不得敛养，心神浮越于外，又因心胸阳气不足，水饮痰邪乘虚扰心，痰浊扰心，故见惊狂、卧起不安等症。所以论中 112 条说："伤寒，脉浮，医以火迫劫之，亡阳，必惊狂，卧起不安者，桂枝去芍药加蜀漆牡蛎龙骨救逆汤主之。"证属心阳虚衰、心神浮越、痰饮内扰，故治疗当用桂枝汤去芍药之酸苦阴柔，桂枝甘草辛甘化阳，温补心阳，生姜大枣补益中焦而调和营卫，且龙骨、牡蛎重镇潜敛以安定心神，全方共奏补益心阳、镇惊安神、兼祛痰浊之效。本方因火劫之逆为病，故方名"救逆汤"。

本方较之桂枝甘草龙骨牡蛎汤，虽均为心阳虚，但其虚损程度更重，病由心神失养而致心神浮越，故证由烦躁加剧为惊狂、卧起不安。所以治疗重用桂枝、龙骨、牡蛎，以加强温阳重镇之功。临床应仔细区别使用。

(4) 桂枝加桂汤证

太阳病，用烧针的方法责令病人发汗，汗出则腠理开，烧针之处被寒邪侵袭留而不去，寒邪闭郁卫阳，卫气怫郁不行，故局部见"核起而赤"。如论中117条所说："烧针令其汗，针处被寒，核起而赤者，必发奔豚，气从少腹上冲心者，灸其核上各一壮，与桂枝加桂汤，更加桂二两也。"因使用火劫发汗，损伤心阳，阳虚阴乘，水寒之气乘虚上犯心胸，故发奔豚，病人自觉有气从少腹上冲胸咽，发时憋闷欲死，痛苦异常，时发时止。病属心阳虚致发奔豚，治当先以艾柱灸针处之赤核各一壮，以温阳散寒，再内服桂枝加桂汤平冲降逆，扶心阳之虚。

桂枝加桂汤，即桂枝汤加重桂枝用量而成。桂枝、甘草辛甘合化，温通心阳而平冲降逆。用芍药之酸甘化阴以和卫阳，生姜、大枣能佐桂、芍以化营卫之气。诸药配伍，共奏调和阴阳、平冲降逆之效。

2. 阳虚兼水气证

(1) 茯苓桂枝甘草大枣汤证

少阴心在上而主火，肾在下而主水，正常生理心火下蛰肾水，肾水上济心火，心肾相交，水火既济。心阳足能镇摄肾水不泛。若太阳病，发汗太过，损伤心阳，心阳虚衰不能制水于下，肾水蠢蠢欲动，故脐下悸动欲发奔豚。所以论中65条说："发汗后，其人脐下悸者，欲作奔豚，茯苓桂枝甘草大枣汤主之。"欲作奔豚，非已发奔豚。已发奔豚为汗后心阳虚损，寒水之气上犯，上冲心胸乃至咽喉。今仅表现为脐下悸动，是肾水欲动，水气初动，与阳气相搏，而未至上冲，故称之为"欲作奔豚"，也就是奔豚的待发证候。心阳虚损，肾水欲动，其人常伴有小便不利等水气内停之证。所以治疗用茯苓桂枝甘草大枣汤，温通心阳、化气行水。

茯苓桂枝甘草大枣汤，方中重用茯苓利水宁心，桂枝助心阳而降冲逆，炙甘草温中补虚，大枣健脾培土制水。诸药共奏温通心阳、化气行水之功。

(2) 茯苓桂枝白术甘草汤证

太阳伤寒，本当辛温汗解。若不辨表里，反而误用涌吐攻下之法，是为误治。误用吐下，则损伤脾胃之阳。论中67条说："伤寒，若吐若下后，心下逆满，气上冲胸，起则头眩，脉沉紧，发汗则动经，身为振振摇者，茯苓桂枝白术甘草汤主之。"本条论太阳伤寒，误用吐下，损伤中阳，水气上冲证治。条文中"茯苓桂枝白术甘草汤"应接在"脉沉紧"之后，为倒装文法。中阳虚弱，脾失健运，不能制水，水饮内停中焦，阻滞气机，则心下逆满，水饮上冲，上犯心胸，则病人自觉有气上冲胸之感，阳虚不能升于上，清窍反被水气所蒙闭，故起则头眩。《金匮要略·水气病脉证并治》有"脉得诸沉，当责有水"之说，故脉沉主水，紧则主寒，沉紧之脉正是水气为患之象。本证为阳虚而水饮不化，故治当温阳健脾，利水降冲。若不通阳利水，而更发其汗，则阳气愈伤，经脉失去温养而动惕，可见身体振颤摇动而不能自持的证候。

茯苓桂枝白术甘草汤，方中茯苓淡渗利水，桂枝温阳化气，平冲降逆，茯苓桂枝相配，可通阳化气，淡渗利水。白术健脾燥湿，并协茯苓、桂枝治在中焦，健脾利湿，化气行水。炙甘草补中扶正以制水。全方共奏温阳健脾、利水降冲之效。

(3) 桂枝去桂加茯苓白术汤证

《伤寒论》28条云："服桂枝汤，或下之，仍头项强痛，翕翕发热，无汗，心下满微痛，小便不利者，桂枝去桂加茯苓白术汤主之。"本条论汗下后水气内停而太阳经气不利证治，原文首言"服桂枝汤，或下之"，可见前医认为"头项强痛、翕翕发热"为桂枝汤证，或以"心下满微痛"为可下之证。然汗下之后，前述诸证仍在，究为何故？综观条文所述症状，既非桂枝汤证，又非里实可下之证。本证"小便不利"为辨证关键，小便不利为水气内停，气化不利的反映。太阳膀胱为水腑，水气内停，影响太阳腑气不利，气化失司，则小便不利。若水邪郁遏太阳经脉，太阳经气不利，则见头项强痛、翕翕发热之证。水饮凝结，影响里气不和，则可见心下满微痛之症。水邪为患，非表非里，故汗下均非所宜，治当用桂枝去桂加茯苓白术汤利水通阳。

桂枝去桂加茯苓白术汤，其去桂枝者，因此证非表证，且汗下之后津液有伤；仍用芍药、甘草可以益阴；生姜、大枣调和营卫；加茯苓、白术者，健脾行水以利小便，使内停之水尽从小便而去。

3. 脾虚证

(1) 厚朴生姜半夏甘草人参汤证

太阳病，发汗太过，或不当发汗而发汗，汗出太过，损伤脾阳；或因素体脾虚，一经发汗，则脾阳更虚。脾司运化而主大腹，脾虚则运化失职，转输无权，湿浊内生，壅滞气机，则腹胀满。正如论中66条所说："发汗后，腹胀满者，厚朴生姜半夏甘草人参汤主之。"腹胀满一证，有实有虚，亦有虚实夹杂者，临床应仔细辨别。《金匮要略·腹满寒疝宿食病脉证治》篇指出："病者腹满，按之不痛为虚，痛者为实"；"腹满时减，复如故，此为寒，当与温药"；"腹满不减，减不足言，当须下之"。指出了腹满属虚属实的辨证要点。本证腹胀满为脾虚气滞所致，病属虚实夹杂，其胀满按之多不痛，或按之微痛。治疗若单用补益剂，则有助满生湿之弊，单用行气散结之法，又恐更伤脾气，不利于脾气运化转输，故当健脾温运，宽中除满为宜。

厚朴生姜半夏甘草人参汤，方中厚朴燥湿下气，宽中消满；生姜辛温，散饮和胃；半夏降逆开结涤痰；人参、甘草补益脾胃而助运化。诸药配伍，补而不滞，消而无伤，消补兼施，脾虚气滞者宜之。

(2) 小建中汤证

《伤寒论》102条说："伤寒二三日，心中悸而烦者，小建中汤主之。"本条论里虚伤寒，心悸而烦的证治。伤寒仅二三日，未经误治即见心中悸动，神烦不宁，可知必是里气先虚，心脾不足，气血双亏，复被邪扰所致。心中悸而烦是本证特点，然悸与烦之证，又有虚实之分，本证既非水气凌心之悸，亦非热扰胸膈之烦，更不是少阳胆火炽盛之烦悸证。此乃心脾不足、气血两虚，病以里虚为先，故当先治其里，而建其中，安内以攘外，主以小建中汤，外和营卫，内益气血，有表里兼顾之妙。所有前人有"强人伤寒发其汗，虚人伤寒建其中"之说。

小建中汤，由桂枝汤倍芍药加饴糖而成。方取桂枝汤外能调和营卫，内能调和脾胃气血阴阳，其倍用芍药以益营血，饴糖甘温入脾，温中补虚，和里缓急，诸药配伍，共奏建中补脾，调和气血之功，故方名建中。建中者，有甘温建立中气之意。中州建则化源充足，气血旺盛，五脏皆得其养，故本方是补益中气，治疗五脏虚痨的主要大法之一。

（3）桂枝人参汤证

太阳病，外证未除，表证不解，法当解表，若不用发汗之法，反而屡用攻下，以致表邪不去又损伤脾阳，而成脾气虚寒之协热利证。如论中163条所说："太阳病，外证未除，而数下之，遂协热而利，利下不止，心下痞硬，表里不解者，桂枝人参汤主之。"误下损伤脾阳，脾气虚寒，水谷不别，升降失常，清气下陷，故下利不止。脾虚不能运化水湿，寒凝气滞，水湿郁阻，故见心下痞硬。表证未解，当有发热，此为兼夹表邪不解之下利，故称之为"协热利"，治宜桂枝人参汤，温中解表，表里双解。

桂枝人参汤，即理中汤加桂枝而成。方用理中汤温阳散寒止利，用桂枝后下以解太阳之表，共达温中解表之效。

协热下利一证，有寒热之分，前文葛根黄芩黄连汤是表里俱热的协热下利，本证为表里俱寒的协热下利，故前者治以辛凉清热，后者治以辛温扶阳，临证应细心鉴别使用。

4．肾阳虚证

（1）干姜附子汤证

太阳病，先用攻下，复又发汗，导致阳气重伤，阴寒内盛，阴来迫阳之烦躁证。正如论中61条所说："下之后，复发汗，昼日烦躁不得眠，夜而安静，不呕，不渴，无表证，脉沉微，身无大热者，干姜附子汤主之。"汗下之后，阳气大伤，阳虚阴盛，虚阳被阴寒所迫，欲争无力，欲罢不甘。阳旺于昼，得天阳之助，能与阴争，则昼日烦躁不得眠，入夜则阳气衰，而阴气盛，虚阳无力与阴相争，故夜而安静。少阳证喜呕，阳明多渴，不呕、不渴、亦无表证，说明病邪不在三阳，已由阳入阴，其烦躁非三阳之热邪内扰可比。身无大热者，乃虚阳外越之假热，其热势不高，阳未尽驱于外，未达阳气外亡之程度。然阳虚而身热，加之本证主症为烦躁，阴阳相争之象已明，故亡阳之变恐生叵测，所以治疗用干姜附子汤，单捷小剂，急煎顿服，力挽残阳之失。

干姜附子汤，方用附子、干姜大辛大热，以复先后天脾肾之阳。本方附子生用，取其破阴回阳之力更强；一次顿服，使药力集中，速破阴寒，急复其阳。

（2）茯苓四逆汤证

太阳病误用汗下，既可重伤阳气，导致阳虚阴盛，阴来迫阳之烦躁证，亦可导致阴阳两伤的烦躁证。论中69条说："发汗，若下之，病仍不解，烦躁者，茯苓四逆汤主之。"太阳病，汗不得法则伤阳，误用攻下则伤阴，阴阳俱虚。病仍不解是指病情有了新的变化，非为太阳病不解。太阳与少阴相表里，有道是"实则太阳，虚则少阴"。少阴内寓元阴元阳，为水火之脏，阴阳之根。少阴阴阳两伤，水火失济，故生烦躁。本条叙证过简，若以方测证，本证以少阴阳虚为主，除见烦躁外，当有恶寒、厥逆、下利、神疲、脉微细等症，所以治疗用茯苓四逆汤回阳益阴。

茯苓四逆汤，由四逆汤加茯苓、人参而成。方用附子、干姜回阳救逆；人参益气生津，安精神，定魂魄；甘草益气和中；茯苓健脾益阴，养心安神。姜附与人参相配，扶阳益阴，于回阳之中有益阴之力，益阴之中有助阳之功，而使阳回阴复。

本证之烦躁属阴阳俱虚，其与阳虚阴盛昼日烦躁不得眠，夜而安静的干姜附子汤证不同，应注意鉴别。

（3）真武汤证

太阳病在表，本当发汗，若汗不如法，或误发虚人之汗，必内伤少阴阳气而病必不除。《伤寒论》82条说："太阳病，发汗，汗出不解，其人仍发热，心下悸，头眩，身瞤动，振振欲擗地者，真武汤主之。"本条即论阳虚水泛证治。少阴阳虚，虚阳外越，所以其人发热。因汗出不解，可见其非表证之发热。阳虚不能主水，寒水之邪得以泛滥，水气凌心则心悸，上干清阳则头目眩晕。《素问·生气通天论》说："阳气者，精则养神，柔则养筋。"阳虚不能温养肢体，肢体反受寒水之浸渍，故全身筋肉跳动，振颤不稳而欲仆地。证属阳虚水泛，水邪之变或上或下，或表或里，变动不居，故用真武汤温阳利水。

本证与苓桂术甘汤证均属阳虚水停，但两者病情有轻重之分。本证病变重点在肾，病势重，为阳虚水泛，多伴有少阴阳虚证候；彼证病变重点在脾，病势轻，为水气上冲，常伴有脾虚水气上冲证候。

真武汤方义见少阴篇。

（三）阴阳两虚证

1. 甘草干姜汤证、芍药甘草汤证

《伤寒论》29条云："伤寒，脉浮，自汗出，小便数，心烦，微恶寒，脚挛急，反与桂枝欲攻其表，此误也。得之便厥，咽中干，烦躁吐逆者，作甘草干姜汤与之，以复其阳。若厥愈足温者，更作芍药甘草汤与之，其脚即伸。若胃气不和，谵语者，少与调胃承气汤。若重发汗，复加烧针者，四逆汤主之。"从本条原文所述症状可知此属阴阳两虚之人感受外寒，正确治疗当以扶阳解表为主。若不顾正气之虚单用桂枝汤发汗解表，则犯虚虚之戒，是为误治，遂使阴阳两虚。阳虚不温，则手足厥逆，阴虚不润，则咽中干燥，阳虚液亏，则生烦躁，胃气不和，则生呕逆，此乃阴阳俱虚，错综复杂之证。治疗当分标本轻重缓急。本证以阳虚为急，阳固则阴存，阳生则阴长，故先投甘草干姜汤，以复其阳，待厥愈足温之后，再与芍药甘草汤，以复其阴，筋脉得以濡润，其脚即伸。

因本证有阴液不足的一面，在治疗过程中，或因阳复太过，或用热药过量，均可使阴液更伤，而致胃中燥热的谵语症，可少与调胃承气汤，和胃而止谵语。本证又有阳气不足的一面，若再用汗法解表，或用烧针劫汗，则伤少阴阳气，而致少阴阳虚者，可用四逆汤回阳救逆。甘草干姜汤，方用甘草、干姜二味，辛甘合用，专复中阳，中阳一复，则能四布。芍药甘草汤，方用芍药、甘草二味，酸甘化阴，益阴复液，缓解筋脉之拘急。

2. 芍药甘草附子汤证

太阳病，用汗法治疗，本属正治，其病应解，恶寒当罢。若发汗后，恶寒不罢，反而加

重，又不见脉浮、发热等证，可知病已非太阳表证，而是病情有变。论中 68 条说："发汗，病不解，反恶寒者，虚故也。芍药甘草附子汤主之。"正是此例。条文以发汗冠首，说明病始在太阳，反恶寒是辨证眼目。"虚故也"概括了发汗后的病机与证候。因此以方测证，治用芍药甘草附子汤扶阳益阴，故本证应属阴阳两虚。阳虚不能温煦肌表则恶寒反剧，甚则畏寒战栗，阴虚不濡养筋脉则脚挛急，阳虚不能鼓动血行，阴虚不能充盈脉道，则脉微细。正如论中 60 条所说："下之后，复发汗，必振寒，脉微细，所以然者，以内外俱虚故也。"

芍药甘草附子汤，即芍药甘草汤加附子而成，方中芍药补血敛阴，附子温经复阳，甘草甘温和中，三药共奏扶阳益阴之功。

3. 炙甘草汤证

《伤寒论》177 条说："伤寒，脉结代，心动悸，炙甘草汤主之。"本条论心阴阳两虚证治。本证的形成乃因太阳与少阴相表里，脏腑相通，经脉相连，太阳伤寒之证，不见恶寒发热、头痛脉浮等表证，却见脉结代、心动悸，可知少阴内虚，病邪传入少阴；亦有心主素虚，复感风寒受其累者。手少阴心主血脉，赖阴阳气血温煦。若心之阴阳气血俱虚，而心失所养，则心悸动不安，若气血虚衰，运行无力，脉道不充，则见脉结代。然结代之脉，其象何如？论中 178 条作了具体描述。原文说："脉按之来缓，时一止复来者，名曰结；又脉来动而中止，更来小数，中有还者反动，名曰结，阴也。脉来动而中止，不能自还，因而复动者，名曰代，阴也。得此脉者，必难治。"本证属心之阴阳气血俱不足，故治疗用炙甘草汤滋阴养血，通阳复脉。

炙甘草汤，方用炙甘草甘温益气，《本经别录》云甘草有"通血脉，利气血"的作用。配以人参、大枣，补益心气。生地、麦冬、麻仁、阿胶甘润之品，滋养心血。佐以桂枝、生姜、清酒温阳通脉，使血气流通，则脉可复。诸药合用，有益心气、养心血、振心阳、复血脉的作用。

（四）蓄水证

太阳经脉与脏腑相连，太阳在经之邪不解，可随经入腑。太阳膀胱为寒水之腑，《素问·灵兰秘典论》说："膀胱者，州都之官，津液藏焉，气化则能出矣。"若太阳随经之邪，影响膀胱气化功能，气不行水，水蓄膀胱而成蓄水之变证。论中 71 条说："太阳病，发汗后，大汗出，胃中干，烦躁不得眠，欲得饮水者，少少与饮之，令胃气和则愈。若脉浮，微热消渴者，五苓散主之。"本条即论蓄水证的证治。太阳病，汗不如法，汗出过多，有可能出现两种变化：其一为汗出太过，损伤津液，致胃中津液一时性不足，即条文所说："胃中干，烦躁不得眠"。对此只需每次少量频频与服汤水，至胃津恢复，诸证自除。其二为汗出太过，太阳之邪随经入里，影响膀胱气化功能，气不化水，水蓄膀胱，则小便不利。水蓄于内，津不上承则口渴，表邪不解，则脉浮，发热不除。表证不解，亦可见脉浮数；水蓄膀胱，还可见烦渴。烦渴者，因渴而烦，较之消渴，症状稍重。所以论中 72 条说："发汗已，脉浮数，烦渴者，五苓散主之。"若病情进一步加剧而成蓄水重证，出现烦渴、渴欲饮水、水入则吐等证，此为水逆，乃蓄水较甚，水不化津欲引水自救，饮入之水被停蓄之水邪格拒上逆。正如论中 74 条所说："中风发热，六七日不解而烦，有表里证，渴欲饮水，水入则吐，名曰水逆，五苓散主之。"本证水蓄下焦，然临床亦有水停中焦者，两者应加以区别。论中 73、

127两条指出了两者的鉴别要点。73条云："伤寒，汗出而渴者，五苓散主之，不渴者，茯苓甘草汤主之。"127条云："太阳病，小便利者，以饮水多，必心下悸；小便少者，必苦里急也。"水蓄下焦，膀胱气化失职，津不上承，故小便少而不利，少腹急迫胀满，口渴，治用五苓散。水停中焦，水津尚能敷布，则口不渴，水饮上凌于心，则心悸，水停中焦，不在下焦，则小便利，治用茯苓甘草汤，温中化饮，通阳利水。

五苓散证属水蓄下焦，兼表邪不解。故方中用茯苓、猪苓、泽泻渗湿利水，白术健脾利湿，桂枝通阳化气，兼以解表，全方共奏化气行水，兼以解表之功。

茯苓甘草汤证为水停中焦，故方中重用生姜温中散饮，茯苓健脾利水，桂枝通阳化气，甘草补虚和中，共成温中化饮，通阳利水之剂。

（五）蓄血证

太阳病不解，在表之邪热随经入里与血相结，从而形成太阳蓄血之变证。论中106条说："太阳病不解，热结膀胱，血自下，下者愈，其外不解者，尚未可攻，当先解其外。外解已，但少腹急结者，乃可攻之，宜桃核承气汤。"本条论蓄血轻证的证治。太阳表邪不解，化热入里，与血结于下焦，血蓄于下焦，故见少腹急结不舒。心主血脉，主神志，邪热与瘀血互结于下，上扰于心神，导致神志异常，如狂之状。对于本证的治疗，表证未解者，当先解表，不可先攻逐瘀血。外邪已解，只有蓄血证的表现，方可用桃核承气汤攻下瘀热。然病邪有轻重之别，体质有强弱之分，本证血结轻浅，正能胜邪，有瘀血自下，邪热随血而去，即"血自下，下者愈"之机转。加之病人如狂，未至发狂之甚，以及病为初起，兼有表证，当先解表，可知本证为蓄血之轻证。

《伤寒论》124条说："太阳病，六七日表证仍在，脉微而沉，反不结胸，其人发狂者，以热在下焦，少腹当硬满，小便自利者，下血乃愈，所以然者，以太阳随经，瘀热在里故也。抵当汤主之。"本条论蓄血重证证治。"抵当汤主之"应接在"下血乃愈"句下，属倒装文法。太阳病六七日，表邪不解，外邪循经化热入里未与痰水互结胸膈，故不结胸。热邪与瘀血相结下焦而成太阳蓄血之证。邪热与瘀血搏结下焦，故少腹硬满；邪热上扰心神，则其人发狂；病在血分，膀胱气化功能不受影响，故小便自利；瘀血停蓄，气血壅滞不畅，故脉沉而微。其表邪不解，但因里之病势深重，故不先治其外，而急治其里，用抵当汤，破血逐瘀。此外论中125条补充了蓄血重证的脉证。原文说："太阳病，身黄，脉沉结，少腹硬，小便不利者，为无血也。小便自利，其人如狂，血证谛也。抵当汤主之。"脉沉而结，结乃内有瘀血，气血因之凝滞不利所致。本证身黄，属瘀血发黄，其机理为血热相结，瘀热熏蒸，影响肝胆疏泄失常所致。瘀血发黄与湿热发黄之区别，关键在小便利与不利，神志正常与否。若小便不利，为湿无出路，湿热熏蒸，便成湿热发黄，而与瘀血无关。若小便自利，又见其人如狂者，则为瘀血发黄无疑，故曰"血证谛也"。

《伤寒论》126条云："伤寒有热，少腹满，应小便不利，今反利者，为有血也，当下之，不可余药，宜抵当丸。"此条论述蓄血重证病势较缓的证治。外感病发热，又见少腹胀满，若为蓄水证，应小便不利，今小便反利，可知此为蓄血证，为邪热与瘀血结于下焦所致。但病人未见神志失常，病势较缓，故用抵当汤改为丸剂，且减轻剂量，攻下瘀血，峻药缓图。

桃核承气汤，为调胃承气汤减芒硝分量，加桃仁、桂枝而成。方中桃仁活血化瘀，桂枝温通经脉，以助桃仁，调胃承气汤苦寒泻下，导热下行，诸药共奏活血化瘀、通下瘀热之功，是为泻热逐瘀之轻剂。

抵当汤，方用水蛭、虻虫逐血破积，大黄荡涤邪热，导瘀下行，更以桃仁之滑利，活血行瘀，四药配伍，共达破血逐瘀之效。方为攻逐瘀血之峻剂。抵当丸的药味组成与抵当汤相同，但水蛭、虻虫剂量减少三分之一，大黄剂量不变，桃仁增加四分之一，改作丸剂，一剂分成四丸，每服一丸，功能破血逐瘀，峻药缓图。本方为破血逐瘀之缓剂。

（六）结胸证

结胸是邪热与痰水互结的一种病证。其病变部位以胸膈心下为主，但上可达项背，下可及少腹，病变性质以热实者居多。此外，亦有寒痰内结的寒实结胸证。结胸为邪气内陷，与有形之痰水凝结于胸膈，其证属实，故按之疼痛。其脉象是寸浮关沉，阳邪在胸故寸浮，水邪凝结于中故脉沉。一浮一沉而阳中有阴，反映了热与水结成为结胸证候。所以论中128条说："问曰：病有结胸，有藏结，其状何如？答曰：按之痛，寸脉浮，关脉沉，名曰结胸也。"

1. 热实结胸

（1）大陷胸丸证

病在肌表，表为阳，法当汗解，如果反用下法，导致邪热内陷，与痰水有形之物相搏，结于胸膈，遂成结胸之证。正如论中131条所说："病发于阳而反下之，热入因作结胸；病发于阴而反下之，因作痞也。所以成结胸者，以下之太早故也。结胸者，项亦强，如柔痉状，下之则和，宜大陷胸丸。"本条前半段论结胸与痞证的成因，后半段论热实结胸而邪偏于上的证治。既言结胸，当有胸膈或心下硬满疼痛之证。水热互结，病位偏高，邪阻津液，失于濡润，以致经脉不利，则颈项强急。所谓"如柔痉状"，俯仰不能自如。本证为水热互结，停聚胸膈，治当攻下水热之邪，水热一去，则津液敷布，项强转柔，故谓之"下之则和"，宜大陷胸丸。

大陷胸丸，是由大陷胸汤加葶苈子、杏仁、白蜜而成。大黄、芒硝泻热破结，荡涤实邪，甘遂峻逐水饮，破其结滞，三药配伍，为大陷胸汤，是为本方主药；葶苈泻肺，杏仁利肺，务使肺气开豁疏利，水之上源通畅，其凝结于高位之水热之邪随之泻下。全方共奏逐水破结、峻药缓图之功。

（2）大陷胸汤证

《伤寒论》134条说："太阳病，脉浮而动数，浮则为风，数则为热，动则为痛，数则为虚。头痛发热，微盗汗出，而反恶寒者，表未解也。医反下之，动数变迟，膈内剧痛，胃中空虚，客气动膈，短气躁烦，心中懊恼，阳气内陷，心下因鞭，则为结胸。大陷胸汤主之。"本条论述表证误下而形成结胸证治。病本为太阳病表证，当用汗法解表，医者反而误用下法，导致邪气内陷，与痰水结于胸膈，故脉由浮数而变为沉迟。水热互结胸膈，则膈内疼痛拒按。胸为气海，胸中受扰，气机受阻，故见短气。心居胸中，被邪所扰，故烦躁而至懊恼。心下硬一症，是结胸的主症，反映了阳热内陷与痰水相结之势已成。故用大陷胸汤，泻热逐水，然临床亦有未经误下，而成热实结胸之证。如论中135条说："伤寒六七日，结胸热实，脉沉而紧，心下痛，按之石硬者，大陷胸汤主之。"即是此例。伤寒六七日，虽未经误下，但表邪化热入里，热与水结而成结胸热实之证。病人出现脉沉而紧，沉主里又主水，紧主邪实又主痛。心下痛，按之石硬，为水热互结膈间，气血阻滞不通之证，与阳明腑实之腹满痛、绕脐痛不同。本条所治三症是大陷胸汤证的典型脉证。故治用大陷胸汤，方用大黄泻热荡实，芒硝软坚散结，二药配伍以泻心胸之热结；甘遂为泻水逐饮之峻药，三药相得，共奏峻攻水饮、泻热破结之功。

大陷胸汤证，其病机为水热互结胸膈心下，故当与少阳兼阳明腑实的大柴胡汤证以及阳明腑实的承气汤证鉴别。所以论中136、137两条指出了其鉴别要点。136条说："伤寒十余日，热结在里，复往来寒热者，与大柴胡汤；但结胸，无大热者，此为水结在胸胁也。但头微汗出者，大陷胸主之。"大柴胡汤证为热结在里，故证见往来寒热，全身汗出，正如165条所说："伤寒，发热，汗出不解，心中痞硬，呕吐而下利者，大柴胡汤主之。"本证水热互结，热在水中被郁遏，不能向外透越，仅见头汗出，而周身无汗。137条说："太阳病重发汗而复下之，不大便五六日，舌上燥而渴，日晡所小有潮热，从心下至少腹硬满而痛不可近者，大陷胸汤主之。"本证水热互结，非阳明腑实单纯燥热内结，虽潮热但不似阳明病潮热之甚，本证从心下至少腹硬满而痛不可近，比阳明病腑实的绕脐痛范围大，其疼痛性质也较严重。总之，临证应仔细辨别。

大陷胸汤，方用大黄泻热荡实，芒硝软坚散结，二药配伍以泻心胸之热结；甘遂为泻水逐饮之峻药，三药相得，共奏峻攻水饮、泻热破结之功。

（3）小陷胸汤证

大陷胸证为水热互结，其病位从心下至少腹，甚则上及项背，其主证为心下硬满疼痛拒按，脉象沉紧，病情较重，治当泻热逐水。小陷胸汤证为热与痰结，其病位正在心下胃脘部，病位局限，心下按之则痛，脉象浮滑，病情较轻，治当清热化痰，方用小陷胸汤。所以论中138条说："小结胸病，正在心下，按之则痛，脉浮滑者，小陷胸汤主之。"本证为痰热互结，病势轻浅，除上述主证外，尚有发热、心烦、口渴、舌红、苔黄腻等证。

小陷胸汤由黄连、半夏、栝楼实三药组成。方中黄连苦寒，以泻下热结；半夏辛温，善涤心下痰饮；栝蒌实甘寒滑润，清热涤痰开结而兼润下。三者同用，相得益彰，使痰热各自分消，结滞得以开散，共奏辛开苦降、清热涤痰开结之功。

2. 寒实结胸

三物白散证

寒实结胸，亦是结胸证的一种，是与热实结胸相对而言。实指邪气实，寒实，乃寒邪与痰饮水邪凝结成实。既以结胸命名，必是寒痰冷饮凝结于胸膈，而见胸膈或心下硬满疼痛等症。论中141条说："寒实结胸，无热证者，与三物小白散。"病属寒实结胸，故无热证表现，所以不见舌燥、口渴、心烦懊恼、日晡潮热等症。水寒内结，阻滞胸膈，胸阳不能畅达，气机不利，津液不布，或可见畏寒喜暖，咳喘气逆，短气，甚则大便不通，舌淡苔白等证。证属寒实结胸，故治疗上当用三物白散，温逐水寒，除痰破结。

三物白散由巴豆、桔梗、贝母三药组成。方中巴豆，大辛大热，泻下冷积，散寒逐水，破结搜邪为本方主药；桔梗开提肺气，既可利肺散结去痰，又可载药上浮使药力作用于上，有助于水饮之邪泻下；贝母解郁开结去痰。三物合用，使寒痰冷饮一举而出。

（七）痞证

痞证是指心下胃脘部痞塞不通的一种病证。其证特点为自觉心下痞塞胀满，按之濡软不痛，与结胸心下满而硬痛不同。痞证的成因，多为太阳伤寒表证，误用下法，损伤脾胃，无形之邪乘虚内陷，蕴郁于心下，以致中焦升降失常，气机不畅，遂成痞证。正如论中151条所说："脉浮而紧，而复下之，紧反入里，则作痞，按之自濡，但气痞耳。"

1. 大黄黄连泻心汤证

《伤寒论》154条说："心下痞，按之濡，其脉关上浮者，大黄黄连泻心汤主之。"本条论述热痞证治。心下痞，按之濡，指心下胃脘部有堵闷痞塞之感，但"按之濡"是辨证鉴别要点。按之柔软而不硬不痛，是气痞的特点。关上以候脾胃，浮为阳脉，关部见阳热之脉，说明中焦有热，热壅气滞，痞塞不通。本证为热痞，可因误下、邪热内陷而成，亦有不因误下而致。然为无形邪热壅滞，未与痰水等有形之邪相结，虽心下痞塞，但不硬不痛。可见本条一脉一证，概括了热痞的病因、病机、病位、病性以及证候特点。除上述脉证外，本证尚有心烦、口渴、舌红苔黄，甚至吐衄等热证表现。所以治疗用大黄黄连泻心汤，泻热消痞。若热痞由表证误下而来，但表证未解，表里同病，法当先解表，后治里，表解乃可攻痞。正如论中164条所说："伤寒大下后，复发汗，心下痞，恶寒者，表未解也，不可攻痞，当先解表，表解乃可攻痞，解表宜桂枝汤，攻痞宜大黄黄连泻心汤。"

大黄黄连泻心汤，大黄苦寒，泻热和胃开结；黄连苦寒，清心胃之火。二药合用，使热去结开，则痞塞自除。其用麻沸汤浸泡少顷，绞汁而服，取其气之轻扬，避其味之重浊。使之利于清上部无形邪热，避其泻下里实之力。

《伤寒论》载本方仅大黄、黄连二味药，林亿于方后加注云："臣亿等看详大黄黄连泻心汤：诸本皆二味，又后附子泻心汤，用大黄、黄连、黄芩、附子，恐是前方中亦有黄芩，后但加附子也。故后云附子泻心汤。本云：加附子也。"又《千金翼方》注云："此方本有黄芩。"说明本方应有黄芩，以使其泻热消痞之力更强。

2. 附子泻心汤证

热痞之证，治当用大黄黄连泻心汤，泻热消痞。若热痞证又见恶寒汗出者，不外两种可能：一者为164条所言，为热痞兼太阳中风表虚证，恶寒汗出，但其应兼发热等表证。二者即论中155条所说："心下痞，而复恶寒汗出者，附子泻心汤主之"。本证不见发热，说明并非表不解，而是阳气虚，卫外不固所致。阳虚则温煦失职，故恶寒；开合失司，卫外不固，则汗出。证属热痞兼阳虚，治用附子泻心汤，泻热消痞，扶阳固表。

附子泻心汤，即大黄黄连泻心汤加附子。方中大黄、黄连、黄芩苦寒，以麻沸汤浸渍，少顷绞去滓，取其味薄气轻，以清上部之热，达到消痞的作用。附子久煎另煮取汁，使辛热之药发挥温经扶阳的作用。本方寒热补泻并投，合和共服，寒热异其气，生熟异其性，药虽同行，而功则各奏。

3. 半夏泻心汤证

太阳伤寒，病本在表，经五六日，出现呕而发热等少阳经证，说明邪传少阳，柴胡汤证具，本应治以和解之法，如医者误用攻下之法，从而产生三种不同转归：其一为虽经误下，柴胡证仍在，可再服柴胡汤，但误下毕竟正气受挫，服柴胡汤后，正气得药力助，奋起与邪气抗争，服药后出现蒸蒸而振却发热汗出而解的"战汗"情况；其二为误下后，少阳邪热内陷，与水饮有形之实邪相结于胸膈，形成大结胸证，故见心下满而硬痛等结胸证候，治以大陷胸汤；其三为误下后，损伤脾胃之气，气机痞塞，而成痞证。其证以心下但满而不痛为特征。因病不在少阳半表半里，所以不能再用柴胡汤，而当用半夏泻心汤，和中降逆而消痞满。所以论中 149 条说："伤寒五六日，呕而发热者，柴胡汤证具，而以他药下之，柴胡证仍在者，复与柴胡汤此虽已下之，不为逆，必蒸蒸而振，却发热汗出而解。若心下满而硬痛者，此为结胸也。大陷胸汤主之。但满而不痛者，此为痞，柴胡不中与之，宜半夏泻心汤。"半夏泻心汤证乃寒热错杂之邪，痞塞于中焦，脾胃升降失和，气滞而痞满，故"但满而不痛"为辨证眼目。以此与结胸证心下硬满疼痛相鉴别。此外，据《金匮要略·呕吐哕下利病脉证治》所载"呕而肠鸣，心下痞者，半夏泻心汤主之。"可知本证当有恶心、呕吐、肠鸣下利等证，故又称本证为"呕利痞"。

半夏泻心汤，方中半夏为君，降逆止呕。痞因寒热错杂，气机痞塞而成，故用黄芩、黄连苦寒以泄热，用半夏、干姜辛温以散寒，佐以人参、甘草、大枣甘温，补脾胃之虚，以复其升降之职。诸药配伍，辛开苦降，寒温并用，消补同施，共奏畅达气机、消除痞满之功。

4. 生姜泻心汤证

太阳伤寒，其病在表，汗出之后，表证虽解，但因汗不得法，损伤脾胃之气，或因其人素体脾胃气弱，以致外邪乘虚内陷，寒热之邪错杂互阻于中焦，脾胃升降失常，气机痞塞而成痞证。如论中 157 条所说："伤寒汗出，解之后，胃中不和，心下痞硬，干噫食臭，胁下有水气，腹中雷鸣，下利者，生姜泻心汤主之。"痞证一般按之柔软，本条言"心下痞硬"但按之不痛，仍可与结胸证区别。其心下痞硬，乃因本证为寒热错杂兼夹水饮食滞之邪壅阻中焦所致。故其人自觉心下痞塞，按之有紧张而硬的感觉。脾胃虚弱，运化失职，升降失司，水谷不化，清浊相干，气逆于上则干噫食臭，迫于下肠鸣下利。正是《内经》所谓"清气在下，则生飧泄，浊气在上，则生腹胀"之意。故治用生姜泻心汤，辛开苦降，和胃消痞，宣散水气。本证为胃虚水饮食滞不化致痞。除上证外，当有胁下阵痛、下肢浮肿、小便不利等症。

生姜泻心汤即半夏泻心汤加生姜并减少干姜用量而成。本方生姜为君，其性辛温，能开胃气，辟秽浊，散水气。生姜气薄，主宣散，干姜气厚，功兼收敛，生姜走而不守，干姜守而不走，生姜干姜相配，散中有敛，守中有走，既能宣散水饮，又能温补中州，功以宣散水饮，和胃消痞为长。全方共奏辛开苦降、和胃降逆、散水消痞之功。

5. 甘草泻心汤证

伤寒中风，病皆在表，本当汗解，若反误用下法，虚其脾胃，表邪内陷，遂成本证。论中 158 条说："伤寒中风，医反下之，其人下利，日数十行，谷不化，腹中雷鸣，心下痞硬而满，干呕，心烦不得安。医见心下痞，谓病不尽，复下之，其痞益甚。此非结热，但以胃中虚，客气上逆，故使硬也。甘草泻心汤主之。"本条论误下脾胃虚弱、痞利俱甚的证治。脾胃气虚不能腐熟运化，饮食水谷不得消化而下注，故其人下利日数十行，并夹不消化的食物，水湿下注肠间，则腹中雷鸣。此较半夏泻心汤及生姜泻心汤证腹泻为甚，反映其脾胃气虚之甚。正因如此，脾胃气虚，升降失常，寒热错杂，气机痞塞，故心下痞满，其所以硬者，乃虚之甚所致。干呕、心烦乃热气上逆之故。本证误下脾胃虚甚，故将消痞寓于和胃补虚之中，方用甘草泻心汤，和胃补中，消痞止利。

甘草泻心汤，即半夏泻心汤加重甘草用量而成。甘草甘平，独入脾胃，为补中宫之药。本方以甘草为君，缓中补虚，调和胃气，益中州之大虚，缓客气之上逆，佐人参、大枣则补中益气之力更强。半夏、干姜，辛开散寒；黄芩、黄连，苦降泻热。诸药相配，使寒热得除，脾胃之气得复，升降调和，阴阳通达，其痞消散而愈。

6. 旋覆代赭汤证

《伤寒论》161 条说："伤寒发汗，若吐，若下，解后，心下痞硬，噫气不除者，旋覆代赭汤主之。"本条论胃虚痰阻心下痞硬证治。伤寒病在表，若汗不得法，或吐或下，皆属误治，虽表邪已解，但因误治损伤脾胃，脾胃运化腐熟功能失常，不能运化水湿，痰饮内生，阻于心下，逆于胃脘，气机痞塞，胃气上逆，故见心下痞硬，噫气不除。治疗当用旋覆代赭汤，和胃降逆，化痰下气。本证与生姜泻心汤证均有心下痞硬、噫气之证，应予鉴别。本证虽噫气频频，但无食臭，又无下利之证；彼证干噫，有食臭之味，且有肠鸣下利之证，甚或有下肢浮肿，小便不利等水饮内停的表现。一为寒热错杂，胃虚食滞，水饮不化；一为胃虚痰阻虚气上逆，应悉心体会区别。

此外，本证噫气不除，亦有土虚木乘、肝气犯胃之机，不可不知。

旋覆代赭汤，方用旋覆花消痰下气散结，能升能降，疏肝利肺，能散凝结之气而治心下痞满；代赭石平肝降逆，二者相配，疏肝和胃，降逆化浊，为治逆之要药；半夏、生姜辛温而散、和胃化痰而消心下痞满；人参、甘草、大枣补益脾胃，扶正治虚。诸药合之，且补且降，相得益彰，有除痰下气、消痞除噫之效。

（八）上热下寒证

《伤寒论》173 条说："伤寒，胸中有热，胃中有邪气，腹中痛，欲呕吐者，黄连汤主之。"本条论上热下寒、腹痛欲呕的证治。条文所说胸中、胃中乃指上下部位而言。本条首论病机，胸中有热，指热邪偏于上，包括胃脘，上至胸膈；胃中有邪气，指寒邪在下部腹中，包括脾，下至于肠。因此本证为胸热肠寒。今邪热在上，胃气上逆，故欲呕吐；寒邪在腹，脾气受伤，寒凝气滞，故腹中疼痛。治用黄连汤，清上温下。

黄连汤，方以黄连为君，苦寒清在上之热，干姜为臣，辛温以温在下之寒，桂枝辛散，宣通上下之阳气；人参、甘草、大枣益气和中，恢复中州升降枢机，半夏降逆和胃而止呕。全方共奏清上温下、和胃降逆之功。

本方即半夏泻心汤去黄芩加桂枝。去黄芩之意，在于远寒，加桂枝之旨，使其温通上下而降冲逆。二方虽仅一味之差，但主治迥然有别。半夏泻心汤证乃寒热错杂，故姜、夏、芩、连并用，以解寒热互结之势；黄连汤证，为寒热上下相阻，重在腹中痛，欲呕吐，故重用黄连为主药，清邪热于上，去黄芩加桂枝，取其宣通上下阴阳之气。

五、太阳病转归预后

太阳主表，风寒之邪侵袭人体，太阳首当其冲，风寒外犯，太阳受邪，营卫失和，正邪相争于表，便会发生以发热、恶寒、头痛、脉浮为特征的太阳病。太阳为六经之藩篱，故太阳病误治失治，可内传其他五经，然太阳与少阴相表里，太阳病每多内传少阴，有道是"实则太阳，虚则少阴"，即太阳病误治失治，损伤少阴正气，正气一虚，病由太阳内传少阴。如前所述的桂枝甘草汤证、炙甘草汤证、干姜附子汤证、真武汤证等，均是太阳内传少阴心肾之证。他如传阳明之白虎加人参汤证、调胃承气汤证；传少阳之小柴胡汤证、黄芩汤证；传太阴之桂枝人参汤证、小建中汤证，皆是太阳病传变他经例证。然太阳病传变与否，不能拘于时日之长短，而是要根据病人脉证变化。正如论中 4、5 两条所说："伤寒一日，太阳受之，若脉静者，为不传，颇欲吐，若躁烦，脉数急者，为传也"；"伤寒二三日，阳明、少阳证不见者，为不传也"。此外论中 37 条有 "太阳病，十日已去……脉但浮者，与麻黄汤"。以及 46 条："太阳病，脉浮紧，无汗，发热，身疼痛，八九日不解，表证仍在，此当发其汗。"皆论此理，不可不知。

太阳居六经之首，统摄营卫，为诸阳之所属，太阳为病，风寒犯表，营卫失和。太阳病为外感病的初期，表现为正盛邪实，即表寒实证，只要正确及时辨证论治，使阴阳自和则病可愈，所以《伤寒论》58 条说："凡病，若发汗、若吐、若下、若亡血、亡津液，阴阳自和者，必自愈。"

六、小结

太阳病是外感病的初期阶段，太阳主表为六经之藩篱。风寒外犯，太阳首当其冲，病在太阳，正邪相争于表，故其以 "脉浮，头项强痛而恶寒" 为提纲，体现了风寒犯表、营卫失和、正邪相争、太阳经气不利的病理。

太阳病本证可分为三种类型。太阳中风证，其病理为卫强营弱，以汗出脉缓为特点，主方是桂枝汤。太阳伤寒证，其病理为风寒外犯，卫闭营郁，以无汗脉紧为特点，主方是麻黄汤。太阳表郁轻证，其病理为太阳病日久，邪郁不解，正邪交争，以恶寒发热呈阵发性为特征，代表方为桂枝麻黄各半汤。此外，太阳病本证三种类型各有兼证，虽兼证对主证而言属次要之证，但其亦是病证病理的另一个表现，所以治疗时，不可随意舍弃，而应当兼顾，在主证方中随证加减治疗。

太阳病变证主要有热证、虚寒证、阴阳两虚证、蓄水证、蓄血证、结胸证、痞证、上热下寒证等八类。热证有热郁胸膈的栀子豉汤证，以心中懊侬、虚烦不得眠为特点；邪热壅肺的麻黄杏仁甘草石膏汤证，以汗出而喘、身无大热为特点；表证未解邪热迫肠的葛根黄芩黄连汤证，以下利、脉促为特点；少阳郁热下迫大肠的黄芩汤证，以下利、腹痛为特点。

虚寒证又有心阳虚证、阳虚兼水气证、脾虚证、肾阳虚证之别。心阳虚证，以桂枝甘草汤、桂枝甘草龙骨牡蛎汤为代表。阳虚兼水气证以茯苓桂枝白术甘草汤证为代表。脾虚证以小建中汤证和桂枝加人参汤证为代表。肾阳虚证则以干姜附子汤、真武汤证为代表。阴阳两虚证以心之阴阳气血俱虚之炙甘草汤证为主，其脉证特点为脉结代、心动悸，法用通阳复脉，滋阴养血。

太阳病表证不解，随经入里，可引起蓄水证或蓄血证。蓄水证以小便不利、微热消渴、或烦渴、甚至 "水逆" 为辨证要点，其病理为膀胱气化不行，水蓄下焦，治以通阳化气利水，主方为五苓散。蓄血证以小便自利、少腹急结成硬满疼痛、神志失常、脉象沉涩或沉结为辨证要点，其病理为邪热与血结于下焦，治以攻逐瘀血，随血结之轻重缓急分别选用桃核承气汤、抵当汤、抵当丸。

太阳病误下表邪内陷，若表邪与痰饮水湿等有形之邪相结则为结胸证。若误下之后，损伤脾胃，外邪乘虚内陷，以致中焦升降失常，气机痞塞，遂成痞证。结胸证有寒实结胸与热实结胸之分，但均以心下胸膈硬满疼痛为主证。热实结胸以大陷胸汤为代表方，法当泻热逐水破结。寒实结胸治当散寒逐水，涤痰破结，方用三物白散。痞证有热痞和寒热错杂痞等区别。热痞以心下痞、按之濡、脉关上浮为特点，治用大黄黄连泻心汤，泻热消痞。若热痞兼阳虚，证又兼恶寒汗出者，可用附子泻心汤，泻热消痞，扶阳固表。寒热错杂痞以半夏泻心汤为代表方，以心下痞满、呕吐、肠鸣下利为特点，法当辛开苦降，寒温并用，和中降逆消痞。若寒热错杂又兼水饮食滞者，证见心下痞硬，干噫食臭，腹中雷鸣下利等，可用生姜泻心汤，和胃降逆，散水消痞；若兼脾胃虚甚，证见下利日数十行，谷不化，心下痞硬，干呕，心烦不安等，可用甘草泻心汤，和胃降逆，消痞止利，缓中补虚。

此外，上热下寒变证，乃太阳病失治之后，出现上部有热，下部有寒，寒热上下格拒，以腹中痛、欲呕吐为辨证要点，治用黄连汤，清上温下，和胃降逆。

太阳主表，位居六经之首，太阳病失治误治可内传其他五经。然太阳与少阴相表里，故太阳病内传少阴最为多见。但太阳阳明少阳，位置毗邻，所以太阳内传阳明少阳亦不少见。总之，太阳病传变与否，当以脉证为凭。太阳病为外感病初期，太阳统摄营卫，为诸阳之所属，其病为表寒实证，正盛邪实，只要正确及时辨治，其预后良好。

第二节 辨阳明病脉证并治

一、概述

阳明包括手阳明大肠和足阳明胃，并与手太阴肺、足太阴脾相表里。阳明病多为外感病阳气偏亢邪热极盛阶段。病邪入里，侵袭阳明，使胃肠功能失常，邪从燥热而化，故阳明病大多属里实热证。胃主受纳，大肠主传导，人体所摄入之水谷，通过胃肠及相表里的脾之运化，肺之肃降，共同完成水谷的受纳运化，吸收输布，以化生机体赖以濡养的津液与旺盛的阳气。

阳明病有由太阳、少阳传经而来，即论中所谓"太阳阳明"、"少阳阳明"；也有本经自受外邪而成，即"正阳阳明"。病入阳明，邪从燥化，其证候以胃肠之燥热实为特点。所以仲景将阳明病的病理机制概括为"胃家实"。胃家是整个胃肠的泛称。实是指邪气实而言。阳明病证有两大类型，一为燥热亢盛，肠胃无燥屎阻结，出现身大热、汗出、不恶寒、反恶热、烦渴不解、脉洪大等症，称为阳明热证。二为燥热之邪与肠中糟粕相搏结而成燥屎，腑气不通，出现潮热、谵语、腹满硬痛、或绕脐疼痛、大便硬结、手足濈然汗出、脉沉实有力、舌红苔黄燥、或焦裂起刺等症，称为阳明实证。

阳明病以胃肠里热实证为主，故其治疗原则主要是清、下两法。阳明病热证用清法，白虎汤为其代表方剂；阳明病实证用下法，三承气汤为其代表方剂。总之，阳明里热实证的治疗，以清下实热保存津液为主，不可妄用发汗、利小便等法。至于阳明中寒证有温中和胃、降逆止呕之法，则属阳明变证的随证治之之法。

二、阳明病辨证纲要

阳明为病，无论由太阳少阳误用发汗、利小便，损伤津液，胃热肠燥，或由外邪入里直犯阳明而来，均可导致邪入阳明化燥伤津，而成阳明胃肠里热实证。正如论中 179 条所说："问曰：病有太阳阳明，有正阳阳明，有少阳阳明，何谓也？答曰：太阳阳明者，脾约是也；正阳阳明者，胃家实是也；少阳阳明者，发汗，利小便已，胃中燥烦实，大便难是也。"而论中 181 条则具体阐述了太阳病误治伤津化燥转属阳明的病机和主证。条文说："问曰：何缘得阳明病？答曰：太阳病，若发汗、若下、若利小便，此亡津液，胃中干燥，因转属阳明。不更衣，内实，大便难者，此名阳明也。"可见阳明病是以胃肠燥热实证为特征。所以论中 180 条说："阳明之为病，胃家实是也。"胃家，包括胃与大肠而言，《灵枢·本输》篇有"大肠小肠皆属于胃"之说。实是邪气实，《素问·通评虚实论》曰："邪气盛则实，精气夺则虚"是也。胃家实高度概括了阳明病的病机，故仲景以此作为阳明病辨证纲领。然胃家实包括了阳明热证和阳明实证两大类型，其症状表现不尽相同，但两者均为里热实证，其反映于外的证候——外证是一致的，所以论中在讨论了阳明病的成因、病机后，紧接着在 182 条论述了阳明病外证。182 条说："问曰：阳明病外证云何？答曰：身热，汗自出，不恶寒，反恶热也。"由此可见，本条胃家实是病根，身热汗自出是外证，不恶寒反恶热是病人自觉症，充分反映出阳明病的燥热本质，无论阳明热证，或阳明实证，都可据此辨证。此外，论中 186 条"伤寒三日，阳明脉大"补充了阳明病的主脉。阳明为多气多血之经，胃为水谷之海，外邪入里，侵犯阳明，燥热炽盛，正盛邪实，邪热亢盛于里，蒸迫气血流行，阳气鼓动于外，其脉应之而大。大为阳盛内实之诊，《素问·脉要精微论》谓"大则病进"者是。故阳明病无论热证，或是实证，皆以脉大为共同特征。倘若细辨之，热证脉象多呈洪大滑数；实证脉象多为沉实而大。

三、阳明病本证辨治

（一）阳明热证

1. 栀子豉汤证

阳明病本证，有阳明热证和阳明实证二端。阳明热证，治当清泻燥热；阳明实证，治当攻下燥结。若无形燥热充斥，尚未结聚胃肠之阳明热证，误用攻下之法，必诛伐无过，徒伤胃肠而邪热犹存。热邪郁于胸膈，必心烦懊恼，舌上生苔，或黄或白，或黄白相兼。治宜栀子豉汤，清宣胸膈郁热。所以论中 221 条说："阳明病，脉浮而紧，咽燥，口苦，腹满而喘，发热汗出，不恶寒，反恶热，身重。若发汗则躁，心愦愦，反谵语。若加温针，必怵惕，烦躁不得眠。若下之，则胃中空虚，客气动膈，心中懊恼，舌上胎者，栀子豉汤主之。"阳明病下之而成栀子豉汤证，除本条外，论中 228 条说："阳明病，下之，其外有热，手足温，不结胸，心中懊恼，饥不能食，但头汗出者，栀子豉汤主之。"本条为阳明燥热结实，腑气不通，苦寒攻下，原属正治，其有一下而愈者，亦有下后燥结虽通，而余热未尽者，故不得再下，此乃余热未除、留扰胸膈之证。外有热，手足温，唯其余热未尽，反映于外，当为未下前即具之证，亦可说明虽用下法而非转为太阴虚寒证。不结胸，是下后邪热未与胸中水饮相结，故非结胸证。因热扰胸膈，故心中懊侬，饥不能食。邪热蒸腾于上，所以头汗出，当用栀子豉汤以清宣胸膈郁热。

栀子豉汤方义参见太阳篇。

2. 白虎汤证

《伤寒论》176条云："伤寒，脉浮滑，此表有热，里有寒，白虎汤主之。"白虎汤是阳明热证的代表方剂。此条原文"里有寒"显然有误。宋版《伤寒论》于本条之后有"臣亿等谨按前篇云：热结在里，表里俱热者，白虎汤主之。又云：其表不解，不可与白虎汤。此云脉浮滑，表有热，里有寒者，必表里字差矣。又阳明一证云：脉浮迟，表热里寒，四逆汤主之。以此表里自应明矣。"由此看来，本条"里有寒"当作"里有热"。不过，此表热乃阳明里热充斥于外，与阳明外证之发热同义，绝非太阳表证发热。脉滑为热盛于里，里热炽盛，鼓动血行，故脉往来流利，如盘走珠。本条辨脉以言病机，并以脉象赅括病证。以方测证，并参看有关原文，则知26条"大汗出后，大烦渴不解"，168条"大渴，舌上干燥而烦"，182条"身热，汗自出，不恶寒，反恶热"之阳明外证，皆是燥热炽盛之征，法宜辛寒清热，方用白虎汤。

白虎汤除可用于阳明热证外，临床还可用于三阳合病邪热偏重于阳明的病证。正如219条所说："三阳合病，腹满身重，难以转侧，口不仁，面垢，谵语，遗尿，发汗则谵语，下之则额上生汗，手足逆冷，若自汗出者，白虎汤主之。"本条"若自汗出者，白虎汤主之"应接在"谵语遗尿"下，属于倒装句法。此言三阳合病，但综观全部证候，虽有三阳合病之名，但无三阳合病之实。本条实为阳明里热独盛之证。邪热内盛，胃气不能通畅，因而腹满。阳明热盛，伤津耗气，故身重，难以转侧。胃之窍出于口，胃热炽盛，津液受灼，则口不仁。足阳明经脉循于面部，邪热壅滞，熏蒸胃肠，浊气上泛，因而面垢。热扰神明则谵语，热盛神昏，膀胱失约，故遗尿。热邪充斥内外，逼津外出，则汗出。治当独清阳明里热，用白虎汤。若误认身重为表证，妄发其汗，则里热愈炽津液更伤，故谵语转甚。正如170条所说："伤寒，脉浮，发热，无汗，其表不解，不可与白虎汤。"若因腹满谵语而误认为阳明腑实，妄用下法，则阴液竭于下，阳气无所依附而上越，故出现额上生汗，手足逆冷之危候。

白虎汤，方中石膏辛甘大寒，独擅清阳明炽热，知母苦寒而润，泄火滋燥见长。两药合用，以清阳明独胜之热，而胃津可保。炙甘草、粳米，益气和中，一则气足则津生，再则可免寒凉伤胃之弊。诸药合用，为清气泄热，生津止渴之良剂。

3. 白虎加人参汤

阳明里热炽盛，治当用白虎汤，如果里热炽盛，伤津耗气，而成阳明热盛、津气两伤之证，则当用白虎加人参汤清热益气生津。论中168、169、170、222等条分别论述了白虎加人参汤证治。170条云："渴欲饮水，无表证者，白虎加人参汤主之。"169条云："伤寒无大热，口燥渴，心烦，背微恶寒者，白虎加人参汤主之。"222条云："若渴欲饮水，口干舌燥者，白虎加人参汤主之。"168条云："伤寒，若吐，若下后，七八日不解，热结在里，表里俱热，时时恶风，大渴，舌上干燥而烦，欲饮水数升者，白虎加人参汤主之。"阳明里热，本有口渴、心烦等症，若里热太盛，热结在里，表里俱热，伤津耗气，则见渴欲饮水，口燥渴，口干舌燥，大渴，舌上干燥，欲饮水数升等热盛津伤之证。里热炽盛，充斥内外，津气受损，汗多肌疏，则时时恶风，背恶寒。总之病属阳明热盛，津气两伤，故用白虎加人参汤，方中白虎汤清阳明大热，人参益气生津。全方共奏清热益气生津之功。

4. 猪苓汤证

阳明病误用下法，有余热留于胸膈者，有里热太盛津气受伤者，亦有下后津伤水热互结之证。论中 223 条云："若脉浮，发热，渴欲饮水，小便不利者，猪苓汤主之。"本条承 221条而来，论述阳明病误下后，热不能除，而且津液受伤，热邪又与水结，蓄于下焦，因而出现津伤水热互结之证。脉浮发热，是阳明热盛于外的反映。渴欲饮水，一则因于津伤，再则因于水热互结，气不化津。水热互结，蓄于下焦，不能化气行水，则小便不利。所以用猪苓汤清热育阴利水。阳明病燥热亢盛，热迫津液外泄，故汗出多，即论中 196 条所说："阳明病，法多汗。"阳明燥热，灼伤津液，则口渴。若病人汗出多而口渴，说明病为热盛津伤，加之汗出过多，亦致津液损伤，此时病人虽有小便不利，其病机为津液亏虚，化源不足，治当用清热滋阴之法，兼以少量频饮浆汤以调之，必得热除津复，则小便自然通利。正如论中58 条、59 条所说："凡病，若吐，若下，若亡血，亡津液，阴阳自和者，必自愈。"切不可因口渴，小便不利，而妄用猪苓汤，以竭欲亡之津液。故引为禁例。所以论中 224 条说："阳明病，汗出多而渴者，不可与猪苓汤，以汗多胃中燥，猪苓汤复利其小便故也。"

猪苓汤方用猪苓、茯苓、泽泻淡渗利水，滑石性寒，既能清热，又能利水。阿胶甘平，功能育阴润燥，诸药配伍，共奏利水清热、育阴润燥之功。对阴伤水停而有热者尤宜。

本证与太阳篇五苓散证症状表现相似，但病因病机不同，应予鉴别。虽两者均有脉浮发热，小便不利，然五苓散证太阳表证未解，其发热不高，且伴有恶寒、头痛等表证，虽小便不利，但小便色淡，渴喜温饮，饮水不多，甚则水入则吐，舌苔薄白等；猪苓汤证为水热互结，其发热较高，且不恶寒，虽小便不利，但小便色赤，渴喜凉饮，饮水较多，心烦不寐，舌质红，苔薄黄或少苔等。两方猪苓、茯苓、泽泻虽同，但一用桂枝、白术化气行水，兼以解表，一用阿胶、滑石清热养阴。

221、222、223 三条应联系在一起理解，则更能领会仲景辨证论治的精神。此三条重点揭示阳明清法三证，开创了热在上焦，清宣郁热；热在中焦，辛寒清气；热在下焦，清热利水之先河，对于后世温病学说的形成和发展有十分重要的意义。

5. 竹叶石膏汤证

伤寒一病，虽为感受寒邪而起，但其病变转归，又随人体素质即阳气盛衰的不同而各异。一般地说，阳虚体质者，多伤阳而化寒；阳盛体质者，多伤阴化热。论中 397 条说："伤寒解后，虚羸少气，气逆欲吐，竹叶石膏汤主之。"本条伤寒病解之后，虽大热已去，但气液两伤，并有余热未尽，而成余热未清、气液两伤之证。气液两伤，津伤不足以滋润形体，故见虚弱消瘦，气伤不足以息，则见少气，加之余热内扰，胃失和降，故气逆欲吐。本条叙证简略，以方测证，当伴有发热、口渴、心烦、少寐、舌红少苔、脉象虚数等症。病属余热未清，气液两伤，故治疗当用竹叶石膏汤，清热和胃，益气生津。

竹叶石膏汤由竹叶、石膏、半夏、麦冬、人参、炙甘草、粳米组成。方中竹叶甘寒，善清烦热，石膏辛寒，专清阳明胃热，两药合用，以清热除烦。人参益气生津补虚，麦冬滋液润燥养阴，甘草、粳米补中益气而养胃，半夏和胃降逆止呕。以辛温半夏配寒凉滋润之石膏、麦冬，尤有妙用，一则使石膏麦冬之凉润不致呆滞，再则半夏之辛温降逆不致温燥，全方共奏清热和胃、益气生津之功。对余热未尽、气液两伤之证最宜。

（二）阳明实证

1. 调胃承气汤证

阳明实证是阳明病本证之一。阳明病实证是无形燥热之邪与有形糟粕相搏，结为燥屎，致使阳明腑气不通，故习惯又称阳明腑实证。凡阳明实证，一般有腹胀痛、不大便、苔黄燥、脉沉实等症。然病有轻重之别，邪有偏颇之异，因而证治有承气三方。论中248、249、209 三条云："太阳病三日，发汗不解，蒸蒸发热者，属胃也，调胃承气汤主之。""伤寒吐后，腹胀满者，与调胃承气汤。""阳明病，不吐，不下，心烦者，可与调胃承气汤。"248条论太阳病汗后转属阳明胃实证治。太阳病三日，发汗不解，乃病邪由表入里，转属阳明，蒸蒸发热，是里热亢盛，如热气蒸腾，由内达外，其伴全身濈然汗出可知，此为燥热内实之征。既属阳明内实，故治用调胃承气汤泻热和胃。249 条论阳明燥实腹满证治。伤寒用吐，若病为上焦实邪阻滞，固可因吐而邪出病愈。若病在中焦，妄用涌吐，非但邪实不去，徒伤津液，致使化燥成实。燥热结实阻滞，腑气不通，故腹胀满。法当用调胃承气汤，泻热去实。然吐法亦能损伤中气，以致脾胃虚弱，运化失职，气机壅滞而为腹胀满，此属里虚寒证，其腹胀满，时急时缓，喜温喜按，腹不痛或腹痛绵绵，时痛时止，伴脉缓弱，舌苔白润等。本证腹胀满痛，持续疼痛，疼痛拒按，伴脉沉实，舌苔黄燥等。两者虽病均在中焦，但一为虚寒，一为实热，一攻一补，截然不同。209 条论阳明病内实郁热心烦证治。阳明病未经吐下，则实热留中，燥结为患，故心烦。因胃络通心，胃中燥实热邪循经上扰，神明不安而心烦。但仅心烦一症，未必便可用苦寒攻下之法，其用调胃承气汤者，心烦必与不大便、腹胀满痛拒按、蒸蒸发热谵语等并见，方可与之。

调胃承气汤由大黄、芒硝、甘草三药组成。方中大黄苦寒泄热去实，推陈致新；芒硝咸寒，润燥软坚，通利大便；炙甘草甘平和中，三药合用，为泻热和胃、润燥软坚去实之剂。用于阳明燥热结实，或大便燥坚，痞满不甚，或腑实重证下后邪热宿垢未尽者。本方有两种服法，一是太阳篇 29 条，温药复阳后，致胃热谵语，故"少少温服之"，以和胃气而泄燥热。一见于 207 条，病为阳明燥热结实，腑气不通，取"温顿服之"，使药力集中，以泻热和胃，润燥软坚。本证服法，当采用后者。

2. 小承气汤

阳明实证的病因病机为燥热结实，腑气不通。然调胃承气汤证以燥实为主，痞满次之。若以痞满为主，燥实次之，则为小承气汤证。论中 213 条云："阳明病，其人多汗，以津液外出，胃中燥，大便必硬，硬则谵语，小承气汤主之。若一服谵语止者，更莫复服。"本条论阳明病汗多津伤致便硬谵语证治。阳明腑实燥结证，有因津伤而燥结者，有因热盛而致燥结者，治法同中有异，不可不辨。此证便硬谵语，乃汗出过多，津液外出，以致胃肠干燥，津少不敌其燥热，则肠中宿垢，结为燥屎，阻塞肠道，腑气不通。本证津伤而致燥结，无以清润下行，则便硬，其浊热之气必逆之向上，扰乱心神而谵语。燥结由津伤而成，其热稍逊，病以痞满为主，燥实次之，故用小承气汤泻热通便，消滞除满。服药后，谵语得止，说明腑气已通，燥结解除，实热得泻，则投药不可过剂，故曰"更莫复服"，以免过服伤正。阳明病多汗，可致津伤燥结，然太阳病，误用吐下发汗，损伤津液，表邪入里，邪从燥化而转属阳明。论中 250 条说："太阳病，若吐，若下，若发汗，微烦，小便数，大便因硬者，与小承气汤和之愈。"邪热内扰，神明不安，则心烦，小便频数，则津液被燥热所迫偏渗膀胱，不能还入胃中，胃中干燥，且燥屎内结，阻滞气机，所以大便结硬，当属阳明内实无疑。但其心烦既微，则知大便虽硬，但其热轻，燥结之程度亦微，自非大实大满之证，故与小承气汤。此外，阳明腑实之轻证，当用小承气汤泻热通腑，行气消滞。例如 214 条所说："阳明病，谵语，发潮热，脉滑而疾者，小承气汤主之。"本条阳明病，谵语，发潮热，是大便已硬，腑实已成，为腑实燥结之证。仅此而言，似可与大承气汤，然必脉证合参，方可断之。若脉沉实有力，则燥热结实痞满俱重，乃可投大承气汤，攻下实热，荡除燥结。今虽潮热谵语，但脉象滑疾，是里热虽盛，但其腑实未至坚结之程度，所以只宜小承气汤泻热通腑，行气消滞。总之，小承气汤以痞满为主，燥实次之，以腹胀满为辨证要点。正如 208 条所说："若腹大满不通者，可与小承气汤微和胃气，勿令至大泄下。"小承气汤方用大黄苦寒，泻热去实，推陈致新。厚朴苦辛温，行气除满。枳实微寒，理气破结消痞。三药配伍，共奏泻热通便、消滞除满之功。

3. 大承气汤证

阳明实证，以燥实为主者，治用调胃承气汤；以痞满为主者，治用小承气汤；若痞满燥实俱重，则治宜大承气汤。大承气汤证，为阳明实证之重证，既可由太阳病转属阳明而成，亦可由燥热中发、聚而成实所致。因其病情较重，故称痞满燥实俱备。论中 220 条云："二阳并病，太阳证罢，但发潮热，手足漐漐汗出，大便难而谵语者，下之则愈，宜大承气汤。"本条即论二阳并病，转属阳明腑实之证。二阳并病，如太阳表证未解，又见阳明里证，治当取小发汗法，如太阳篇 48 条所说："二阳并病，太阳初得病时，发其汗，汗先出不彻，因转属阳明，续自微汗出，不恶寒。若太阳病证不罢者，不可下，下之为逆，如此可小发汗。"今二阳并病，太阳表证已罢，邪热全入阳明。但发潮热，为阳明燥热结实的主要热型，由于里热蒸腾，逼津外泄，所以手足汗出。胃热上扰，神明不安，故见谵语，燥实内结，腑气不通，则大便硬结难解。以上诸证，皆为阳明燥热内炽、燥屎硬结坚实之表现。故主以通下腑实、荡涤燥结之大承气汤。论中 241 条云："大下后，六七日不大便，烦不解，腹满痛者，此有燥屎也。所以然者，本有宿食故也，宜大承气汤。"阳明腑实证当下，有得下而愈者，如下后脉静身凉，大便通畅，知饥能食，腹无满痛是也。有虽下而燥实未尽，腑气暂通，而燥屎复结者，本条是也。大下暂通，六七日仍不大便，而且腹胀满痛拒按，此乃燥屎复结，阳明燥热结实阻滞，腑气不通所致。其腹胀满痛，持续不减，正如论中 255 条所言："腹满不减，减不足言，当下之，宜大承气汤。"况本条心烦不解，是燥热上扰心神引起，其热势之重，固可知也。治疗当用大承气汤泻热通腑，荡涤燥结。本证除上述主症外，论中 212、242、239、215、238、251 等条分别补充了"日晡所发潮热，不恶寒，独语如见鬼状"；"小便不利，大便乍难乍易，时有微热，喘冒不能卧"；"绕脐痛，烦躁，发作有时"；"反不能食"；"心中懊憹而烦"；"小便利，屎定硬"等症，是皆阳明燥热结实俱重，腑气不通所致。此外，阳明篇尚有急下三条，252 条言："伤寒六七日，目中不了了，睛不和，无表里证，大便难，身微热者，此为实也，急下之，宜大承气汤。"本条既无发热恶寒之表证，又无潮热谵语之里证，仅见大便难，身微热，病似不甚急重，但目中不了了，睛不和，乃阳热亢极，真阴欲竭，邪热深伏之危重证候。因五脏六腑之精气，皆上注于目而为之精，瞳神为肾所主，且热邪不燥胃津，必耗肾液，今燥热亢盛，真阴欲竭，当此病情危重、病势危急之时，迟则莫救，故用急下存阴之法，大承气汤主之。至于 253 条："阳明病，发热汗多者，急下之，宜大承气汤"，254 条："发汗不解，腹满痛者，急下之，宜大承气汤"，病似不重，而用急下之法，或因腑实已成，阴伤已现；或因阳明腑实发展迅速，故急下则邪去而正不伤。由此可见，急下之证，固多凶险，而急下之法，不必待其凶险而后用之，应见微知著，务在先安未受邪之地。

大承气汤，方用大黄之苦寒，泻热去实，荡涤胃肠，推陈致新。然燥结已坚，滞留不下，是以配芒硝之咸寒，软坚润燥，通利大便，燥坚消释，则可推可荡。地道不通，气机壅滞，若无行气破结之品，则恐泻下之力为滞所阻，故重用厚朴辛温理气消痞，则应下之物，如顺水推舟，豁然而出。本证病重势急，故不用炙甘草之缓。四药为伍，为攻下实热、荡涤燥结之峻剂。其煎服法尤有要义，是方先煎枳、朴，再纳大黄，最后加芒硝，则泻热荡实之力尤著。正因如此，运用本方应中病即止，勿使太过伤正。所以方后注云："得下，余勿服。"

观三承气之配合，亦有妙义。调胃承气汤不用枳、朴，是因气滞不显，重用芒硝，乃增泻热润燥之功，以其以燥实为主。小承气汤不用芒硝，惟其燥热次之，少用枳、朴，乃证候较轻。而大承气汤四物同用，足见其制方之大，主证之重，病机为燥实痞满俱盛，其不用甘草之缓，亦可知本证之危急。倘若大承气重用芒硝，少用枳、朴，则润燥有力而泻下必迟。少候零星之状，而见其医理之精深。

4. 麻子仁丸证

大便硬一证，病为燥热结实者，治当泻热通便，如上述之三承气汤证是也。若病属津液内竭者，虽大便结硬，不可攻下，治宜润肠通便。论中 233 条所说："阳明病，自汗出，若发汗，小便自利者，此为津液内竭，虽硬不可攻之，当须自欲在便，宜蜜煎导而通之，若土瓜根及大猪胆汁，皆可为导"是也。若既有燥热内结，又有津液亏虚所致大便硬，治当润下并行。《伤寒论》247 条云："趺阳脉浮而涩，浮则胃气强，涩则小便数，浮涩相搏，大便则硬，其脾为约，麻子仁丸主之。"本条即论阳明燥热津伤便硬证治。趺阳脉属足阳明胃经，可诊胃气之盛衰，其脉浮为胃气强，主胃中有热，涩主脾阴不足为脾约。因脾之转输功能为胃热所约束，不能为胃行其津液，致使津液偏渗膀胱，而不得濡润于肠道，故小便数，大便硬，方用麻子仁丸润肠通便。本病主证为大便结硬，或数日一行，或便出不畅。然其腹征，即如论中 244 条所说："小便数者，大便必硬，不更衣十日，无所苦也。"说明本证虽有多日不大便，或大便结硬，但无腹胀满痛之苦，或虽满痛而甚微者。

麻子仁丸，方由小承气汤加麻仁、杏仁、芍药而成。小承气汤能泻热去实，行气导滞，胃热衰减，脾不受制，则能恢复运转，行其津液。本方重用麻仁润肠滋燥，通利大便，以为君药；更佐杏仁润肠，又能润肺而肃降，使气下行；芍药养阴和营而缓解急迫。以蜜和丸，渐加，以知为度，取其缓缓润下之意。

四、阳明病兼变证辨治

（一）发黄证

1. 茵陈蒿汤证

阳明病里热实证，燥热亢盛，逼迫津液外出，一般均有汗出；燥热逼迫津液偏渗膀胱，故小便自利，汗出多而小便利，其病多燥化太过，因而不得发黄。如果阳明邪热与湿相合，湿热不能外泄则无汗，水湿不得下行则小便不利。湿热上扰心胸，因而心烦懊侬。湿热郁遏于中焦，影响肝胆疏泄功能，使胆汁外溢，故出现目黄、身黄、小便黄等黄疸症状。所以论中199条说："阳明病，无汗，小便不利，心中懊侬者，身必发黄。"236条说："阳明病，发热，汗出者，此为热越，不能发黄也。但头汗出，身无汗，剂颈而还，小便不利，渴引水浆者，此为瘀热在里，身必发黄，茵陈蒿汤主之。"茵陈蒿汤为湿热发黄的代表方剂。湿热蕴郁中焦，熏蒸于上，则头汗出，剂颈而还，湿与热合，热不得外越，故身无汗。湿热内郁，湿不得下行，所以小便不利。湿热郁遏，瘀热在里，则渴引水浆。水浆入内益增其湿，湿热熏蒸，土困木郁，胆汁外溢，故出现身黄、目黄、小便黄之症。病属湿热发黄，故其身黄色泽鲜明，如橘子色，湿与热合，胶结不解，郁积在里，气机壅滞，则腹满，正如论中260条所说："伤寒七八日，身黄如橘子色，小便不利，腹微满，茵陈蒿汤主之。"本证乃湿热蕴郁发黄，治当用茵陈蒿汤清热利湿退黄。

茵陈蒿汤由茵陈蒿、栀子、大黄三味药组成。方用茵陈为君，清热利湿，并能疏肝利胆，为治黄疸之要药。栀子清热，且能除烦，清利三焦而通调水道，兼能退黄。大黄苦寒泻下，推陈出新，以泻在里之瘀热。三药合用，可使湿热蕴结之邪从大小便而出。方后云："一宿腹减，黄从小便去也"，正是佐证。

2. 栀子柏皮汤证

阳明病发黄，其病因病机为湿热蕴郁，土困木郁，胆汁外溢。若湿热并重，瘀热在里，气机壅滞者，治用茵陈蒿汤清热利湿退黄。若湿热蕴郁，热重于湿，里无结滞者，则当用栀子柏皮汤清解里热，兼以泄湿。《伤寒论》261条云："伤寒，身黄，发热，栀子柏皮汤主之。"伤寒身黄发热，乃湿热郁遏于里而不得宣发于外所致。病属湿热发黄，仍有身黄、目黄、小便黄、黄色鲜明等特征。湿热蕴郁中焦，但因热邪偏重，故有头汗出，剂颈而还，甚或上半身汗出，剂腰而还。发热乃湿热内盛之征。以方测证，本证用栀子柏皮汤，清解里热，兼以泄湿退黄，因此，当有小便不利、心烦懊侬、口渴、苔黄、脉数等症。

栀子柏皮汤，方中栀子苦寒，善治心烦懊侬，郁热结气，清泄三焦之火而通调水道，为治湿热黄疸常用之品。黄柏苦寒，清热燥湿，兼能退黄。甘草和中，以缓苦寒之性，不使寒凉之药损伤脾胃。诸药配伍，既能清热利湿退黄，又不损伤脾胃。本方若加茵陈则效果更好。

3. 麻黄连轺赤小豆汤证

《伤寒论》262条云："伤寒，瘀热在里，身必黄，麻黄连轺赤小豆汤主之。"本条为湿热在里兼有表证发黄证治。条文虽言瘀热在里，但如不兼表证，则当用茵陈蒿汤清热利湿退黄。然本条用麻黄连轺赤小豆汤，解表散邪，清热利湿，以退黄疸，可知本证非单纯瘀热在里，而是湿热蕴郁在里，又兼有表邪不解。伤寒表邪未解，当有发热恶寒、无汗身痛等表证。湿热蕴郁在里，土困木郁，胆汁外溢，必致发黄。此为阳黄兼表之证，治疗单纯清利或解表，均非所宜。故主以麻黄连轺赤小豆汤，一则以解表散邪，一则以清热除湿以退黄。

麻黄连轺赤小豆汤，方用麻黄、生姜辛温发汗，解表散邪。杏仁宣肺气以通调水道，又可助麻黄、生姜解表。连轺、生梓白皮，其性苦寒，能清热利湿，赤小豆清热除湿，通利小便，三药合用有清热利湿退黄之功。甘草、大枣益脾胃和中州，一则行津液以资汗源，一则和脾胃助运化之功。本方为表里双解之剂，适用于湿热发黄兼表之证。

发黄一证，主要有湿热与寒湿两类。湿热发黄，病属阳明，随其热与湿之轻重，病情之偏表偏里，而有湿热并重、里有结滞，热重于湿、里无结滞，湿热蕴郁、兼有表邪之分。故治疗分别选用茵陈蒿汤，于清热利湿之中，兼以通下瘀热；栀子柏皮汤清热利湿；麻黄连轺赤小豆汤，于清热利湿之中，兼以散表。至于寒湿发黄，病在太阴。正如论中259条所说："伤寒发汗已，身目为黄，所以然者，以寒湿在里不解故也，以为不可下也，于寒湿中求之。"

（二）血热证

阳明病虽以燥热、病在气分之白虎承气为主，但因阳明为多气多血之经，若阳明燥热波及血分，或其人久有瘀血，又与热邪相合，或阳明之邪热深入血室时，则有血分见证。随其热与血之病理状况不同，而有不同见证，现分述如下。

《伤寒论》202条说："阳明病，口燥，但欲漱水，不欲咽者，此必衄。"本条论阳明燥热之邪深入血分致衄之证。阳明病，燥热亢盛，消灼津液，故口渴为常见主证之一，尤以白虎汤证为甚，所谓"大烦渴不解"、"渴欲饮水数升"是也。此为热在气分，以气分燥热，汗出又多，则津液耗伤严重，故饮水自救。今口燥，是阳明有热，惟不烦渴引饮，而只频频漱水，不欲咽，正是邪热在血分而不在气分的特征。因为营血属阴，其性濡润，血被热蒸，营阴尚能敷布，所以口燥只欲漱水，而不欲咽。热入血分，血热妄行，灼伤阳络，必致衄血。血热妄行之证，除衄血外，或有吐血，便血，或为女子经血等。本条只举一证，以概其余。

《伤寒论》227条说："脉浮，发热，口干，鼻燥，能食者则衄。"此条论阳明气分热盛动血致衄。脉浮发热，是热在阳明气分。阳明之经脉起于鼻之交頞中，邪热循经上扰，故口干鼻燥。能食指阳明气分燥热虽盛，但尚未入腑成实，因腑中无实邪阻滞，故能进饮食。然则气分热盛，一般不衄。今衄血，当是气分之热波及血分，伤及阳络所致。

《伤寒论》216条说："阳明病，下血谵语者，此为热入血室，但头汗出，刺期门，随其实而泻之，濈然汗出则愈。"本条为阳明病热入血室的证治。阳明病谵语，是热在气分，多为腑实之证，若阳明热盛，侵入血室，邪热逼迫血液妄行，故下血。邪热与血相搏结，血热熏蒸于上，故头汗出，血热上扰心神，则发谵语。其与阳明腑实谵语必伴腹满硬痛、不大便有异。肝主藏血，血室隶于肝脉，期门为肝经募穴，故刺期门以泻血热，使邪热从外宣泄，濈然汗出而解。

《伤寒论》237条说："阳明证，其人喜忘者，必有蓄血。所以然者，本有久瘀血，故令喜忘。屎虽硬，大便反易，其色必黑者，抵当汤下之。"本条论阳明蓄血证治。阳明蓄血证为阳明邪热与宿有的瘀血相结而成。心主血脉，又主藏神，瘀血与邪热相搏，能使神志失常，所以喜忘。正如《素问·调经论》所说："血气未并，五脏安定"，"血并于下，气并于上，乱而喜忘。"若纯属阳明里热，肠胃燥结，大便必难。瘀血既久，又为热邪所熏，必变为黑色。阳明有热，则大便色黑而硬结，其便排出反易，以血属阴类，其性濡润故也。本证既为蓄血与邪热相搏，故治疗宜用抵当汤，泻热破血逐瘀。阳明蓄血证虽以大便硬、色黑反易为主症，但血热搏结亦有不大便者，也应用抵当汤治疗。如论中 257 条说："病人无表里证，发热七八日，虽脉浮数者，可下之，假令已下，脉数不解，合热则消谷善饥，至六七日，不大便者，有瘀血，宜抵当汤"，是也。

（三）中寒证

吴茱萸汤证

太阳主表，统摄营卫，故太阳病以汗之有无、脉之缓紧分中风、伤寒。阳明主里，受纳传导水谷，故阳明以能食与否分中风、中寒。正如论中 190 条所说："阳明病，若能食，名中风；不能食，名中寒。"风邪入中阳明，为阳明中风，因风为阳邪，能鼓动胃气而消谷；寒邪中伤阳明，为阳明中寒，因寒为阴邪，主乎凝敛，不能消谷。能食不能食，可以反映出胃阳的盛衰与本因的寒热。故阳明中风，风从阳化，则转为阳明热证；阳明中寒，寒从阴化，则转为阳明寒证。然阳明中寒证，有外寒直中本经而来，亦有阳明胃阳虚弱，寒从内生而成，但其本质为阳明中焦虚寒，即胃中虚冷证。论中 197、226、245 三条："阳明病，反无汗而小便利，二三日呕而咳，手足厥者，必苦头痛；若不咳，不呕，手足不厥者，头不痛。""若胃中虚冷，不能食者，饮水则哕。""食谷欲呕，属阳明也，吴茱萸汤主之。得汤反剧者，属上焦也。"阳明中寒，胃中虚冷，不能运化水谷，以致寒饮内聚中焦，故不能食，若饮水，必留滞胃中，水寒相搏，胃失和降，必上逆而为哕；若进食，必因寒饮所阻，不能受纳，以致胃气上逆而为呕吐。胃中虚冷，寒饮内停，水气不得宣化，故反无汗。寒饮射肺则咳，阳虚饮停，阳气不能达于四末，因而手足厥冷。头为诸阳之会，水寒上逆，直犯清阳，必苦头痛，反之，如不见呕、咳、厥冷，则水寒之气尚未上逆，故头不痛。本证病之本质为胃中虚冷，故治疗用吴茱萸汤温中和胃，降逆止呕。若服吴茱萸汤后，呕吐不除，反而加剧，则为上焦有热、胃失和降之呕吐，吴茱萸汤乃辛温之剂，以热治热，病必加重。

如果阴寒水饮宿食不化，进一步凝滞积结，可为欲作固瘕之证。正如论中 191 条所说："阳明病，若中寒者，不能食，小便不利，手足濈然汗出，此欲作固瘕，必大便初硬后溏。所以然者，以胃中冷，水谷不别故也。"胃中冷，水谷不别，则小便不利。阳明主四肢，阴寒内盛，阳不外固，四肢禀气于脾胃，脾既不能正常输布水液，则溢于四肢，故手足濈然汗出。当此之时，胃中虚冷，水谷不化，不能分清泌浊，但因寒邪凝结，大肠传导失职，故使大便因寒而结。然则毕竟水谷不别，故仍有尚未凝结之溏便，此即大便初硬后溏。治当温阳散寒。

阳明病，不能食，手足濈然汗出，小便数，大便硬，为腑实燥结，当用苦寒攻下。本证不能食，手足濈然汗出，小便不利，大便初硬后溏，为胃中虚冷，水谷不别，当用温中散寒。同为阳明病，证候相似，但一属实热，一属虚寒，其脉象、舌苔、证候自有不同，医者当细致审辨。所以论中 194 条说："阳明病，不能食，攻其热必哕，所以然者，胃中虚冷故也。以其人本虚，攻其热必哕。"

吴茱萸汤，方用吴茱萸辛温温胃散寒、降逆止呕为君，生姜六两，既能辅吴萸宣散寒气，温化水饮，又能和胃止呕，是为臣药，人参甘温，大枣甘平，功能温补和中，同为佐使，四药合用，共奏温胃散寒、降逆止呕之功。

五、阳明病转归预后

阳明为病，有本经自受而来，正阳阳明是也。有他经转属而成，太阳阳明、少阳阳明是也。阳明与太阴相表里，阳明病失治误治，损伤中焦脾胃阳气，中阳一虚，则阳明之邪内传而为太阴虚寒之证。如论中阳明病篇 225 条云："脉浮而迟，表热里寒，下利清谷者，四逆汤主之。"他如 209 条："此但初头硬，后必溏，攻之必胀满不能食也。"251 条："但初头硬，后必溏，未定成硬，攻之必溏。"均是阳明转属太阴之例。所谓"实则阳明，虚则太阴"。阳明病以燥热为本，燥热易灼伤津液。肝主藏血，肾主藏精，内寓真阴真阳。阳明燥热灼伤津液，若不及时救治，燥热必然耗及肾阴、肝血，而转为少阴厥阴阴血欲竭之证。如论中 252 条"伤寒六七日，目中不了了，睛不和"用大承气汤急下存阴是也。甚则阳明燥热，灼伤阴血，病转厥阴，而成阴虚血亏热盛动风之证。正如论中 212 条所说："伤寒，若吐若下后，不解，不大便五六日，上至十余日，日晡所发潮热，不恶寒，独语如见鬼状。若剧者，发则不识人，循衣摸床，惕而不安，微喘直视，脉弦者生，涩者死。"

病在阳明，燥热亢盛，极易灼伤津液。所以阳明病的预后，关键在于阴液的存亡。如论中 210 条说："夫实则谵语，虚则郑声，郑声者，重语也。直视，谵语，喘满者死，下利者亦死。"211 条云："发汗多，若重发汗者，亡其阳，谵语，脉短者死，脉自和者不死。"210 条直视乃阳热极盛、阴液将竭之征，已是危候，若再见喘满，则为阴竭而阳无所依附，阳气脱于上，故主死。211 条脉短为发汗过多，阴液走泄，阳气外亡，脉短为阴血枯竭，不能充盈脉道，故亦主死。反之，若津液阴血未竭，则预后较好。如 212 条"脉弦者生"，211 条"脉自和者不死"。甚则津液回复，还入胃中，大便通畅，而病可愈。正如论中 203 条所说："阳明病，本自汗出，医更重发汗，病已差，尚微烦不了了者，此必大便硬故也。以亡津液，胃中干燥，故令大便硬，当问其小便日几行，若本小便日三四行，今日再行，故知大便不久出，以津液当还入胃中，故知不久必大便也。"此之谓也。

六、小结

阳明病以胃肠燥实为特征，阳明之上，燥气主之。邪入阳明，则化热化燥，正盛邪实，所以阳明病每多见于阳热极盛阶段。胃家实概括了阳明胃肠燥热结实的病理，故阳明以"胃家实"为提纲。

阳明病燥热亢盛于里，难以得见。但有诸内，必形之于外，其反映在外的表现可察可考。身热，汗自出，不恶寒，反恶热，即阳明病外证。阳明病主脉为大脉，所以临证可把阳明外证及其主脉作为阳明病的辨证纲领。

阳明病本证，当分热证实证。阳明热证，乃无形邪热充斥内外，证见身大热，汗自出，不恶寒，反恶热，口渴，心烦，舌红苔黄，脉洪大或滑数。法当辛寒重剂，清解阳明燥热，白虎汤是其代表方剂。前证若兼口干舌燥、大渴引饮不解，或时时恶风，背微恶寒，是阳明热盛、津气两伤之证，治宜白虎加人参汤，清热益气生津。他如热郁胸膈、津伤水热互结者，当随证选用栀子豉汤、猪苓汤治之。阳明病实证为无形邪热与有形之糟粕相搏，结为燥屎，燥热结实、腑气不通之候。证见腹部胀满疼痛拒按，不大便，潮热，谵语，心烦，手足汗出，舌苔黄燥，脉沉实有力。治疗当据燥实痞满之多少轻重，而分别选用调胃承气汤、小承气汤、大承气汤，泻热去实，通里攻下。若既有津伤，又有热结者，则当用麻子仁丸润下并行。

阳明病变证有三。阳明病发黄证病为湿热蕴郁中焦，土困木郁，胆汁外溢所致。治疗当随湿热多少，以及是否兼有表实里实而分别选用茵陈蒿汤、栀子柏皮汤和麻黄连轺赤小豆汤。阳明病发黄为阳黄，至于寒湿发黄，病属太阴，治疗不可清下，当于寒湿中求之。阳明病虽以病在气分燥热亢盛的白虎承气为主，但因阳明为多气多血之经，故阳明病血热证临床亦较常见。随其热与血之病理状况不同，又有热在血分；热在气分，伤及阳络；瘀血与邪热互结；热入血室之不同，不可不知。阳明中寒证，虽有外受内虚之别，但其病之本质为胃中虚冷。证见不能食，饮水则哕，进食欲呕，小便不得，咳嗽，甚则四肢厥冷，手足濈然汗出，大便初硬后溏，治当用吴茱萸汤，温胃散寒，降逆止呕。

阳明病的形成，有自太阳、少阳转属而来，太阳阳明、少阳阳明是也。有发自阳明本经者，正阳阳明是也。此外，太阴虚寒证，寒湿化燥，脏邪还腑；少阴热化伤阴，水竭土燥，邪归阳明，均可转为阳明病。故论中184条有："阳明居中，主土也，万物所归，无所复传"之说。然阳明病传变与否，仍当据病人之脉证。如阳明病失治误治，损伤中阳，则阳明之邪内传太阴而为太阴虚寒证。又阳明燥热灼伤肾阴肝血，则可内传少阴厥阴。病在阳明，燥热亢盛，极易灼伤津液，所以阳明病的预后，关键在阴液存亡，阴竭则死，阴复则生。

第三节　辨少阳病脉证并治

一、概述

少阳包括手少阳三焦、足少阳胆，与手厥阴心包、足厥阴肝相表里。手少阳三焦之经脉，布膻中，散络心包，下膈属三焦。足少阳之经脉，起于目锐眦，上头角，下耳后，至肩，入缺盆，下胸贯膈，络肝属胆，行人身之两侧。太阳经行于背，阳明经行于腹，少阳经居太阳、阳明两经之间，外则从太阳之开，内则从阳明之合，从而起到枢机的作用，故《素问·阴阳离合论》说："少阳为枢"。胆附于肝，内藏精汁而主疏泄，故名"中精之腑"，胆腑清利则肝气条达，脾胃自无贼邪之患。三焦主决渎而通调水道，故名"中渎之腑"，又为水火气机运行之道路。三焦与胆，经脉相连，其气互通。胆腑疏泄功能正常，则枢机运转，三焦通畅，水火气机得以升降自如，则能上焦如雾，中焦如沤，下焦如渎，各有所司。

外邪侵犯少阳，气机郁滞，经气不利，胆火上炎，出现口苦、咽干、目眩等症。若邪入少阳，正邪分争，枢机不利，进而影响脾胃功能，则有往来寒热、胸胁苦满、默默不欲饮食、心烦喜呕、脉弦等症，凡此皆称为少阳病。少阳病除本经自病外，亦可由太阳、阳明或厥阴等经转属而来。少阳位居太阳、阳明之间，因病既不在太阳之表，又未达阳明之里，所以少阳病亦称半表半里证。

少阳病治疗原则，应以和解为主，小柴胡汤是其主方。汗、吐、下等法均属禁忌之例。但因病情变化，证候有所兼夹，故于和解之中仍有兼汗兼下等不同治法。

二、少阳病辨证纲要

少阳胆与三焦，内寓相火。故《素问·六微旨大论》说："少阳之上，火气治之。"少阳主相火，亦主枢机。胆附于肝，性主疏泄。三焦为水火气机运行之道路。邪入少阳，已离太阳之表，未入阳明之里，故称半表半里。少阳受邪，枢机不利，疏泄失常，胆火上炎，故有口苦；少阳经脉起于目锐眦，胆合于肝，肝开窍于目，胆火上扰，干犯清窍，必头目昏眩。所以《伤寒论》少阳篇以263条"少阳之为病，口苦，咽干，目眩也"作为少阳病的辨证纲要。

本条从少阳主相火论述了胆火内郁上炎的病变，从总体上揭示了本经的辨证纲领。然少阳病除口苦、咽干、目眩外，尚有邪入少阳枢机不利、经气郁滞、正邪分争，进而影响脾胃功能出现往来寒热、胸胁苦满、默默不欲饮食、心烦喜呕等少阳病主证，故263条少阳病提纲应与96条所述主证合参，则少阳病辨证纲要更为全面。

少阳为三阳经之一，少阳病由风寒外犯，本经自受者，因风寒之多寡而又有少阳中风与少阳伤寒之别。少阳中风，为风邪侵入少阳经，足少阳经起于目锐眦，入耳中，下胸贯膈，风邪外犯，少阳风火相煽，上壅清窍，故耳聋目赤。风火走窜经脉，结于胸胁，经气不利，所以胸中满而烦。治当以和解为主，佐以疏风散火，不可吐下。少阳伤寒，乃寒邪客于少阳经脉，寒主收引凝敛，寒邪外犯，正邪相争，则有头痛发热等症。病在少阳，气血已弱，故脉弦细。头痛发热，三阳皆有。若头痛发热而脉浮，是病在太阳之表，当用汗解。若头痛发热而脉洪大或滑数，是病在阳明之里，当清下里热。今头痛发热而脉弦细，弦为少阳主脉，细为气血已虚，脉证合参，病在少阳半表半里，治当和解少阳。所以论中264条和265条分别有："少阳中风，两耳无所闻，目赤，胸中满而烦，不可吐下"、"伤寒，脉弦细，头痛发热者，属少阳，少阳不可发汗"的论述。

三、少阳病本证辨治

小柴胡汤证

《伤寒论》96条云："伤寒五六日，中风，往来寒热，胸胁苦满，默默不欲饮食，心烦喜呕，或胸中烦而不呕，或渴，或腹中痛，或胁下痞硬，或心下悸、小便不利，或不渴、身有微热，或咳者，小柴胡汤主之。"本条乃论述少阳病本证的辨证论治。风寒外犯，出现往来寒热等症，是病邪已入少阳。病至少阳，气血已弱，腠理疏松，邪气因入。邪入少阳，正邪分争，正胜则热，邪胜则寒，往来寒热，寒热交替出现，所以往来寒热是少阳病主要热型。其既与太阳病恶寒发热同时并见有异，亦与疟疾之寒热一日或间日而作、发有定时不同。足少阳经脉，下胸中，贯膈，络肝属胆，循胁里，正当胸胁之分野。邪犯少阳，枢机不利，经气郁滞，故胸胁苦满。少阳疏泄失常，气机不畅，木郁乘土，则神情默默，不欲饮食，胆火内郁则心烦，胃失和降则喜呕，其言喜者，乃因本证病理为木郁火郁，经言"木郁达之"，"火郁发之"，呕则能使火发不郁，木气舒达，故病人喜呕。以上皆属少阳病主证，治法当用和解，主用小柴胡汤以治之。

至于少阳本证或然证，乃少阳生理特点所致。因少阳主半表半里，又为枢机，出可达太阳之表，入可及阳明之里，且三焦居人体躯壳与脏腑之间，有主持诸气、通行水道的功能。邪犯少阳，三焦水道不利，水饮内停，水饮可随气机升降而逆上、留中、蓄下。此外，肝胆脾胃同居中焦，以膜相连，木土生克，疏泄运化，相互影响。若邪郁胸胁，未及胃腑，则胸烦不呕；少阳火热内涉阳明，火热灼伤津液则口渴；胆郁及肝，横逆犯脾，则腹中痛。少阳统辖胆与三焦，邪入少阳，三焦为之阻滞，水道不利，水饮内停。水饮凌于上则或咳或悸，停于中则胁下痞硬，蓄于下则小便不利。若病未涉阳明之里，而连太阳之表，则不渴；身有微热，乃里和表未解。本证的发病机理，论中 97 条作了较为详尽的阐述。正如条文所说："血弱气尽，腠理开，邪气因入，结于胁下，正邪分争，往来寒热，休作有时，嘿嘿不欲饮食，脏腑相连，其病必下，邪高痛下，故使呕也。"然而本证的形成，既可因少阳血弱气尽，不能卫外，腠理疏松，外邪直中少阳；亦可因腠理为三焦之外应，位居皮毛肌肉之间，故外邪可由皮毛之太阳，肌肉之阳明，失治误治转入少阳，如 266 条说："本太阳病不解，转入少阳者，胁下硬满，干呕不能食，往来寒热，尚未吐下，脉沉紧者，与小柴胡汤"即是由太阳转属少阳之例。

小柴胡汤，方用柴胡为主，疏少阳之郁滞，畅气机使条达，清解少阳之邪，黄芩为辅，协助柴胡清胸腹蕴热以除烦满，柴芩合用，能解少阳半表半里之邪。半夏、生姜，调理脾胃，降逆止呕，人参、炙甘草、大枣益气和中，扶正祛邪。本方寒温并用，升降协调，有疏利三焦、调达上下、宣通内外、和畅气机的作用。且方用去滓再煎之法，是取其气味醇和，有和解少阳枢机之功，故称为和剂。其因证加减之例，胸中烦而不呕，去甘补之人参、辛散之半夏，加栝蒌实以除热荡实；口渴去半夏之辛燥，增人参之用量，加栝蒌根甘苦凉润、清热生津；腹中痛去苦寒之黄芩，加芍药泻木和脾止痛；胁下痞硬，去大枣甘壅，加牡蛎咸以软坚；心下悸、小便不利，去苦寒之黄芩，加茯苓淡渗通利；不渴、身有微热，去人参之壅补，加桂枝以解外邪；咳为肺寒饮逆，加干姜温肺化饮，五味子酸收逆气，去人参、大枣之甘壅，生姜之散。

从上所述，可见少阳病本证主证、或然证甚多，临床运用小柴胡汤时，不必拘于伤寒中风，但以少阳脉证为凭，抓住主要矛盾，谨守病机，各司其属。不可待诸证悉具，才用柴胡汤，只要见到少阳主证之一，或一部分主证，便可投小柴胡汤和解之。所以论中 101 条指出："伤寒中风，有柴胡证，但见一证便是，不必悉具。"若待诸证悉具而再投方药，方其盛时，恐易传变，失其机宜将延误病情。论中"呕而发热者"，"胸满胁痛者"，"胸胁满不去者"均与小柴胡汤治疗，便是其例。

小柴胡汤有和解少阳之功，除能治疗少阳病本证外，还可用于三阳合病。《伤寒论》99条云："伤寒四五日，身热，恶风，颈项强，胁下满，手足温而渴者，小柴胡汤主之。"本条所述身热，恶风，颈项强属太阳表证；胁下满属少阳半表半里之证；手足温而渴属阳明里证。三阳证见，治从少阳，以和解为主，主用小柴胡汤，使枢机运转，上下宣通，内外畅达，则三阳之邪，均可得解。又如阳明少阳同病，虽见发潮热，但大便不硬，小便不数，反见大便溏，小便自可，腹无满痛之苦，是燥热未甚，阳明腑实未成，且胸胁满不去，当属少阳证未罢。另一种情况是虽有不大便等阳明病表现，但硬满不在腹部，而在少阳所主之胁下，且舌苔不黄燥反见白苔，更见呕逆，说明证候仍以少阳为主。此两种病证均须从少阳论治，用小柴胡汤，和解少阳，宣展枢机，使上焦气机得以宣通，则胁下硬满可去，津液得下，则大便自调，胃气和降，则呕逆可除。三焦通畅，气机旋转，周身濈然汗出而解。此外，由于小柴胡汤能和解少阳半表半里之邪，故它亦可治疗阳微结病证。阳微结是指阳热之邪微结，其证候表现既有头汗出、微恶寒之表证，又有手足冷、心下满、口不欲食、脉沉细而大便硬的里证，本证较之阳明里实燥结之证，热结尚浅，且表证未解，故称为阳微结。其病机总由枢机不利，气血运行不畅，故用小柴胡汤和解表里，运转枢机，畅达内外，则病可愈。欲全面掌握阳微结的证治及其与纯阴结的鉴别诊断，应细心玩味论中148条。

少阳病本证，病在半表半里，治宜小柴胡汤和解少阳。其病不在表，不可发汗；病不在里，不可攻下；胸中烦满非实邪阻滞，不可涌吐。误用发汗、吐下，如果柴胡证仍在，说明其人正气较盛，未因误治而致邪气内陷形成坏证，可复用小柴胡汤。只是误治毕竟正气受挫，抗邪乏力，服小柴胡汤后，正气得药力之助，奋起抗邪，正邪交争，必致振振而寒，蒸蒸而热，及至正胜邪却时，遂发热汗出而解。此种病解的机转过程，称为战汗。故论中101条指出："凡柴胡汤病证而下之，若柴胡证不罢者，复与柴胡汤，必蒸蒸而振，却发热汗出而解。"若误用发汗、吐下，柴胡汤证罢，并出现谵语、惊悸等变证，甚至变为坏病，此时救治原则当审辨误治之逆，综合脉证而随证治之。即论中264、265、267所说："少阳不可发汗，发汗则谵语"，"不可吐下，吐下则悸而惊"，"若已吐、下、发汗、温针，谵语，柴胡汤证罢，此为坏病，知犯何逆，以法治之"。

此外，如果病人得病六七日，出现脉迟浮弱、恶风寒、手足温等症，乃因病人脾阳素虚，感受风寒，邪已入里而表证未解，治当温中解表。若误认为阳明实证而屡用下法，必致脾胃更虚，受纳无权，则不能食；脾虚不能运化水湿，寒湿郁滞，阻滞气机，故胁下满痛。颈项强是表犹未解，此时治法仍当以温中散寒祛湿为主，不可误认为少阳病枢机不利，而用小柴胡汤，误服必致脾虚气陷，更增泻利下重之变证。若本渴饮水而呕，是脾虚失运，寒饮内停，亦非柴胡汤证，误用小柴胡汤，必致中气衰败而成食谷则哕的变证。所以《伤寒论》98条说："得病六七日，脉迟浮弱，恶风寒，手足温，医二三下之，不能食而胁下满痛，面目及身黄，颈项强，小便难者，与柴胡汤，后必下重。本渴饮水而呕者，柴胡不中与也，食谷者哕。"

四、少阳病兼变证辨治

（一）柴胡桂枝汤证

太阳主表，少阳主半表半里，病人伤寒六七日，一般为表证解除之期，若仍见发热，微恶寒，四肢关节疼痛，是太阳表证未罢，风寒犹留在表。同时，又见恶心欲呕，心下支结，此非太阳证，乃邪入少阳，胆邪犯胃，可见本证为太阳表证未罢，而邪又入少阳，而成少阳太阳同病。太阳表证未解，自当解表；邪入少阳则须和解。故本证治疗应取太少两解之法。然方之大小偶复，必据病情轻重以为进退。本证恶寒言"微"，可知发热亦微；仅肢节疼痛而无头项强痛，周身疼痛，可见表证之轻。少阳证只见微呕，心下支结，较之心烦喜呕，胸胁胀满同类而轻。病属太阳少阳证候俱轻，故用小柴胡汤、桂枝汤复方减半而投，一则调和营卫，以散未尽之表邪，一则和解枢机，而祛少阳之邪。所以《伤寒论》146 条说："伤寒六七日，发热，微恶寒，肢节烦疼，微呕，心下支结，外证未去者，柴胡桂枝汤主之。"

（二）大柴胡汤证及柴胡加芒硝汤证

太阳病传入少阳，而太阳证罢，谓之过经。病入少阳，治法当以和解为主，不可妄用攻下。病不当下，而反二三下之，是为误治。若屡用攻下，而少阳柴胡证仍在者，此虽误下，但病人正气尚旺，未造成变证，应遵论中 149 条所说："伤寒五六日，呕而发热者，柴胡汤证俱，而以他药下之，柴胡证仍在者，复与柴胡汤，此虽已下之，不为逆，必蒸蒸而振，却发热汗出而解。"所以 103 条说："太阳病，过经十余日，反二三下之，后四五日，柴胡证仍在者，先与小柴胡汤。"如果服小柴胡汤和解少阳后，呕吐未止，且又兼心下急，郁郁微烦，此乃屡下之后，少阳病不解，邪气兼入阳明，化燥成实之故。少阳病不解，则不可用下，阳明里实，又不得不下，故用大柴胡汤，和解通下并行。正如 103 条所述："呕不止，心下急，郁郁微烦者，为未解也，与大柴胡汤下之则愈。"大柴胡汤由小柴胡汤去人参、炙草，加芍药、枳实、大黄而成。方中用柴胡、黄芩疏少阳之郁滞，清宣半表半里之邪热，半夏、生姜降逆止呕，调和胃气，去人参、炙草以免补中助邪，加芍药和营，缓腹中急痛，加大黄、枳实，仿小承气汤意，通阳明腑实。诸药合用，共奏和解少阳、通下里实之功。

少阳病兼阳明证，除大柴胡汤证外，论中尚有柴胡加芒硝汤证。原文 104 条说："伤寒十三日不解，胸胁满而呕，日晡所发潮热，已而微利，此本柴胡证，下之以不得利，今反利者，知医以丸药下之，此非其治也。潮热者，实也。先宜服小柴胡汤以解外，后以柴胡加芒硝汤主之。"本条首论伤寒多日，病证犹未解除，太阳病已罢，向里传变。以胸胁满而呕，则病传少阳，枢机不利，胆邪犯胃；以日晡所发潮热，则知邪传阳明，腑中燥实结聚。少阳兼阳明里实，治法和解通下，诸证可愈。然病解不应下利，今反下利，是治不如法，误用丸药攻下所致。丸药性缓，不能荡涤阳明燥实，药力反留中不去，正气受损，虽有微利而病不解。亦或有温下丸药，其性辛温燥烈，攻之肠道虽通，但燥实仍存，反增其燥，是病不解而微利，均非其治。综上所述，本证潮热不罢，胸胁满呕未除，又续见微利，病仍属少阳兼阳明里实之证。不过毕竟病已因误用丸药攻下，其正气已经受损，故不可与大柴胡汤，而应先与小柴胡汤和解少阳，冀其上焦得通，津液得下，胃气因和，身濈然汗出而解。若因燥热较甚，服汤后病不愈者，再与柴胡加芒硝汤，方以小柴胡汤和解少阳，加芒硝泻热去实，软坚润燥。本证正气已虚，故不用大黄、枳实之荡涤破滞，而留用人参、炙草以益气和中，方中药量较轻，为和解通下之轻剂。

（三）柴胡桂枝干姜汤证

《伤寒论》147 条云："伤寒五六日，已发汗而复下之，胸胁满微结，小便不利，渴而不呕，但头汗出，往来寒热，心烦者，此为未解也，柴胡桂枝干姜汤主之。"伤寒五六日，经过发汗攻下之后，太阳表证已罢而病传少阳。其往来寒热、胸胁满、心烦是少阳柴胡证，乃少阳枢机不利，正邪分争，胆火内扰所致。然少阳证候一般为胸胁满、呕而不渴、小便自可，今胸胁满微结、小便不利、渴而不呕，此为少阳病兼水饮内停证。少阳枢机不利，胆火内郁，每可导致三焦决渎功能失常，水液不得下行，而致水饮内停。水饮留结于中则胸胁满微结。水饮蓄于下焦，膀胱气化失职则小便不利。水停气郁，气不化津则见口渴。胃气尚和故不呕。但头汗出，乃少阳枢机不利，水道不畅，阳郁不能宣达于外，而反蒸于上所致。本证病属少阳兼水饮为患，法宜和解少阳，兼以化饮，主用柴胡桂枝干姜汤。方中柴胡、黄芩同用，和解少阳之邪；栝蒌根配牡蛎，能逐饮散结；桂枝、干姜、炙草合用，能振奋中阳，温化寒饮。本方亦属小柴胡汤加减而成。其不用半夏、生姜，因病不呕，以水饮内结，故去大枣、人参之壅补。诸药配伍，少阳之邪得解，水饮得化，则病可愈。

（四）柴胡加龙骨牡蛎汤证

太阳病，法当解表散邪；少阳病，法当和解少阳。若伤寒八九日，病证犹在太阳之表，不发汗解表，反误用下法，必致病邪内陷，弥漫全身，形成表里俱病虚实并见的变证。《伤寒论》107条说："伤寒八九日，下之，胸满烦惊，小便不利，谵语，一身尽重，不可转侧者，柴胡加龙骨牡蛎汤主之。"下后胸满烦惊，可知病传少阳，以邪结胸胁，枢机不利，胆火上炎，故胸满而烦。胆火上炎，加之胃热上蒸，心神被扰，则惊惕谵语。少阳枢机不利，三焦决渎失职，水道不调，则小便不利。阳气内郁不得宣达于外，气机为之阻滞，所以一身尽重，难以转侧。治用柴胡加龙骨牡蛎汤，于和解之中寓有通阳和表、泻热清里、重镇安神之义。本方由小柴胡汤去炙甘草加桂枝、茯苓、大黄、铅丹、龙骨、牡蛎而成。方中用小柴胡汤和解少阳枢机，加桂枝通阳和表，大黄泻热清里，龙骨、牡蛎、铅丹重镇安神，茯苓宁心利水。以邪热弥漫全身，故去炙甘草之缓，使表里错杂之邪，得以从内外而解。

五、少阳病预后转归

少阳病有从太阳等经传经而来，转属少阳，亦有外受风寒，本经自病。少阳为一阳初生，病至少阳，血弱气尽，腠理开，然少阳终归为三阳经病，虽气血已虚，但少阳病仍以实证为主。如能及时正确诊治，其预后良好。服药后病人脉由弦转小，而未出现太阴之腹满而吐、食不下，少阴之欲吐不吐，厥阴之饥不欲食、食则吐蛔，是病未传三阴，为少阳病欲愈的佳兆，乃上焦得通，津液得下，胃气因和，正胜邪却，身濈然汗出而解。正如论中270、271两条所说："伤寒三日，三阳为尽，三阴当受邪，其人反能食而不呕者，此为三阴不受邪也"；"伤寒三日，少阳脉小者，欲已也"。

少阳主半表半里，主枢机，出可达太阳之表，入可及阳明之里。病有由太阳内传少阳者，有阳明传至少阳者。病至少阳，血弱气尽，三阳为尽，三阴当受邪，若失治误治，柴胡汤证罢，则可随正气强弱、体质盛衰而发生传变。若少阳误用吐下发汗出现惊悸、谵语的变证已如上述。又如少阳病失治误治，病由发热转为无大热，甚则不发热；由心烦转为躁扰不宁，此为病已内陷三阴，治当观其脉证，知犯何逆，以法治之。所以《伤寒论》269、267两条指出："伤寒六七日，无大热，其人躁烦者，此为阳去入阴故也"；"若已吐下发汗温针，谵语，柴胡汤证罢，此为坏病，知犯何逆，以法治之"。

六、小结

少阳居半表半里，主相火、主枢机。邪入少阳，枢机不利，胆火上炎，清窍不利，故少阳病以口苦、咽干、目眩为提纲。然欲掌握少阳病之主证，还须与小柴胡汤证合参。少阳病的成因，多由正气较弱，病入少阳，所谓"血弱气尽，腠理开，邪气因入"；亦有从太阳等经转属而来。

小柴胡汤证为少阳病本证，其主证为往来寒热、胸胁苦满、默默不欲饮食、心烦喜呕，此外当有脉弦、苔白、口苦、咽干、目眩等证，治宜和解少阳，禁用发汗、涌吐、攻下三法。本方所主证候，已如上述，然本方临床运用，既要掌握其主治证候，又要灵活运用，论中有"伤寒中风，有柴胡证，但见一证便是，不必悉具"之说。

少阳病兼变证有少阳病兼太阳证，治用柴胡桂枝汤，和解兼汗，太少双解；有少阳病兼阳明证，治法和解少阳，通下里实，根据病人正气强弱，病情轻重缓急，分别选用大柴胡汤或柴胡加芒硝汤；少阳病兼水饮证，治用柴胡桂枝干姜汤，和解少阳，温化水饮；少阳病兼烦惊谵语证，治用柴胡加龙骨牡蛎汤，和解少阳，通阳泻热，重镇安神。

少阳病有从表而来，有自发于本经者。病入少阳，阳盛则易入阳明之腑，阴盛多传三阴之脏。有发病多日而柴胡证仍在者，凡此种种，皆以脉证为凭。故曰："伤寒三日，三阳为尽，三阴当受邪，若其人反能食而不呕者，此为三阴不受邪也。"至于少阳病失治误治，变成他证，甚或转为坏病，又当观其脉证，以法治之。

第四节 辨太阴病脉证并治

一、概述

太阴包括手太阴肺、足太阴脾，与手阳明大肠、足阳明胃相表里。太阴病为三阴病的初始阶段，病由三阳转入三阴，由表入里，由实转虚，而为虚寒病证。太阴病以足太阴脾为主。脾主运化水谷精微并有输布水液的功能，脾胃以膜相连，生理关系密切，脾司运而胃司纳，脾主湿而胃主燥，脾喜升而胃喜降，脾与胃燥湿相济，升降协调，相辅相成，共同完成对水谷的受纳、运化、吸收、输布和排泄的功能。

太阴病，有传经而来，如太阳病误下，中伤邪陷；或阳明病清下太过，损伤脾阳，转属太阴。有本经自病，如素体中阳不足，外受风寒、内伤生冷而成。邪犯太阴，脾阳受损，运化失职，水谷津液不能正常输布，则寒湿停聚，脾胃升降失司，出现腹满而吐、食不下、时腹自痛、舌淡苔白、脉象缓弱等脉证。

太阴病以脾阳虚损、寒湿内盛之虚寒证为主，其治疗原则为温中散寒，健脾燥湿，理中汤是其代表方剂。但太阴病常有兼夹之证，或汗或下，则为随证施治之法。

二、太阴病辨证纲要

太阴为病，无论由三阳病误治失治传变而来，还是由寒湿之邪直中本经而成，或是由于内伤生冷而起，均可损伤脾阳而形成脾阳虚损、寒湿内盛之证。脾主运化而司大腹，脾阳虚弱、运化失职，寒湿内停，中焦气机壅滞，故腹部胀满，时有腹痛。脾阳不振，寒湿不化，脾胃升降失司，脾气不升，寒湿下注则下利，胃气不降，浊阴上逆则呕吐。脾虚健运失职则食不下。此为太阴虚寒之证，当以温中散寒为法。若不辨腹满时痛等症之虚实，而误用寒凉攻下，必致脾阳更虚，寒湿愈甚，寒湿凝结胸膈而出现胸下结硬之变证。推而广之，太阴虚寒主证，非但攻下，它如汗吐清和之法，皆在禁例。上述证候反映了太阴脾阳虚弱、寒湿内盛的病变本质，故凡称太阴病者，多指上述证候，凡具上述证候，即是太阴病。《伤寒论》在太阴篇首273条指出："太阴之为病，腹满而吐，食不下，自利益甚，时腹自满，若下之，必胸下结硬。"正是论述了太阴病的主要特征，所以以此作为太阴病的辨证纲领。

三、太阴病本证辨治

理中丸证

太阴病本证，即太阴脾阳虚弱、寒湿内盛之证。脾阳虚损，运化失职，寒湿内盛，清阳不升，寒湿下注则下利。太阴病本证除下利一症外，当具有太阴病辨证纲领所述腹满而吐、食不下、时腹自痛等症。《伤寒论》太阴篇277条云："自利不渴者，属太阴，以其脏有寒故也，当温之，宜服四逆辈。"论述了太阴病本证的主症、病机和治则。本条补充了"不渴"一症，作为辨证的依据。自利不渴，是脾脏有寒的缘故。太阴病本证，因中焦阳虚，虚寒内盛，故口不渴。口渴不仅可与里热下利的口渴作鉴别，而且与少阴病自利而渴迥异。前者为热邪伤津，后者乃肾阳虚损，不能蒸化水液，津液不能上承所致。寒者温之，虚则补之。太阴虚寒病证，治法温补，然论中只提"宜四逆辈"，这就示人临证应根据病人症状表现，辨其证之所属，灵活选用四逆汤一类的方剂。若病属太阴脾阳虚弱、寒湿内盛则用理中汤温中祛寒，健脾化湿。若病属太阴少阴脾肾阳虚，则当用四逆汤以补火生土。

理中汤由人参、干姜、白术、炙甘草组成。方中人参、炙甘草补脾益气，干姜温中散寒，白术健脾燥湿。脾阳健运，寒湿得除，中州升降协调复常，则吐利止，腹满去，腹痛除。本方为太阴病本证主方，因其有温运中阳、调理中焦的作用，故取名为"理中"，《伤寒论》第159条所谓"理中者，理中焦"，正是此意。理中汤一方二法，可根据病情之缓急，既可制成丸剂，又可煎服用。服药之后，可进热粥，以助药力而温养中气。服药后腹中由冷而转有热感者，说明药已中病，若腹中不温，应继续服药，并增加剂量，或改用汤剂。

《伤寒论》理中汤原方尚有八种加减法，现分述如下：若见脐下悸动，是阳虚气逆，寒水上乘之象，应去白术之壅滞，加桂枝温阳平冲降逆。若吐多，是胃寒气逆，去壅气之白术，加生姜温胃散饮，和胃止呕。若下利严重，是脾阳不升，水湿下趋，故仍用白术健脾燥湿。若心下悸，是水气凌心，当加茯苓淡渗利水，宁心定悸。若渴欲饮水，是脾不散精，水津不布，宜重用白术健脾气，助运化以行津液。若腹中痛，是中虚较甚，当重用人参补中益气。若中阳虚弱，里寒较甚，须重用干姜以温中散寒。若腹中胀满，属阳虚寒凝气滞者，去白术之壅滞，加附子辛温通阳。总之，临床应根据病人症状表现，随证加减运用。

四、太阴病兼变证辨治

（一）桂枝汤证

太阴为病，虚寒为本，其脉当沉。若太阴病，其脉不沉而脉浮，脉浮主表，可知外有表邪，其病属太阴兼表证。然表之证候，《伤寒论》276条言："太阴病，脉浮者，可发汗，宜桂枝汤。"本条叙证虽简，实有以脉赅证之义。病至太阴，正气已虚，虽邪犯经脉，正邪相搏，但其表现之症状与太阳表证之翕翕发热、身体疼痛有别，仅仅表现在脾所主之四肢，出现"手足自温"、"四肢烦疼"，诚如《伤寒论》太阴篇274、278两条所说："太阴中风，四肢烦疼"，"伤寒脉浮而缓，手足自温者，系在太阴"。太阴兼表，表里同病，论其成因，有素体脾虚，复感外邪；有太阳表证，误用下法，损伤脾阳，而表证未除等。表里同病，治法当分先后轻重缓急。若太阴本证不重，而以表证为主，治当解表为先，遵276条所述："可发汗，宜桂枝汤。"桂枝汤外可解肌祛邪，内可调和脾胃，一方之中两法皆备。若表里同病，难分其轻重缓急，则当表里同治，可用桂枝人参汤，即理中汤加桂枝，理中汤温中散寒，桂枝兼解表邪，毕温中解表之功于一役。若表里同病，以太阴虚寒下利为主，甚至出现少阴肾阳虚衰而见下利清谷等危重急症，虽有表证，治应急当救里，如论中91条所说："伤寒，医下之，续得下利清谷不止，身疼痛者，急当救里，后身疼痛，清便自调者，急当救表，救里宜四逆汤，救表宜桂枝汤"。

（二）桂枝加芍药汤及桂枝加大黄汤证

《伤寒论》279条云："本太阳病，医反下之，因尔腹满时痛者，属太阴也，桂枝加芍药汤主之。大实痛者，桂枝加大黄汤主之。"病本为太阳表证，治法发汗解表，今医不辨病在表里，反而误用下法，误下损伤脾气，外邪乘虚内陷太阴，导致脾虚气滞络瘀，因而出现腹满疼痛等症。基于病情有轻重兼夹之别，论治又略有不同。若见腹满疼痛，时轻时重，时作时止，治宜桂枝加芍药汤，温阳和络。若见腹部胀满，疼痛持续不解，病兼阳明之实滞，仅用温阳和络难以胜任，还当兼用泻实导滞，宜桂枝加大黄汤主之。

本证腹满时痛与太阴病辨证纲要"腹满而吐"、"时腹自痛"的病机不尽相同，两者同中有异，辨证纲要不但腹满时痛，而且自利益甚，证属太阴虚寒，治法温中祛寒，宜理中四逆辈。本证脾虚气滞络瘀，虽腹满时痛，但不兼自利等症，治法温阳和络，宜桂枝加芍药汤。

桂枝加芍药汤即桂枝汤加芍药，方中桂枝合甘草，辛甘通阳；生姜、大枣，再合甘草补益脾胃；重用芍药六两和血脉，配桂枝之辛甘以共奏温阳和络止痛之功。桂枝加大黄汤，是于上方再加大黄二两，用桂枝加芍药汤治太阴脾虚气滞络瘀，用大黄泻阳明胃腑之实滞，故柯韵伯说："桂枝加芍药，小试建中之剂；桂枝加大黄，微示调胃之方。"然太阴病毕竟以脾胃虚弱为本，大黄、芍药，性偏破泄，所以在使用大黄、芍药时，必须充分考虑到正气虚弱的一面。如果病人脉弱无力，又见下利之证，虽有腹满时痛，甚或大实痛，大黄、芍药也不能用，倘若不得已而用之，亦应减少用量，因其人脾胃虚弱，大黄、芍药乃酸苦寒凉攻伐之品，可导致正气进一步损伤，甚者可致中虚气陷、洞泄不止等变证。所以《伤寒论》太阴篇280条说："太阴为病，脉弱，其人续自便利，设当行大黄、芍药者，宜减之，以其人胃气弱，易动故也。"

五、太阴病预后转归

太阴病有传经而来，转属太阴，有外受风寒，本经自病。太阴病以里虚寒证为主，但亦有素体脾虚、风寒直中之太阴表证。太阴病兼表证预后转归有二，一是274条所说："太阴中风，四肢烦疼，脉阳微阴涩而长者，为欲愈"。太阴外受风寒，其脉当浮，若脉浮取而微，说明风寒之邪在表不盛，主邪气微，脉沉取而涩，此乃太阴阳气不足，风寒外犯，气血运行不利，若脉由微涩转为长脉，长则气治，是正气恢复，气血充沛之征，邪微正复，故病为欲愈。二是278条所说："伤寒，脉浮而缓，手足自温者，系在太阴。太阴当发身黄，若小便自利者，不能发黄。"太阴为湿土之脏，太阴风寒表证，因失治而病由表入里，外寒与内湿相合，寒湿郁滞，土困木郁，影响肝胆疏泄，而致胆汁外溢发黄，如果小便自利，虽病由表入里，但湿邪有下泄之路，不致内郁，则不能发黄。

太阴阳虚寒湿内盛之里虚寒证其预后转归亦有二端，一为太阴脾阳来复，疾病向愈。即278条所说："至七八日，虽暴烦下利日十余行，必自止，以脾家实，腐秽当去故也。"病至七八日，若骤然出现烦扰不安，乃脾家实，脾阳来复，阳气伸展，与邪剧争所致。下利日十余行，则是正邪相争，正胜邪却的反映。由于脾阳恢复，运化正常，清阳能升，浊阴能降，原来滞留于肠中的腐秽湿浊得以从下排出，当腐秽湿浊尽去之时，则利必自止，但脾阳恢复之下利与阳虚寒盛之下利一为病情向愈，一为病情恶化，不可混为一谈，临床应从整体出发，综合病人全面症状表现进行辨证，在烦利的同时，见手足温和，精神慧爽，腹痛渐止，苔腻渐化，脉转调匀，此为脾阳恢复，正复邪去，其利自止。假使手足厥冷，精神困顿，苔腻不化，脉微欲绝，则是阳虚转甚，病情恶化，其利决不止，甚则下利清谷。

其二因太阴与阳明同居中焦而为表里。阳明为胃，属阳土主燥，太阴为脾，属阴土主湿。所以阳明病多为里热燥实证，太阴病多为里虚寒湿证。寒与热，燥与湿，虚与实虽然相互矛盾，但在一定条件下又可相互转化，太阴病可由湿化燥，由寒变热，由虚转实，由阴出阳，转变为阳明病，所谓"实则阳明，虚则太阴"。太阴病转变为阳明病多因太阴病过用温燥之剂或寒湿郁久化热所致。太阴病转变为阳明病的主要标志是大便由下利转为大便硬。正如《伤寒论》阳明篇187条所说："伤寒脉浮而缓，手足自温者，是为系在太阴。太阴者，身当发黄，若小便自利者，不能发黄。至七八日，大便硬者，为阳明病也。"

六、小结

太阴病的性质为脾虚寒证。太阴病的成因有二，一是脾阳素虚，外感风寒，内伤生冷，本经自病；二是三阳经病，失治误治，转属而来。太阴病以脾阳虚弱、寒湿内盛为本证，临床多见腹满时痛、吐利、食不下、口不渴、舌淡脉弱等症，治宜温中祛寒，健脾燥湿，可用理中四逆一类方剂，禁用攻下。

太阴病兼变证有太阴病兼表证和太阴病腹痛二端。其兼表者因据表里轻重缓急选用桂枝汤、桂枝人参汤和四逆汤等方。其兼腹痛者应察腹满时痛与大实痛之异，应用桂枝加芍药汤和桂枝加大黄汤。

太阴病预后转归，太阴病兼表证有"脉阳微阴涩而长者为欲愈"和由表入里之别；太阴里虚寒证亦有脾阳来复，正胜邪去，疾病向愈和转属阳明两个方面，其转属阳明者，即"实则阳明，虚则太阴"之谓。

第五节 辨少阴病脉证并治

一、概述

少阴包括手少阴心和足少阴肾，并与手太阳小肠、足太阳膀胱相表里。少阴病为六经病变发展过程中的危重阶段。病至少阴，心肾虚衰，机体抗病能力明显衰退，多表现为全身性虚寒证。心属火，主血脉，又主神志，为君主之官，五脏六腑之大主。肾属水，主藏精，内寓真阴真阳，为先天之本，生命之根。心肾生理关系密切，心火下蛰于肾，肾水上奉于心，心肾相交，水火既济，阴阳交通，彼此制约，则心火不亢，肾水不寒，以维持人体正常生命活动。

少阴病，有病邪直中本经而成，亦有由他经病证传变而来，两者均可损伤心肾，而形成心肾虚衰的病变，其主要脉证为脉微细、但欲寐。由于致病因素和体质的不同，少阴病不但有从阴化寒的寒化证，而且有从阳化热的热化证。少阴寒化证，为心肾阳虚，阴寒内盛，以脉微细、但欲寐、无热恶寒、身蜷、呕吐、下利清谷、四肢厥逆、小便清利、舌淡苔白为主要脉证。少阴热化证，乃肾阴虚于下，心火亢于上，以心烦不得眠、口燥咽痛、舌红少苔、脉细数为主症。

少阴病虽有寒化热化二端，但以寒化证为主。少阴病的治疗原则，寒化证治宜温经回阳，四逆汤是其代表方剂；热化证治宜育阴清热，黄连阿胶汤为其代表方剂。少阴病属里虚病变，非阳气虚衰，即阴液亏损，故禁用发汗攻下等法。至于少阴寒化证兼表之温经发表，少阴热化证兼里实之急下存阴，则为随证施治之法。

二、少阴病辨证纲要

少阴属心肾两脏，心主血，属火，肾主水，藏精，内寓真阴真阳，病及少阴，则心肾两虚，阴阳气血俱不足，故出现脉微细、但欲寐之症。正如论中281条所说："少阴之为病，脉微细，但欲寐也。"脉微，即脉微弱无力，似有似无，乃心肾阳衰，无力鼓动血行所致；脉细，即脉形细小如丝，为阴血虚少，不能充盈脉道所致。心肾阳虚，阴寒内盛，神失所养，则但欲寐。《素问·生气通天论》云："阳气者，精则养神。"但欲寐是指精神萎靡不振，神志恍惚昏沉，而呈似睡非睡的状态，它与太阳邪去神恬的嗜卧，阳明高热神昏的嗜卧均迥然有别，不可误认。临床只要见到脉微细，但欲寐，就说明少阴阳气已虚，因此可以把脉微细但欲寐一脉一症作为少阴寒化证的辨证提纲。除上述脉证外，论中282条又补充了少阴虚寒证的辨证鉴别要点。条文说："少阴病，欲吐不吐，心烦，但欲寐，五六日自利而渴者，属少阴。虚故引水自救，若小便色白者，少阴病形悉具，小便白者，以下焦虚有寒，不能制水，故令色白也。"少阴病欲吐不吐、心烦、自利而渴，似属热证，但审其小便色白，乃下焦虚寒，不能制水。本证乃少阴阳虚，阴寒上逆，影响胃腑，胃失和降，故欲吐，胃中无物而复不能吐。阳虚阴盛，虚阳上扰，虚阳与寒邪相争，心神不宁，则心烦。少阴肾阳虚衰，不能温暖脾土，脾失健运升清，因而发生自利。下焦阳衰不能蒸化津液，津液不能上承，所以口渴。本条从口渴辨下利属少阴，而非太阴之自利不渴。从小便清长，辨心烦口渴属少阴虚寒，而不是热盛伤津。其辨证鉴别，步步深入。始从自利口渴与否辨病位之太阴少阴所属，继以小便色泽辨病性之寒热所主，对临床辨证鉴别极有指导意义。

少阴病为心肾两虚，阴阳气血俱不足。其治疗原则不外扶阳抑阴和育阴清热两法。无论阳虚之脉微，还是阴虚之脉细弱涩，均不可用发汗攻下之法，否则误用汗下，必致少阴阳亡阴竭。所以《伤寒论》285、286两条说："少阴病，脉细沉数，病为在里，不可发汗"；"少阴病，脉微，不可发汗，亡阳故也；阳已虚，尺脉弱涩者，复不可下之。"

三、少阴病本证辨治

（一）少阴寒化证

1. 四逆汤证

少阴病本证寒化证，即少阴阳虚、阴寒内盛之证。少阴心肾阳虚，无力鼓动血行，不能温养心神，所以脉微细、但欲寐为其主要脉证。少阴阳虚，不能温煦四肢，则手足厥冷，恶寒蜷卧。少阴肾阳虚衰，不能温暖脾土，脾失健运，浊阴上逆，清阳不升，升降失司，则呕吐下利，甚则下利清谷。下焦阳虚寒盛，不能制水，则小便清长。正如论中387条所说，吐利，恶寒，手足厥冷者，四逆汤主之。少阴阳虚，阴寒上逆，如282条所述可见欲吐不吐之症。若少阴阳虚不能制水，寒饮停于膈上，出现干呕，此为阳虚饮停，治当用四逆汤，温运脾肾之阳以化寒饮，阳复饮去，则病可愈。若痰食之邪阻滞胸膈，胸阳被阻，不得布于四末，故手足寒，脉弦迟；邪阻胸中，正气向上祛邪，可出现饮食入口则吐，心中愠愠欲吐，复不能吐之症。邪阻胸中，治宜涌吐邪实。本证与少阴阳虚饮停膈上之证，虽症状相似，但一实一虚，一宜涌吐，一宜温化，不可不辨。所以论中324条说："少阴病，饮食入口则吐，心中温温欲吐，复不能吐，始得之，手足寒，脉弦迟者，此胸中实，不可下也，当吐之。若膈上有寒饮，干呕者，不可吐也，当温之，宜四逆汤。"然临证之时，典型的少阴阳虚阴寒内盛证，较易辨识。但当证候尚不显著时，医者容易忽略，及至险象卒至，虽经急救，也难保十全。如果能于亡阳之前，就急与温阳，岂不事半功倍。故论中323条说："少阴病，脉沉者，急温之，宜四逆汤。"本条提出"脉沉"作为"急温之"的依据，示人见微知著，防微杜渐之意。但脉沉仅说明病在里，不能准确地表明是虚是实，因此应结合少阴病提纲，脉沉当是脉沉微细，乃阳气虚衰，阴寒内盛之标志，已显露少阴虚寒之本质，故治宜急温，防患于未然，若必待下利清谷，手足厥逆，脉微欲绝等症俱见，则病情危笃，良机已失，所以温法不可不急。四逆汤即甘草干姜汤与干姜附子汤合方而成，主治少阴病阳虚阴盛的四肢厥冷，故方名四逆。方中附子温肾回阳，干姜温中散寒，炙甘草温养阳气，三药配伍，共奏回阳救逆之功。

2. 通脉四逆汤证

少阴寒化证四逆汤证的病理为少阴阳虚，阴寒内盛，如果疾病进一步发展，少阴阳气大衰，阴寒更盛，则成少阴阴盛格阳证。《伤寒论》317条说："少阴病，下利清谷，里寒外热，手足厥逆，脉微欲绝，身反不恶寒，其人面色赤，或腹痛，或干呕，或咽痛，或利止脉不出者，通脉四逆汤主之。"本条即论述少阴阴盛格阳证治。病由阳虚阴盛转为阴盛格阳，其脉证亦由脉微细，下利，恶寒转为脉微欲绝，下利清谷，身反不恶寒，其人面色赤。阳气大衰，阴寒内盛，不能温煦鼓动血行，不能温蒸腐熟水谷则有手足厥逆，下利清谷，脉微欲绝等症。身反不恶寒，其人面色赤，乃阴盛格阳所致。虚阳被格于外，则身反不恶寒，虚阳被格于上，则其人面色赤。所谓"里寒外热"是指内有真寒外有假热。由于证情危重，或然之症甚多。若脾肾阳虚，气血凝滞则腹痛，阴寒犯胃则干呕，虚阳上浮，郁于咽嗌则咽痛，阳气大衰，阴液内竭，则利止而脉不出。本证身反不恶寒，其人面色赤，应与阳明病不恶寒，面合色赤属于实热者相鉴别，虚阳浮越的面赤必浅红娇嫩，游移颧颊，时隐时现。其不恶寒，反欲得近衣，正如论中 11 条所述："病人身太热，反欲得近衣者，热在皮肤，寒在骨髓也。"其身热仅病人自觉发热，热必不甚，久按之则不热，且必伴内有真寒之证。阳明实热之不恶寒，正如论中 182 条所说："身热，自汗出，不恶寒，反恶热也。"其身热为里热熏蒸，按之灼手。面赤是满面通红而不游移，且必伴里热之证。两者一虚一实，应仔细鉴别。

本证属阴盛格阳，较之阳虚阴盛的四逆汤证为重，故非四逆汤所能胜任，而用通脉四逆汤主治。通脉四逆汤与四逆汤药味相同，但倍用干姜，重用附子，因而温阳驱寒的力量更强，三药合用，有破阴回阳，通达内外之功。因其能治阴盛格阳之脉微欲绝，所以方名通脉四逆，以区别于四逆汤。若面色赤，加葱白以通格上之阳；腹中痛，加芍药活血和络；干呕，加生姜，取其和胃降逆；咽痛，加桔梗利咽开结；利止脉不出，加人参益气阴，固脱复脉。方后提出"病皆与方相应者，乃服之"示人处方选药，必须符合病机，兼证不同，又当随证加减，才能收到预期效果。

3. 白通汤及白通加猪胆汁汤证

少阴病阴盛格阳证有格阳于外和格阳于上之别，阴盛于下，格阳于上，又称阴盛戴阳证。其证候特点为周身寒象，面部独赤。《伤寒论》314、315 条云："少阴病，下利，白通汤主之。""少阴病，下利，脉微者，与白通汤。"原文并未提到面赤，但白通汤由附子、干姜、葱白三药组成，从 317 条通脉四逆汤方后加减法有"面赤者加葱九茎"因而推知白通汤证必有面赤。本证下利，脉微，乃少阴阳虚，阴寒内盛，下焦不能温煦，水谷不别所致。既属少阴虚寒证，当具有但欲寐、手足厥冷、脉微细或沉微等症。其面赤，是阴寒盛于下，虚阳被格于上。所以本证为少阴阴盛戴阳证。然其病情较通脉四逆汤证为轻，故不用大剂量通脉四逆汤，较四逆汤又有格阳于上的病机，所以亦不选用四逆汤，而用白通汤主治。如果服用白通汤后，病势反而增剧，不但下利不止，反而出现厥逆无脉、干呕心烦等症，此非药不对证，乃病重药轻，所以服药未能奏效，反而格拒增甚，此为过盛之阴邪与阳药发生格拒，治疗仍用白通汤，更加入咸寒之猪胆汁、人尿，引阳入阴，使热药不致被阴寒所格拒，而达到通阳破阴的目的。服用白通加猪胆汁汤有顺逆两种转归。一是脉暴出，或见浮散而大，或见急促无根，为阴液枯竭、孤阳暴脱的征象，预后极坏，故曰"死"。若服药后脉搏逐渐恢复，以致脉象调匀和缓，是阴液未竭、阳气渐复之象，预后较好。所以论中 315 条说："利不止，厥逆无脉，干呕，烦者，白通加猪胆汁汤主之。服汤，脉暴出者死，微续者生。"

白通汤，方用附子启下焦之阳上承于心，干姜温中土之阳以通上下，葱白辛滑通利，宣通上下，以解阴阳格拒，因葱白能通阳气，故名白通汤。三药合用，有破阴回阳，宣通上下的作用。白通加猪胆汁汤，即白通汤加人尿、猪胆汁，白通汤可破阴回阳，宣通上下，人尿、猪胆汁咸苦而寒，引阳入阴，使热药不为阴寒所格拒，更好地发挥回阳救逆的作用。

4. 真武汤证

少阴病，肾阳本虚，病至数日，迁延不已，邪气渐深，肾阳日衰，阳虚寒盛，水气不化，泛滥为患，而成阳虚水泛证。论中316条说："少阴病，二三日不已，至四五日，腹痛，小便不利，四肢沉重疼痛，自下利者，此为有水气，其人或咳，或小便利，或下利，或呕者，真武汤主之。"少阴阳虚水泛，水饮浸淫肢体，则四肢沉重疼痛。水饮浸渍胃肠，阻滞气机，则下利腹痛。水气停蓄于内，膀胱气化不行，则小便不利。原文"此为有水气"概括了本证阳虚水泛的病机。水饮内停，可随气机升降而变动不居，无处不到，故多有或然之证。如水气上逆犯肺，则为咳；冲逆犯胃，胃失和降，则为呕；下趋大肠，传导失司，则下利更甚。下焦阳虚，不能制水，则又可见小便利。见证虽有不同，但总属肾阳虚衰，水气泛滥为患，故用真武汤主治。

真武汤，方用附子辛热以壮肾阳、使水有所主。白术燥湿健脾，使水有所制。生姜佐附子助阳，宣散水气，是于主水之中有散水之意。茯苓佐白术健脾，淡渗利水，是于制水之中有利水之用。芍药活血脉，利小便，又可敛阴和营，制姜附刚燥之性，使之温阳利水而不伤阴。全方共奏温肾阳，利水气之功。若咳者，是水寒犯肺，加干姜、细辛以散水寒，加五味子以敛肺气；小便利则不需利水，故去茯苓，下利甚者，是阳衰阴盛，芍药苦泄，故去之，加干姜以温里；呕为水寒犯胃，加重生姜用量，以和胃降逆，原方去附子，因附子为本方主药，似不宜去。

5. 附子汤证

少阴阳虚，阴寒气盛，寒湿不化，湿性重浊，易浸渍经脉，痹阻骨节而成少阴阳虚寒湿证。论中304、305两条云："少阴病，得之一二日，口中和，其背恶寒者，当灸之，附子汤主之。""少阴病，身体痛，手足寒，骨节痛，脉沉者，附子汤主之。"此即少阴阳虚寒湿证。少阴阳虚，不能温煦，故手足寒，背恶寒。阳气虚弱，寒湿凝滞经脉肌肉骨节，故身体痛，骨节痛。阳虚升举无力，加之寒湿凝滞，故脉沉。所谓"口中和"，指口中不苦，不燥，不渴，表明里无热邪。本证身体痛，骨节痛，颇似太阳表实的麻黄汤证，但两者病因一以寒为主，一以湿为主，其疼痛性质自有紧痛重痛之分，加之前者发热脉浮，后者无热脉沉，临证不难鉴别。背恶寒一症，其与阳明白虎加人参汤证背微恶寒，因两证病因病机有寒热虚实本质不同，除背恶寒本身有程度轻重，背寒部位有大小差异外；其伴随症状有根本区别，例如本证所述的"口中和"和白虎汤证的"口燥渴"。所以本证用附子汤温经祛寒除湿。

附子汤方中重用炮附子，温经扶阳，祛寒除湿，以止疼痛。配伍人参，温补元阳，与茯苓、白术合用，健脾以除寒湿，佐芍药和营血而通血痹，可加强温经止痛的效果。本证治疗，在服附子汤的同时，还可兼用灸法以壮元阳，除寒湿，可以加强药物温经散寒的作用。附子汤证与真武汤证，同属肾阳虚兼水湿为患，附子汤证阳虚较甚，寒湿之邪凝滞骨节之间，以身体痛、骨节痛为主；真武汤证为阳虚而水气浸渍内外，以头眩、心悸、身瞤动为主。两方的药味大部相同，皆用附术苓芍，所不同者，附子汤附术倍用，并伍人参，重在温补元阳；真武汤附术半量，更佐生姜重在温散水气。

6. 桃花汤证

《伤寒论》306条云："少阴病，下利，便脓血者，桃花汤主之。"307条云："少阴病，二三日至四五日，腹痛，小便不利，下利不止，便脓血者，桃花汤主之。"下利便脓血，一般多属热证。本证下利便脓血，乃脾肾阳虚的虚寒证。脾肾阳虚，水谷不别则下利。下利日久，脾阳更虚，肾阳愈损，统摄无权，关门不固，则下利不止，甚则滑脱不禁。阳虚阴盛，寒邪凝滞则腹痛。下利不止，津液损伤，化源不足则小便不利。阳虚阴盛，寒伤脉络，阳气虚陷，不能统摄，所以便脓血。本证下利便脓血，当与热证下利便脓血鉴别。热证下利便脓血，血色鲜明，气味臭秽，伴里急后重和肛门灼热。桃花汤证下利便脓血，色泽晦暗，滑脱不禁，其味腥冷，伴腹痛绵绵，喜温喜按，口淡不渴，治宜桃花汤温涩固脱。

桃花汤以赤石脂温阳涩肠固脱为主药，辅以干姜温中散寒，佐以粳米补益脾胃。赤石脂一半全用入煎，取其性温之气；一半为末，取其酸涩之味，三药合用有温涩固脱之功。本方所治不一定必有脓血，凡滑脱不禁，皆可应用。但对实邪未尽者，不可用之，以免留邪为患。

（二）少阴热化证

1. 黄连阿胶汤证

少阴病，由于致病因素和体质的不同，有寒化与热化两种不同证候。论中303条说："少阴病，得之二三日以上，心中烦，不得卧，黄连阿胶汤主之。"本条即论述少阴热化证治。本证多因肾阴素亏，复感外邪，邪入少阴，从阳化热而成；或外感热邪，热入下焦，灼伤肾阴；或由阳明之热灼伤真阴所致。少阴病，得之二三日以上，若为阳虚阴盛的寒化证，当以"但欲寐"为主证，今出现心中烦，不得卧，可知肾阴已虚，邪从热化。肾水亏于下，心火亢于上，心肾不交，水火不济，故心中烦而不得卧。病为肾阴虚，心火亢，是证当有咽干口燥、舌红苔黄、脉沉细数等症，其与阳虚阴盛、虚阳浮越、阴阳离绝的烦躁不得卧不同。本证与阳明栀子豉汤证的虚烦不得眠亦当鉴别。栀子豉汤为热郁胸膈，而肾水不亏，其心烦较重，甚则心中懊憹，反复颠倒，胸中窒，心中结痛，苔黄，脉数有力。治宜清宣郁热。本证为阴虚火旺，除阴虚外，尚有邪热一面，治宜黄连阿胶汤，滋阴清热。

黄连阿胶汤，方中黄连、黄芩清心火，阿胶、芍药、鸡子黄滋肾阴、养营血、安心神，如是心肾得交，水火既济，则心烦不得卧等证自愈。用于邪实正虚、阴虚阳亢之证，效果显著。

2. 猪苓汤证

少阴病有寒化热化之别，少阴下利证亦有寒热之分。论中319条说："少阴病，下利六七日，咳而呕渴，心烦不得眠者，猪苓汤主之。"本证下利，伴有口渴，心烦不得眠，再与阳明篇223条："脉浮发热，渴欲饮水，小便不利者，猪苓汤主之"相参，可知本证病机为阴虚有热，水气不利。水饮偏渗大肠则下利，水气上逆犯肺则咳，犯胃则呕，阴虚有热，心神不宁，则心烦不得眠。阴液亏虚，加之水气内停，则口渴。从223条可知，本证还有小便不利、发热等症。治疗当用猪苓汤，育阴清热利水。

本证下利口渴心烦与282条见症相同，但彼属阳虚阴盛，虽心烦而仍但欲寐、小便清长。此属阴虚有热，水气不利，心烦却不得眠，小便不利。本条下利咳呕与阳明水泛的真武汤证相似，两者都是水气为患，但一是阳虚寒盛，一是阴虚有热，其症状的寒热属性自当有别，如舌淡苔白与舌红苔黄，脉沉微与脉细数，小便色泽淡赤，不难鉴别。至于本证与黄连阿胶汤同属少阴热化之证，均有心烦不得眠之主症，但本证兼有水气不利，其兼咳呕，舌苔白滑不净、小便不利等水饮下蓄上逆之证，自有不同。

猪苓汤方义参见阳明篇。

四、少阴病兼变证辨治

（一）麻黄附子细辛汤证与麻黄附子甘草汤证

少阴病，是里虚寒证，一般不发热，正如论中7条所说："病有发热恶寒者，发于阳也；无热恶寒者，发于阴也。"然论中301条却有："少阴病，始得之，反发热，脉沉者，麻黄附子细辛汤主之。"今病始得之即有发热，与少阴病虚寒证无热恶寒之常不同，所以说"反发热"。发热乃邪犯太阳之表，正邪相争所致。但单纯太阳表证，其脉应浮，今脉沉，可知病为少阴里虚寒证，脉证合参，本证为少阴兼表证。太阳与少阴相表里，太阳少阴两经同病，又称太阳少阴两感证。表里同病，一般来说，里实不虚者，当先表后里。但在里虚寒时，则应先里后表。如论中91条有"伤寒，医下之，续得下利清谷不止，身疼痛者，急当救里；后身疼痛，清便自调者，急当救表。救里宜四逆汤，救表宜桂枝汤。"本证虽属里虚寒，但虚寒不甚，故治用麻黄附子细辛汤温经解表，表里双解。若里虚寒较甚，见有下利，腹胀满，甚则下利清谷者，乃当先温其里，再行解表，不可表里同治。如论中372条说："下利，腹胀满，身体疼痛者，先温其里，乃攻其表，温里宜四逆汤，攻表宜桂枝汤。"

麻黄附子细辛汤，方用麻黄解表邪，附子温肾阳，细辛气味辛温雄烈，佐附子温经，麻黄解表，三药合用，补散兼施，于温阳中解表，解表又不伤阳气。麻黄附子甘草汤证，正如原文302条所说："少阴病，得之二三日，麻黄附子甘草汤微发汗，以二三日无里证，故微发汗也。"本证与麻黄附子细辛汤证均属少阴兼表证。但因无呕吐肢厥，下利清谷，神疲欲寐等少阴里虚寒之典型证候，所以温经解表并用，表里同治。然与前条相比，其言始得之，是证势稍急，邪气稍盛。本证言得之二三日，是证势较缓，邪气稍退，日久正气较虚。故在用药上，前者以细辛之升，温经散寒，本证则以甘草之缓，取其微汗，且可益气和中，保护正气。

（二）少阴三急下证

少阴病虽以阳虚阴盛的里虚寒证为主，但亦有从阳化热的热化证。邪入少阴，灼伤肾阴，病从热化，而成少阴真阴亏虚，阳明肠腑燥实之土燥水竭之证。正如论中320、321、322三条所说："少阴病，得之二三日，口燥咽干者，急下之，宜大承气汤"；"少阴病，自利清水，色纯青，心下必痛，口干燥者，急下之，宜大承气汤"；"少阴病，六七日，腹胀，不大便者，急下之，宜大承气汤"。少阴肾阴亏损，则口燥咽干，阳明肠腑燥热内结，则腹胀，不大便，心下疼痛，甚则燥结成实，逼迫肠中津液下渗，所以自利纯属稀水，不夹渣滓，而且颜色青黑。以上三条，统称少阴三急下，因叙证简略，各有侧重，当联系互参，不可孤立看待，其总的病机为少阴阴虚，阳明燥实，有土燥水竭之势，故治当急下阳明之燥实，以救少阴欲竭之阴。有医家认为其与阳明三急下同源异流，故当与阳明篇三急下互勘，以求全面理解。

（三）四逆散证

《伤寒论》318条云："少阴病，四逆，其人或咳、或悸、或小便不利、或腹中痛、或泄利下重者，四逆散主之。"本条所论四逆，乃肝胃气滞，气机不畅，阳郁于里，不能通达四末所致，与少阴病阳虚阴盛之四逆不同。本证四逆，虽亦冠以"少阴病"，但非阳虚不能温煦所致，故其四逆不仅程度较微，而且无脉微细、但欲寐等少阴虚寒见证。诚如李中梓所说："此证虽云四逆，必不甚冷，或指头微温，或脉不沉微，乃阴中涵阳之证，惟气不宣通，是以逆冷。"肝胃气滞，气机失常，升降失司，每多或然之证。然腹中痛、泄利下重是肝胃气滞的常见证候，当为本证辨证眼目，所以柯韵伯说："条中无主证，而皆是或然证，四逆下必有阙文，今以泄利下重四字，移至四逆下，则本方乃有纲目。"其咳乃肝气犯肺，肺寒气逆。肝胃气郁，三焦决渎失职，水道不通，水饮内停，上凌于心则悸，下蓄膀胱则小便不利。所以治疗当用四逆散疏肝和胃，透达阳郁。

四逆散用柴胡疏肝解郁，透达阳气。枳实行气散结，宣通胃络，两者一升一降，使气机升降正常。芍药调肝和脾，甘草缓急和中，四药合用，可使肝气条达，阳郁得伸，诸证自除。若咳者，加五味子、干姜温敛肺气。心悸加桂枝通阳。小便不利为水气不化，加茯苓利水。泄利下重为气郁不舒，加薤白通阳行气。腹中痛确系虚寒所致，附子亦可酌量加入。

五、少阴病咽痛证辨治

《灵枢·经脉》云："肾足少阴之脉，其直者，从肾上贯肝膈，入肺中，循喉咙，挟舌本。"邪客少阴经脉或少阴经脉失养，均可引起咽喉疼痛，故论中310至313四条皆论述少阴病咽痛证治。310条云："少阴病，下利，咽痛，胸满，心烦，猪肤汤主之。"311条云："少阴病二三日，咽痛者，可与甘草汤，不差者，与桔梗汤。"312条云："少阴病，咽中伤，生疮，不能语言，声不出者，苦酒汤主之。"313条云："少阴病，咽中痛，半夏散及汤主之。"根据上述原文，简述少阴病四种咽痛证治。猪肤汤证，其病机为少阴阴虚。阴虚火旺，经脉失养，故咽痛，多伴咽干，咽喉红肿不甚，痛势不太剧烈，与风热邪客咽喉之咽喉红肿热痛有轻重之别；与阴盛阳虚、虚阳郁于咽嗌的咽痛不红不肿不同。阴虚火旺，虚火上炎下迫，故有胸满心烦、下利等症，治用猪肤汤，滋肾润肺补脾。本方为滋润平补之剂，猪肤滋肾水而润燥，白蜜甘寒润肺，白米粉甘淡补脾和中止利。甘草汤所治咽痛，乃邪热客于少阴经脉所致，故用一味生甘草为方，清解客热，如果服后咽痛未除，可再加桔梗，辛开散结，以开肺利咽。苦酒汤所治咽痛，乃因咽喉外伤，痰火郁阻，局部发生溃疡，脓性分泌物塞于咽喉，使声门不利，故不能言语，声不得出，治以苦酒汤，清热涤痰，敛疮消肿。方中半夏涤痰散结，佐以鸡子黄甘寒润燥止痛，更用苦酒敛疮消肿。半夏散及汤证，其病机为寒邪痰湿客阻咽喉，咽喉疼痛较甚，咽虽痛而不红肿，舌淡苔润而滑，多伴恶寒、气逆、痰涎缠喉、咳吐不利等证，所以治用半夏散及汤，散寒通阳，涤痰开结。方中半夏涤痰开结，桂枝通阳散寒，甘草缓急止痛，白饮和服，取其保胃存津，兼防桂枝、半夏之辛燥劫阴。本方为散剂，若不能服散者，亦可作汤剂服，即为半夏汤，合称之为半夏散及汤。

六、少阴病转归预后

少阴病的发生，或由本经自感外邪，或由他经传变而来。太阳与少阴为表里关系。太阳病失治误治，损伤正气，正气虚衰，太阳之邪最易陷入少阴，如太阳篇的桂枝加附子汤证、桂枝甘草汤证、干姜附子汤证和炙甘草汤证。少阴之病，阳复太过，热移膀胱，脏邪还腑，如论中293条云："少阴病，八九日，一身手足尽热，以热在膀胱，必便血也"，即是少阴病热移膀胱证。所谓"实则太阳，虚则少阴"。太阴和少阴有母子关系，火能生土，当太阴脾阳虚严重时，则累及少阴肾阳，而为脾肾阳虚之证，所以太阴多传少阴。然少阴内寓真阴真阳，所谓"五脏所伤，穷必及肾"，说明其他几经病变均可内传少阴。病至少阴，阳气已虚，阴寒内盛，其预后吉凶，关键在于阳气之存亡。如少阴兼表之证，如及时辨证，正确治疗，阳气来复，邪气退却，其病可愈，如论中290条说"少阴中风，脉阳微阴浮者，为欲愈"。否则，误用火法，强发其汗，必成伤津动血变证。正如论中294条所说："少阴病，但厥，无汗，而强发之，必动其血，未知从何道出，或从口鼻，或从目出者，是名下厥上竭，为难治。"至于少阴里虚寒证，是六经病变的危重阶段，其病情严重，病势险恶，稍有疏忽，则有亡阳的危险，所谓"阳存则生，阳亡则死"。少阴里虚寒证的好转与恶化，皆以阳气的盛衰为转移，如果经过正确治疗后，阳气逐渐恢复，正如论中287、288和289三条所说："自下利，脉暴微，手足反温，脉紧反去，虽烦，下利必自愈"，"若利自止，手足温者"，"时自烦，欲去衣被者"，也就是病由四肢厥冷转为温暖，下利或下利清谷逐渐停止，时觉心烦，欲去衣被，脉象由微弱转为和缓，这是阳复阴退、正胜邪却的佳兆，预后良好。如果治疗不当，或病情转重，正如论中295至300条所说："身踡而利，手足逆冷"，"吐利，躁烦四逆"，"下利止而头眩，时时自冒者"，"脉不至，不烦而躁者"，"少阴病六七日，息高者"，"烦躁不得卧寐者"，此皆为阳气将脱、阴液欲竭、阴阳离绝的危重证候，预后不良。临床若遇是证，应全力进行救治，不可视之待毙。

七、小结

少阴病可分为寒化证和热化证两大类，而以寒化证为主。寒化证病机是心肾阳虚，阴寒内盛，故以脉微细、但欲寐为辨证提纲。阳虚阴盛，除提纲脉证外，多伴有恶寒、踡卧、肢冷、下利清谷、小便清长等症。其治疗原则为扶阳破阴。阳虚寒盛，治用四逆汤温阳祛寒；阴盛格阳，治用通脉四逆汤通达内外阳气；阴盛戴阳，治用白通汤宣通上下阳气，若服阳药被阴寒格拒者，可加猪胆汁、人尿咸苦反佐，即白通加猪胆汁汤；下利便脓血滑脱不禁者，治以桃花汤温肾涩肠固脱；阳虚水泛，又当用真武汤温肾阳，利水气；阳虚寒湿凝滞，则应以附子汤温经驱寒除湿。热化证的病机为阴虚阳亢，以心中烦、不得卧为审证要点，治以育阴清热为法，黄连阿胶汤为其代表方。若兼有水气不利治宜猪苓汤育阴清热利水。

少阴兼变证，其兼表者，可用麻黄附子细辛汤、麻黄附子甘草汤温经解表；兼阳明燥实，真阴将竭，治当急下存阴；若肝胃气滞、阳气内郁者，可用四逆散，疏肝解郁、透达阳气。少阴病咽痛证，有属阴虚者，治宜猪肤汤；有因客热上干，治宜甘草汤或桔梗汤；有属咽伤生疮，治宜苦酒汤；若客寒上犯，可用半夏散及汤。

少阴病有本经自感而成，亦有由他经传变而来。太阳与少阴相表里，太阴与少阴母子相生，故传经者以太阳、太阴最为常见。少阴病以里虚寒证为主，是六经病变发展过程中的危重阶段，其预后诊断极为重要，但主要取决于阳气的存亡，一般是阳回可治，阳不回者预后不良，也就是说，阳存则生，阳亡而死。

第六节 辨厥阴病脉证并治

一、概述

　　厥阴包括手厥阴心包和足厥阴肝，并与手少阳三焦、足少阳胆相表里。厥阴为三阴之末，所谓二阴交尽，一阳初生，故厥阴为阴尽阳生之经。邪入厥阴，肝失条达，犯胃乘脾，而表现为上热下寒的寒热错杂证。厥阴肝为风木之脏，主藏血而内寄相火，性喜条达而主疏泄，对脾胃受纳运化功能有着重要的作用。心包为心之外卫，代心用事，心包之火以三焦为通路，而达于下焦，使肾水温暖而涵养肝木，如此下焦温暖，上焦清和，以促进脏腑机能活动。

　　厥阴病大多由他经传变而来，既可由太阴、少阴传入，又可从三阳内陷。其中少阳之邪最易陷入厥阴，以少阳与厥阴相表里，少阳病里虚，邪易传入厥阴。厥阴病阳复，邪亦可转出少阳。厥阴病主要包括以下几种类型：一为肝木横逆、犯胃乘脾的上热下寒证，二为阴阳逆乱不相顺接的四肢厥冷证。此外，病入厥阴，邪从热化，可表现为单纯的热证；又有邪从寒化，而表现为单纯寒证者。

　　厥阴病的治法，因证而异，上热下寒，寒热错杂者，宜寒温并用，清上温下，木土两调，乌梅丸是其代表方剂。寒证宜温，如肝寒胃逆者，当温肝降逆，用吴茱萸汤；热证宜清，如肝热迫肠者，当清热凉肝，用白头翁汤。因此，厥阴病治禁，不可一概而论，当随证分析。

二、厥阴病辨证纲要

　　厥阴为风木之脏，上接心火，成子母相应；下连寒水，为乙癸同源；中能疏土，促进脾胃运化功能。厥阴本身具有阴尽阳生极而复返的生理特性。病入厥阴，一方面木火上炎而为上热；另一方面火不下达，不能温暖肾水以涵养肝木而为下寒，于是形成上热下寒、寒热错杂之证。正如《诸病源候论》所说："阳并于上则上热，阴并于下则下冷。"所以《伤寒论》326条说："厥阴之为病，消渴，气上冲心，心中疼热，饥而不欲食，食则吐蚘，下之利不止。"本条为厥阴病辨证纲要。木火燔炽，津液被耗，则消渴；肝气横逆，气火上冲，故有气上冲心之症；厥阴之脉夹胃，上贯膈，肝经气火循经上扰，所以心中疼热，嘈杂似饥；肝木乘土，脾虚不能运化水谷，故不欲食，若强行进食则呕吐，如果肠中素有蛔虫，脾虚肠寒则蛔不安而上泛，进食时可随食气而吐出。证属寒热错杂，治当寒温并用，若只见其热而不见其寒，纯用苦寒之药以泻下，必更伤脾胃，使下寒更甚，而见下利不止等变证。本条居厥阴之首，其所述诸证反映了厥阴病上热下寒、寒热错杂的病理，故临证可以据此对厥阴病进行辨证论治。

三、厥阴病本证辨治

（一）乌梅丸证

《伤寒论》338条云："伤寒，脉微而厥，至七八日肤冷，其人躁无暂安时，此为脏厥，非蚘厥也。蚘厥者，其人当吐蚘，今病者静而复时烦者，此为脏寒，蚘上入其膈，故烦。须臾复止，得食而呕又烦者，蚘闻食臭出，其人常自吐蚘。蚘厥者，乌梅丸主之。又主久利。"本条辨脏厥与蚘厥的区别及蚘厥的证治。脉微而厥，脏厥与蚘厥均能见此脉证，然七八日后，不但四肢厥冷，而且发展到全身俱冷，烦躁无一刻安宁，此为脏厥，乃真阳极虚，脏气垂绝所致，其病情危重，预后不良。蚘厥的病人，脉微而厥，其四肢厥冷程度较轻，而无肤冷。此为肠中虚寒，胃中有热，上热下寒，寒热错杂，迫使蚘虫上扰，故心烦、呕吐，蚘虫不扰则烦止而安静。进食时，蚘因食气又动而窜扰，则呕而又烦，并会吐出蚘虫，这种蚘厥乃上热下寒的寒热错杂证，所以治疗用乌梅丸苦酸辛甘寒热并用，分治寒热，和胃安蚘。由于乌梅丸为寒热并用之方，故又可治疗寒热错杂的久利。

乌梅丸重用乌梅、苦酒之酸，为安蚘止痛之要药。配伍蜀椒、桂枝、干姜、附子、细辛之味辛性温以祛下寒；黄连黄柏之味苦性寒以清上热。用人参、当归益气养血。前人有云蚘得甘则动、得酸则静、得苦则下，得辛则伏。本方酸苦辛甘并投，寒热并用，清上温下，和胃安蚘，治疗蚘厥确有良效，因而后世奉为治蚘祖方。本方酸涩味偏重，而且温清并用，故又可治寒热错杂之久利。

由于本方出于蚘厥条下，长期以来，据此竟将乌梅丸作为治蚘的专方，则失之偏颇。本方未用驱蚘之药，亦非驱蚘之剂。以本方药物性味来看，不仅是辛酸苦，而且有白蜜、米粉之甘，酸甘配伍，能够滋阴，又能泄热，辛与甘合，功善温阳，辛与苦伍，又善通降，因此，本方绝非仅能治疗蚘厥，而应是治疗厥阴病寒热错杂的主方。厥阴提纲326条所述诸证，皆厥阴寒热错杂所致，故早在北宋庞安时所著的《伤寒总病论》中，于厥阴提纲条末已补充了"乌梅丸主之"，其实仲景于乌梅丸方后已有"又主久利"的记载。正如柯韵伯所说："看厥阴诸证与本方相符，下之利不止，与又主久利句合，则乌梅丸为厥阴主方，非只为蚘厥之剂矣。""仲景此方，本为厥阴诸证立法，叔和编于吐蚘条下，令人不知有厥阴之主方；观其用药与诸证符合，岂又吐蚘一证耶。"本方重用乌梅，既能滋肝，又能泄肝，酸苦辛甘寒温并用，诸药配伍，共奏滋阴泄热、温阳通降之功，用于厥阴病阴阳两伤，木火内炽，寒热错杂之证，最为允当。所以乌梅丸是厥阴病寒热错杂本证的主方。

（二）干姜黄芩黄连人参汤证

厥阴病本证，以上热下寒、寒热错杂的乌梅丸证为主，然亦有上热下寒、寒热格拒的干姜黄芩黄连人参汤证。正如论中359条所说："伤寒本自寒下，医复吐下之，寒格，更逆吐下，若食入口即吐，干姜黄芩黄连人参汤主之。"本条即论厥阴病上热下寒、寒热格拒证治。伤寒本自寒下，也就是说病人本有虚寒下利，从原文"寒格，更逆吐下"可知，病本为胃热脾寒上热下寒格拒之证，正确治疗应清上温下，交通阴阳，医者不察，反而误用吐下，误吐伤胃，伤下伤脾，使脾胃更伤，因而上热下寒格拒更甚。除脾虚之下利外，条文中的"若食入口即吐"是本证的辨证关键,王冰说:"食入即吐,是有火也"。《金匮要略·呕吐哕下利病脉证治》有:"食已即吐者,大黄甘草汤主之。"可见本证虽上热下寒、寒热格拒,但以上热,即胃热气逆为主,所以治疗用干姜黄芩黄连人参汤苦寒泄降,辛温通阳。

干姜黄芩黄连人参汤方用黄芩黄连苦寒以清上热,热除则吐自止。干姜辛温以祛下寒,寒除则利止。人参补中益气而和其中,交通上下。本方虽然也是寒温并用,但苦寒倍于辛温,所以清泄胃热为主。

(三)麻黄升麻汤证

《伤寒论》357 条说:"伤寒六七日,大下后,寸脉沉而迟,手足厥逆,下部脉不至,喉咽不利,唾脓血。泄利不止者,为难治,麻黄升麻汤主之。"本条论正虚邪陷阳郁,上热下寒寒热错杂的证治。伤寒六七日,邪气当传入里,若表邪未尽者,则当先解其表,表解里未和者,方可攻里,如果违背表里先后原则而径用攻下,大下之后,不仅正气虚损,且致邪气内陷于里,形成正虚邪陷,阳郁不伸,上热下寒之证。邪陷于里,阳气郁而不伸,故寸脉沉而迟;阳郁不能达于四末,故手足厥冷。热甚于上,灼伤津液,则咽喉不利,热伤肺络,故唾脓血。大下损伤脾胃,脾胃虚而寒甚于下,故下部脉不至,泄利不止。证属正虚邪陷,阳郁不伸,阴阳错杂,寒热并见,治寒碍热,治热碍寒,泻实则碍虚,补虚则碍实,故为难治。尽管如此,本证病机重在邪陷阳郁,上热下寒,故用麻黄升麻汤,复方取之,以发越阳郁,清上温下。

麻黄升麻汤方用麻黄、升麻为君,发越郁阳;当归为臣,温润养血,以防发散太过。葳蕤、芍药、天冬滋阴养血;石膏、知母、黄芩清在上之热;桂枝、干姜温在下之寒;茯苓、白术、炙甘草补益脾胃,共为佐使,诸药配伍,多而不杂,井然有序,共奏发越郁阳、清上温下之功。

四、厥阴病兼变证辨治

(一)厥阴寒证

厥阴为两阴交尽,其寒证可表现为寒之极。形成本证的原因为厥阴感寒与阳气衰微。寒为阴邪,易伤阳气,阳虚则生寒,故寒邪与阳虚互为因果。阳虚阴盛,阳虚不能温煦,致手足厥冷,本症为厥阴寒证的突出表现。其发病机理正如论中 337 条所说:"凡厥者,阴阳气不相顺接,便为厥,厥者,手足逆冷是也。"厥阴寒证之手足逆冷,乃阳虚不能温煦,阳气不能与阴气相顺接。所以厥阴篇 353、354、370、372、377 等条复举四逆汤及通脉四逆汤证,并以四肢厥冷为主证,其理在此。四逆汤及通脉四逆汤证均在少阴寒化详细讨论,故厥阴寒证重点讨论当归四逆汤证和吴茱萸汤证。

1. 当归四逆汤证

《伤寒论》351 条说:"手足厥寒,脉细欲绝者,当归四逆汤主之。"本条论血虚寒凝致厥的证治。本证称手足厥寒,不称手足厥冷,说明肢厥程度较轻,手足厥寒,若为阳虚阴盛所致,其脉必微;若为邪热内郁,阳气不能布达四肢,其脉必沉滑。今手足厥寒,其脉见细,可知此乃血虚感寒,寒邪凝滞,气血运行不畅,四肢失于温养所致。厥阴肝主藏血,血虚寒凝，血脉不畅，故脉细欲绝，所以治用当归四逆汤养血通脉，温通经脉。本条叙证简略，临床上常因寒邪凝塞的部位不同而有不同的见症。如寒邪凝滞经络者，可有四肢关节疼痛，或身疼腰痛；如寒凝胞宫者，可致月经不调，月经愆期，经来腹痛，量少色暗等证。若其人素有久寒痼冷，症见呕吐、腹痛，下利等；可在上方基础上，重加吴茱萸、生姜通阳散寒。正如论中 352 条所说："若其人内有久寒者，宜当归四逆加吴茱萸生姜汤。"

当归四逆汤即桂枝汤去生姜，倍用大枣，加当归、细辛、通草而成。方中当归、芍药养肝之血，桂枝、细辛温经散寒、甘草、大枣补益中气，通草温经脉，畅血行，诸药合用，有养血散寒、温经通脉之功。

2. 吴茱萸汤证

厥阴肝脉，挟胃属肝络胆，上贯膈，布胁肋，循喉咙之后，上入颃颡，上出与督脉会于巅顶。厥阴肝寒，浊阴之气循经上犯于胃，致胃寒气逆而干呕。正如论中 378 条所说："干呕，吐涎沫，头痛者，吴茱萸汤主之。"肝寒犯胃则干呕，胃阳不布，产生涎沫，随浊气上逆而吐出，肝寒循经上冲则头痛，大多在与督脉交会之处的巅顶。本证属厥阴肝寒犯胃，浊阴上逆，故治疗用吴茱萸汤，温肝暖胃，泄浊通阳。

《伤寒论》吴茱萸汤证共三条，一为阳明 243 条"食谷欲呕"；一为少阴 309 条"吐利，烦躁欲死"；一为本条"干呕，吐涎沫，头痛"。三条证虽不同，但阴寒内盛，浊阴上逆之病机相同，所以均用吴茱萸汤治疗。

吴茱萸汤方义见阳明篇。

（二）厥阴热证

厥阴兼变证，有邪从寒化的厥阴寒证，亦有邪从热化的厥阴热证。厥阴之热，或感受热邪，或阳气被郁，其热为真热，非虚阳外越之假热。厥阴热证，有 379 条厥阴之邪，外出少阳，由阴转阳的"呕而发热者"小柴胡汤证，有 374 条厥阴燥热内结的"下利，谵语"小承气汤证，此二证已在少阳、阳明篇重点介绍，本节根据厥阴病特点，重点介绍白虎汤证和白头翁汤证。

1. 白虎汤证

《伤寒论》350 条说："伤寒，脉滑而厥者，里有热，白虎汤主之。"本条论无形邪热郁遏在里致厥证治。伤寒，手足厥冷，临床常见为阳气虚衰，不能温煦所致。然阳气虚衰，不能鼓动血行，其脉必见微细。今脉滑而厥，可知其厥非阳虚不能与阴相接所致，乃热邪郁遏在里，阳与阴不能相顺接，阳气不能布达四肢，故手足厥冷，其病理正如 335 条所说："伤寒，一二日至四五日，厥者必发热，前热者后必厥，厥深者热亦深，厥微者热亦微，厥应下之。"证属邪热郁遏在里，也就是 350 条所说"里有热"，故治疗当清泄热邪，热去则阳气通达，肢厥可愈。

本条只论脉象，未及症状，用举脉略证之文法，结合阳明白虎汤证，本证除肢冷、发热外，当有胸腹灼热、烦躁、口干舌燥、小便黄赤等里热证。

白虎汤方义见阳明篇。

2. 白头翁汤证

《伤寒论》中所述下利，包括泄泻和痢疾两种疾病，而下利又有虚实寒热之别。论中

371、373 两条云："热利下重者，白头翁汤主之。""下利，欲饮水者，以有热故也，白头翁汤主之。"此两条论厥阴热利证治。本证下利，是指痢疾而言，古称"滞下"。热性痢疾，又伴下重，即腹中急迫而肛门坠重，此乃肝热下迫大肠，气滞壅塞，秽恶之物欲出而不得，是热性痢疾的特征。口渴、欲饮水者，乃因厥阴热邪灼伤津液所致。此两条原文叙证甚简，各举下重、欲饮水一症为辨证要点。由于厥阴肝经湿热郁滞，损伤络脉，故有下利便脓血、腹痛、发热、口渴、舌红苔黄、脉细数等证。证属厥阴肝经湿热下迫，治疗用白头翁汤清热燥湿，凉肝解毒。

白头翁汤，方中白头翁苦寒清热，尤能凉肝，有较好治疗痢疾作用，秦皮入肝，清热凉肝，两药相配，为治疗厥阴热利之主药。黄连黄柏苦寒清热燥湿，坚阴厚肠为佐，诸药合用，清上泻下，相得益彰，对肝经湿热痢疾，效果卓著。

五、厥阴病转归预后

厥阴为病，大多由他经传变而来，亦有外受风寒，本经自病。厥阴病以里之寒热错杂之证为本，但又有风寒直中之表证。厥阴表证转归预后有二。如 374 条所说"厥阴中风，脉微浮为欲愈，不浮为未愈。"厥阴风寒外犯，阳气来复，正能胜邪，其病可愈，若阳气不复，则病可由表入里，而出现厥阴里虚寒证。如论中 358 条说："伤寒四五日，腹中痛，若转气下趋少腹者，此欲自利也。"阳虚邪陷，病由表入里，其脉不浮，故病不愈。

厥阴寒热错杂之里证，若正确辨治，其病可愈。亦有厥阴之邪，外出其相表里之少阳，由阴转阳，而见"呕而发热者"，可用小柴胡汤治疗。若寒热错杂之证，或从寒化，或从热化则成厥阴纯寒证或厥阴纯热证。《伤寒论》为伤寒而作，厥阴篇对厥阴热证转归预后未予讨论，而对厥阴虚寒之证的转归预后论之甚详。厥阴为两阴交尽、一阳初生之经。厥阴病处于邪正互胜的相持阶段，寒邪胜表现为肢厥，阳气来复表现为发热，因此，临床通过厥与热的表现，可推断病势的进退与预后的良否。论中 331、336、342、334、341、332、333 等条作了具体论述。归纳之，一为厥热相应，乃正复邪除，病可自愈；二为厥多于热，乃阴胜而阳复不及，为病进；三为热多于厥，乃正能胜邪，为病退；四为热久不罢，乃阳复太过，亦为病进。然而阳复、阳亡、阳复太过的具体表现为：阳复愈候有 329 条"渴欲饮水"，360 条"微热脉弱"，361 条"微热汗出"；阳亡死候有 343、345 条"厥不还"，"厥不止"，362 条"脉不还，反微喘"，368 条"脉不还"，369 条"下利，脉反实"，344 条"躁不得卧"，346 条"汗出不止"；阳复太过，寒证变为热证有 363、367 条"必清脓血"，365 条"下利，脉大"。临床可据此判断厥阴虚寒证的转归与预后。

六、小结

厥阴为阴尽阳生之经，其病以上热下寒的寒热错杂证为主。厥阴上接心火，下连肾水。病入厥阴，木火上炎而为上热；火不下达则为下寒。提纲所述"消渴，气上撞心，心中疼热，饥而不欲食，食则吐蛔，下之利不止"是其典型证候，治应木土两调，清上温下，乌梅丸是厥阴病上热下寒、寒热错杂的代表方剂。厥阴病本证除乌梅丸证外，尚有胃热脾寒、寒热格拒的干姜黄芩黄连人参汤证和上热下寒、正虚阳郁的麻黄升麻汤证。

厥阴为二阴交尽，一阳初生，其兼之证有二，即厥阴病邪从寒化的厥阴寒证和邪从热化的厥阴热证。厥阴寒证,除四逆汤证和通脉四逆汤证外,主要有当归四逆汤证和吴茱萸汤证。前者为厥阴血虚感寒,寒凝血脉不畅,故治当养血散寒,温经通脉;后者为厥阴肝寒犯胃,浊阴上逆,治疗应温肝暖胃,泄浊通阳。厥阴热证,除小柴胡汤证和小承气汤证外,亦有白虎汤证和白头翁汤证两端。前者为厥阴邪热郁遏在里,阴阳不相顺接,阳气不能外达四末,故治用白虎汤,清泄热邪,热去阳气通达,肢厥可愈。后者为厥阴热邪下迫大肠而致热利下重,所以治用白头翁汤清热燥湿、凉肝解毒。

厥阴病转归预后:病为寒热错杂之里证,若正确辨治,其病可愈。此外,亦可转出少阳。厥阴寒证的转归预后,取决于阳气的存亡,阴盛阳亡或纯阴无阳,均为不治之候。若利止厥回肢温,表明阳气回复,预后良好。

第四章

《伤寒论》研究新进展

第一节　《伤寒论》六经实质研究

作为《伤寒论》的理论核心，六经辨证历来受到医家的高度重视。而对六经概念的理解，直接关系到对六经辨证体系的具体阐释和应用。因此，现代医家亦在继承前人成果的基础上，开展了大量的研究工作，取得了一定的成效。根据有关文献资料，我们可以看出，关于六经概念的现代认识，大约有以下几点：

（一）六经经络说

早在宋时，朱肱明确指出伤寒六经即手足阴阳十二经脉，六经病证即是由风寒邪气侵犯经脉所致。其后，从其说者，代不乏人。时至今日，治伤寒学者，亦十分重视经络在六经辨证体系中的地位，认为经络起着联系、沟通、交流、转化和促进等种种作用，充分体现了中医理论的整体观和辩证法思想。而经络学说的联系性，能够辩证反映出外感热病的阴阳表里寒热虚实的相互对立、依存及转化关系。因此，六经与经络学说密切相关，分之为十二经脉，合之则为六经。持这一观点的代表性医家有程门雪、刘渡舟教授等。

（二）六经脏腑说

所谓六经脏腑说者，即认为六经实为相关脏腑之代称。其六经所指代之脏腑，并不一定是三阴三阳经脉所络属之脏腑，而是根据三阴三阳生理病理特点，进而推论其相关脏腑。如明·李时珍曰："证虽属太阳，而肺实受邪也。"表明太阳所指代者，首先是肺脏，而并不以手太阳小肠和足太阳膀胱为其重心。盖肺主气属卫，外合皮毛，正与太阳主表的生理特性相合。现代亦有研究者认为，三阴三阳的病理变化分别以心、肺、胃、胆、脾、肾、肝为基础，除此之外的病变都是演伸的。

（三）六经气化说

六经气化说以《内经》标本中气理论为基础，强调人体与自然的关系，以整体恒动观为其基本特点。这一学说的代表性医家有张志聪、陈修园等。而现代医家对此学说多置而不论。即若论及，也多强调脏腑功能，即认为伤寒六经，主要是指人体脏腑功能活动所产生之气，是脏腑功能的概括。这种观点虽然将气化学说具体化，实际上也缩小了气化学说的内涵与外延。同时，亦有医家认为气化学说玄奥精深，充分反映了中医理论的整体恒动观念，于六经辨证之认识具有重要意义，值得深入研究。

（四）六经脏腑经络气化说

单纯以经络、脏腑或气化学说阐释六经，虽均能反映其部分本质，然毕竟有失全面。有鉴于此，多数医家主张将上述各种学说结合起来，以求全面系统阐论六经实质，即六经脏腑经络气化说。其核心是以脏腑经络为六经之物质基础，以生理功能活动及其联系为其外在表现形式。这一学说倡导于明·万密斋，因其较能全面反映六经生理病理特点，得到现代多数医家之赞同，全国高等医药院校教材即采纳之。万友生教授亦明确指出，三阴三阳是在经络脏腑的物质上论证其气化活动（生理病理）的，而其气化活动则是以脏腑为动力根源，以经络为通道；故探讨三阴三阳的实质，必须把脏腑、经络、气化密切联系起来。

（五）六经生理系统说

所谓生理系统学说，是有研究者认为六经是对人体机能活动单位的分类，代表人体六大生理功能系统。六经病证则是这六大生理功能系统在邪气干扰下发生的病理反映。就其实际含义而言，这一学说仅是对六经脏腑经络气化说的一种概念转换。

（六）六经证治纲领说

这一学说的基本内容，即伤寒六经是辨证纲领和论治纲领的高度统一，综合反映与提示疾病的病因、病位、病情、邪正力量对比和受邪的组织器官等具体情况，为决定治则、治法及遣方用药等提供具体的指导。

（七）六经综合体说

持这一观点的研究者认为，伤寒六经是仲景融合了《内经》全部阴阳概念，包括了表里、寒热、虚实、经络、脏腑、营卫气血、邪正消长等诸多含义，因而构成一个内涵丰富而外延广泛的高度综合体。六经既非单纯的地面和病程划分，更不是简单的症候群分类。

（八）六经症候群说

《伤寒论》三阳三阴，作为一种证候分类方法，是仲景将外感病过程错综复杂的脉证，根据病位、病程和病性之不同，以及机体抗病力之强弱盛衰、病情之进退缓急等因素，进而划分为六大症候群，而非单纯指某一具体疾病的症候群。

（九）六经病理层次说

另有研究者认为，六经是根据不同程度的阴阳量大小而划分为六个大的病理层次，其中又可进一步划分为若干较小的病理层次。将具体的基本病理层次的反映及相关治疗方药结合，则构成《伤寒论》中的汤证体系。对汤证作深入分析，可看出又兼有局部层次阴阳失调，或同时出现两个或两个以上层次的阴阳失调。

（十）六经病证虚实说

伤寒六经的内涵是由量变到质变的萌芽，三阳病为实，三阴病为虚。六经并非六个独立的疾病或六个孤立的症候群，实为疾病变化过程中性质不同的六个环节，彼此有机联系，构成疾病由量变到质变、由开始到终结的全过程。

除上述内容外，另有学者引入应激学说、体质学说、巴甫洛夫学说、黑箱理论、模糊理论等，从不同角度探讨六经实质。

（十一）结语

六经一词，始见于《内经》。《素问·阴阳应象大论篇第五》云"六经为川，肠胃为海"，六经与肠胃（脏腑）相对应，意指人体之经络；其后之《阴阳离合论篇第六》论述三阳三阴经脉生理特性及其相互关系时，均分别言及"三经"一词。综合分析可知，三阳之"三经"与三阴之"三经"，合则而为"六经"。是故六经一词，实为三阳三阴之总称，即太阳、阳明、少阳、太阴、少阴、厥阴，最初用以指代人体之经络系统。然则三阳三阴概念，在《内经》中应用非常广泛，既用以说明人体脏腑与经络之联系，也用以阐释经络相互间的关系，更以之说明人体与自然之间的相关性。脏腑经络学说、开阖枢理论、气化学说等，无不以之作为重要概念。

作为伤寒学的基本概念，六经一词并未见于《伤寒论》中。其被引用于伤寒学之时，殆始于宋金时期。朱肱《类证活人书》认为《伤寒论》之三阳三阴为人体经络，谓"古人治伤寒有法，非杂病可比，五种不同，六经各异"，以六经作为《伤寒论》三阳三阴之代称。成无己注解《伤寒例》篇之"两感于寒"者，谓"三日六经俱病"，以释原文之"三阴三阳、六脏六府皆受病"，承袭了《内经》六经之基本内涵，指代人体脏腑及其经络。其后，六经概念明确成为三阳三阴之代称，为历代医家所沿用，并据经义之理解不同和实践体会之异，而赋以不同的内涵，故而有六经脏腑说、六经经络说、六经气化说、六经地面说、六经形层说、六经治法说、六经病程说、正邪相争说，以及现代医家的各种新观点等，仁者见仁，智者见智，极大地丰富和发展了伤寒学说。

必须明确的是，六经、六经病与六经辨证是不同的概念，三者不能混称。六经是仲景及历代伤寒学家在全面继承《内经》六经认识的基础上，不断深化和发展而来的一个高度抽象的生理概念。具体而言，六经应为人体生理结构、生理功能、生理关系及人体与自然相应关系的高度概括，即脏腑、经络和气化的综合。在这一整体系统内，根据人体结构、功能、关系之不同特性，又划分出太阳、阳明、少阳、太阴、少阴、厥阴六个子系统。子系统之间既互相独立，又相互联系。而六经病则是人体感受外邪后，六经系统功能失调或所系脏腑经络、营卫气血的损伤而表现出来的病理现象，六经病证因六经生理的有机联系，自然构成病证之间的联系与转化等病理关系。六经辨证是仲景及历代医家在六经生理病理认识基础上，不断发展和完善的一种辨证论治方法。

第二节　《伤寒论》辨证论治体系研究

所谓《伤寒论》辨证论治体系，即后世所称之六经辨证论治体系。仲景将中医理论与临床实践紧密结合，在中医药学发展过程中，首创理法方药一体化诊疗模式，奠定了中医临证医学不朽之基。这一体系具有极高的理论和临床价值，备受后世医家重视，并为之付出大量心血加以整理研究。由于对原著的理解领悟及临床实践认识之不同，历代医家的研究角度和重点各异，其研究成果既从不同侧面反映了《伤寒论》原著辨证论治体系的实质，更从多个方面深化和完善了这一诊疗模式。因此，现行六经辨证论治体系当是历代伤寒学家集体智慧的结晶，而不应仅仅归功于某一医家。回顾和总结有关这一体系的发展历程，无疑将有助于理解和掌握其精神实质，更便于运用于临床实践。

（一）治法分类体系

以治法分类方法研究《伤寒论》辨证论治体系之肇始者，当属魏晋时期之太医令王叔和。《伤寒杂病论》成书后，不久即因乱世而散佚，得王叔和收集整理而传世。王氏在整理《伤寒论》过程中，根据自己对原著的理解，增"辨可汗不可汗"、"辨可下不可下"等七篇，开以治法归类方法研究《伤寒论》辨证论治体系之先河。其后，从其说者代不乏人，而以清时之尤在泾、钱天来最具代表性。钱氏曰："大约六经证治中，无非是法，无一字一句非法也。其有方者未尝无法，而法中亦未尝无方。故以方推之，则方中自有法；以法论之，则法内自有方。"继承明代方有执及清初喻嘉言的学术思想，认为立法施治是六经辨证之根本。

尤在泾虽宗以法类证、以证论治研究思路，然较之前人，能别出心裁，另辟新径，跳出具体治法之窠臼，从临证逻辑思维角度分析归纳《伤寒论》辨证论治体系，将各经病变诊治内容分门别类，归于正治法、权变法、斡旋法、救逆法和类病法五类，条理分明，纲目有序，简洁明快，切于实用。

要之，这种研究方法是以治法为纲，分经类证，以法相贯，进而构建治法类证的辨证论治体系。其成就最突出者，当属尤在泾，将此类研究提至哲学思辨的层次，其指导意义更具普遍性。

（二）方证分类体系

自王叔和整理研究《伤寒论》之后，其书再次散佚，辗转传抄于民间。及至唐初孙思邈著《千金翼》，始窥全貌。并首次采用方证同条研究方法，研究《伤寒论》辨证论治体系。这种"以方统证，比类相附"诊治体系，简明易从，临床实用价值甚大，因而后世医家从之者众。

清代著名伤寒学家柯韵伯在《伤寒来苏集》中提出六经经界说的同时，明确主张有是证即用是方，不必凿分风寒营卫，亦不拘其外感内伤，是故以六经经界为纲，汇集诸证，以方名证，方随证附，部别类归，条理明晰，实为方证分类研究之杰出医家。同期之另一医家徐灵胎著《伤寒论类方》，观其书名，即知其意，亦为方证相附之类。然其分类不拘六经，完全以方统证，与柯氏研究同中有异，各有所长。此种分类体系，直至现代仍有很大影响，甚至有医家认为，以方统证，不必分经，亦不必审因辨机，临床依据相应脉症而选用相应方剂，简单实用，可名之为汤方辨证。

（三）因机分类体系

孙思邈曰："寻方之大意，不过三种，一则桂枝，二则麻黄，三则青龙，此之三方，凡疗伤寒，不出之也。"其言之意，大要为伤寒初起，多有三种类型，即表虚、表实和表寒里热三证，宜分别采用桂枝汤、麻黄汤、青龙汤治疗。其理论根源于《辨脉法》"风则伤卫，寒则伤荣，荣卫俱病，骨节烦疼，当发其汗"之语，认为伤寒初起以风伤卫、寒伤营、风寒两伤营卫为其基本病因病机，并以之作为太阳病篇之总纲，统领诸证，并进而推演及于其他各经病证。这种分类研究方法被后世称为"三纲鼎立"学说，尤以明末清初医家方有执、喻嘉言为其力倡者。因其纲目条理化、说理性较强，且重视病因病机分析，在特定时期对伤寒学研究具有促进作用，亦得到部分医家认同，如程郊倩、沈明宗等，皆从其说而演绎之。

然则这种以病因病机为纲、三纲鼎立、不离六经的理论框架的确立，过分强调病因的重要性，将中医审证求因、审因论治的辨证论治思想僵硬化、机械化，则未免失之偏颇，因而也遭到诸多非议。柯韵伯即明确反对"三纲"说，主张据证选方。

（四）病症分类体系

所谓病症分类体系，是指以证候、脉症分类及鉴别为基本研究方法而重新构建的《伤寒论》辨证论治体系。其先驱者，应是宋代庞安时，其《伤寒总病论》在六经分证基础上，对有关病症予以分类，再立章节，标明其证候治法及相应方药，开后世《伤寒论》研究以证归类之先河。许叔微《伤寒百证歌》以症类证，承继于后。而金时成无己著《伤寒明理论》，以证名篇，诠释伤寒；分形析证，辨别异同。全书对恶寒、发热等常见 50 症加以类从归纳，简明扼要，通俗易懂。

这种分类研究方法着重于临床脉证辨析，并进而与治法方药相联系，构建成一种完整的临床诊治体系。因其具有显著的实用价值，而受到后世医家的重视。明·张介宾著《伤寒典》，以症归类，重编伤寒；强调证辨阴阳，治分寒温，伤寒传经，不拘日数；并以论为据，诠解六经。清·沈金鳌之《伤寒论纲目》按证归类，博采群书，以目释纲；强调六经传变，注重辨证，立法用方，灵活变通。近期由台湾富群文化事业有限公司出版之《张仲景症状学》，集此类研究之大成，以症分篇，列定义、分类、补充等条目，据仲景原著，采诸家之说，分述其临床特征、鉴别方法、病因病机和处理方法等内容，系统全面，具有很高的临床实用价值。

（五）阴阳分类体系

以阴阳之基本属性作为归类标准，研究《伤寒论》辨证论治体系，从《伤寒论》研究之始，这种方法即已贯穿于长达千年的发展过程中。而作为一种相对独立的研究方法，倡之尤力者，当以现代部分学者为代表。现代著名中医学家姜春华教授认为，《伤寒论》统括了《内经》全部阴阳体系，虽分三阴三阳，实则一阴一阳为其总纲，而以阴阳为其辨证论治的基础。是以《伤寒论》之六经，赅表里寒热虚实、经络脏腑营卫气血精气以及邪正消长诸方面。其理论根源于《内经》，而以三阴三阳部别类从之，发展成为一种新型的辨证论治体系。

姜氏就六经概念之起源，结合《伤寒论》原著分析，认为《伤寒论》并未明确提出六经概念，而因条文中有"过经不解"、"行其经尽"等相关语句，故一般习惯将其三阴三阳称为六经。然其内涵与《素问·热论》六经名同实异。

与上述观点相类而显激进者，是有研究者认为三阴三阳仅是外感热病错综复杂病理变化、体质因素及发展规律的总体概括，与脏腑经络等内容并不相涉。因此，六经实为六病，六经辨证实为六病辨证。这种辨证论治体系，是以三阴三阳为纲，按病分类，因证立方，汤证一体，其三阴三阳概念与《内经》三阴三阳概念并不相同，而是仲景专借以对外感病证进行归类的概念。

（六）六经分类体系

所谓六经分类体系，是以六经为核心，与八纲辨证、脏腑经络辨证密切相关，创造性发展《素问·热论》六经分证理论的一种辨证论治体系。这一体系之理论核心，在于六经概念之实质。

考六经一词，源自《素问·阴阳应象大论篇第五》，而另见于《素问》及《灵枢》者多处意指经络。借以解释《伤寒论》三阴三阳者，殆始于金·成无己，而赋予其脏腑经络之内涵。此后，历代医家仁智互见，多有发挥，故而有关六经实质之论争，百花齐放，诸子争鸣，六经经络说、六经气化说、六经脏腑说等极大地丰富和发展了伤寒理论。

在这场持续数百年的争论中，六经分类方法自然融入《伤寒论》辨证论治体系研究之中。朱肱之六经经络分证、柯琴之六经经界分证、二张之六经气化分证等等，各具特色而不无所短。而明·万密斋之六经脏腑经络气化综合说，高度概括了《内经》三阴三阳（六经）概念之基本内涵，与中医整体观念之基本精神相契合，尤为现代医家重视。在全国医药院校中医药教材《伤寒论选读》或《伤寒论讲义》第四、五、六版中，均继承并发挥了这一学说。著名伤寒学家李培生教授在其主编的全国统编第五版《伤寒论讲义》中指出，张仲景根据《素问·热论》六经分证的基本理论，创造性地把外感疾病错综复杂的证候及其演变，加以总结，提出较为完整的六经辨证体系，把《内经》以来的脏腑、经络和病因等学说，以及诊断、治疗等方面的知识有机地联系在一起，运用汗、吐、下、和、温、清、消、补八法，指导相应方药的具体选用。而第六版《伤寒论选读》则明确认为，伤寒六经辨证以六经病为纲，以汤方证为目，是一个包括邪正、阴阳、气血、脏腑、经络、气化、发展阶段等理论在内的综合性临床辨证论治体系。

综上所述，《伤寒论》辨证论治体系经历代医家之发掘整理，补充发挥，在理论上已渐臻完善，并在临床实践中发挥了重要的指导作用。

第三节　《伤寒论》辨证思维方法研究

中医学的辨证思维方法，有其显著的特点，而《伤寒论》则予以系统应用，突出体现其理论对实践的指导作用。现代研究者对此深感兴趣，并从辩证法思想、控制论、系统论、信息论及逻辑思维等方面，展开一系列研究，取得显著成果。现将有关文献，简要评述如下。

（一）辩证法思想

中医学理论核心根植于中国古代哲学，具有浓厚的朴素唯物论和辩证法思想，是以《伤寒论》亦充满着丰富的朴素辩证法思想。在其六经辨证体系中，阴阳观、正邪观、标本观、病证观、常变观等，无一不体现出彼此间相互对立、相互依存、相互转化的辩证关系。现代研究者则以辩证唯物主义的观点，客观科学地考察和总结《伤寒论》有关内容。

1. 对立统一规律

对立统一规律是唯物辩证法的实质和核心，认为物质世界既相互联系、相互依赖，又相互作用、相互制约。在《伤寒论》六经辨证体系中，仲景能动地将阴阳、寒热、虚实、表里等相互对立的概念，运用于揭示外感热病发生发展规律的全过程中；而在其立法处方的治疗过程中，始终注重温清、升降、散敛、攻补等两不相容的治法思想的辩证统一，从而充分展示了矛盾的对立统一法则。

内因为发病之主导，外因为发病之次要，外因通过内因方能起作用。而病理本质与病理现象，一般而言是同一的，而在某些特殊情形下，则本质与现象可以不相吻合，甚则背离。主要矛盾与次要矛盾或矛盾的主要方面与次要方面，在疾病发生过程中，起着不同的作用。仲景在处理诸如此类的关系时，始终注重其对立与统一的辩证分析。

2. 质量互变规律

质是事物内部所固有的将其与别的事物相区别的一种规定性；量是事物存在和发展的规模、程度、速度等规定性。量变引起质变，质变导致新的量变，质变与量变的相互转化，是事物发展的普遍规律。

研究者认为，六经之间各个阶段疾病过程的特点是质的规定，六经传变是质变；而每一经内部的症状移动，是量的规定，本经自传是量变。量的变化改变着质，在量的规定中也充满质的差异。《伤寒论》非仅六经主证，其间具体联结错综复杂，由此及彼，由彼及此，量中有质，质中有量，皆循质量互变规律相互移行。

3. 整体恒动观念

唯物辩证法认为，任何事物都不是孤立的，而具有与他事物普遍联系的特点；任何事物亦不是静止的，而是处于永恒的运动之中。中医学"四时阴阳五脏"学说，实质即是自发运用整体恒动观念解释人体内部及人与自然的相互联系及其发展变化规律。

研究者认为，《伤寒论》所述之六经病证，始终处于恒动变化过程中。即疾病的过程，是正邪双方在体内不断斗争的过程，不断发生着量与质的变化，从而表现出高度的灵活性、变动性。而医者在临床上进行辨证的过程，即是恒动观思想的具体体现；其治疗原则和方法的确立，始终以恒动观作为指导。

《伤寒论》把一切外感热病的证候归纳为六经，既承认疾病过程中的阶段，又承认前后阶段的衔接性，即是整体观的思想体现。各经之间既有联系又有区别，并能相互转化，既是整体与局部的对立统一及转化关系的体现，亦是恒动观的具体反映。

从上述可知，六经辨证理法方药体系处处贯穿着整体、联系、发展的观点，在处理内因与外因、个性与共性、一般与特殊、整体与局部、阶段与全局、主要矛盾与次要矛盾，以及矛盾的相互转化等问题上，与唯物辩证法思想在很大程度上互为吻合。

（二）逻辑方法

理论体系的建立，必须以科学概念为其基础。就《伤寒论》理论体系而言，六经、六经病均是六经辨证体系中的基本概念，具备定位、定向、定性和定量的特性，有着明确的内涵及其外延。

研究者指出，六经病概念是仲景在临床实践中运用逻辑方法进行观察、判断、分析、比较、抽象、归纳、演绎和综合的产物；其病、证、症结构具有明确的逻辑层次划分特性。因此，在整个六经体系架构中，孕育着极为丰富的逻辑思维方法。以现代逻辑概念加以总结，可以看出，《伤寒论》所采用的方法，主要体现如下：

比较与分类：论中采用了定性、类证、假设、异同等比较方法，以对举、除外、试探、反证、互参等形式进行比较，去粗取精，去伪存真，由此及彼，由彼及此，比类求知，析同辨异。其六经病证的划分，即是比较与归类方法具体应用的结果。

分析与综合：运用分析方法，将病证机理、病邪因素、临床脉症及其变化特点予以单独研究，并进而加以综合，建立六经诊治系统，即是分析与综合方法具体运用的结果。

归纳与演绎：分析六经病证之复杂现象，找出其内在规律，并加以总结提炼，是典型的归纳思维过程。而从基本规律为出发点，分析推论其具体之证候、病机、治法等，属演绎思维过程。归纳和演绎相互依存，且与分析和综合方法密切相连。

具体与抽象：六经辨证体系是建立在大量纷纭复杂的临床现象分析基础上，通过归纳综合方法加以提炼，从个别到一般，从局部到整体，总结外感热病之诊治规律，属具体实践上升到抽象理论的思维过程。反之，具体证象则是抽象理论之基础，以六经理论指导临床实践，是从抽象到具体的转化过程。

推理：在六经体系中，根据各种相关因素，推论病情发展趋势或预后转归，是推理方法的具体应用。有学者指出，仲景推测疾病预后转归，运用了趋势外推、五行推演、反馈预测、反象预测、节律预测、体质宿疾预测和结构预测等多种推理方法。

他如类比、反驳、求同、辨异、反证、追踪等具体思维方法，多与逻辑思维密切关联。

(三)"三论"方法

研究者认为，《伤寒论》广泛运用了类似控制论的方法，以指导临床辨证论治。其六经辨证体系和理法方药内涵，实即是对信息的收集、分析和处理的思维过程。控制论中的模糊控制、反馈控制、最优控制、黑箱理论等，均在这一体系中得以充分展现。六经病是正邪、时间和表现于脏腑经络之症状的函数，是热病过程中模糊聚类的群，彼此互有联系；六经提纲则是其模糊识别的主要参数。六经的基本理论和实践，就是围绕各种有关人体的信息，研究和总结出对人体系统进行调节和控制的规律。其基本目的在于调整机体使其保持衡态。具体表现为：①识别机体自身调整信息，以便把握病势转归和及时治疗调整；②顺其病势，因势利导，实现最佳调整。

从系统论对《伤寒论》加以研究，研究者发现，其六经辨证体系体现了系统的整体性、相关性、结构层次的有序性和动态性、开放性等特点，属于一个完整的系统结构。在六经这个总系统中，包括了太阳、阳明、少阳、太阴、少阴和厥阴六个相互联系的子系统，每经都由一定的经络脏腑等要素组成为有序的系统，体现了系统成分和结构方面的联系，据此而可予以定位。在病理状态下，疾病则表现为由六个相互联系的阶段构成的总体过程。各系统构成要素生理功能的失常，表现为相应的证候群，体现了系统功能联系方面的异常变化，据此而可进行定性、定量分析。是以六经辨证体系是将疾病的发生发展状态及过程放在六经系统形式加以考察，在定位、定性、定量、定向分析基础上，综合归纳出对疾病的全面认识，并进而确立相应的治疗法则和方药，其实质是整体恒动观的体现形式。

若从信息论角度考察《伤寒论》，研究者认为，则六经辨证的确定标志是外感热病的信息，六经提纲脉症是确定六经病证诊断的主证信息。六经病证作为一个相互联系和相互制约的有序系统，构成了一个复杂的信息流。六经证候质量变化，即六经病证的传变过程，是典型的信息传递过程的体现形式。六经系统的纵横层次之间的联系，决定了六经证候的多样性和层次性，并进而决定着信息表达和传递的多变性。因此，在辨证论治过程中，认识和掌握各种与人体生理病理相关的信息及其传递变化，即可准确诊断和治疗疾病。

（四）模型方法

以模型方法分析《伤寒论》，研究者认为，六经是外感热病的综合模型。以三阴三阳六层次表述热病的阶段性，以其与脏腑经络的对应关系模拟病位，以六气为病模拟病因，以阴阳消长模拟正邪进退，进而构成完整的六经模型。若用数学模型方法探讨，则《伤寒论》三阴三阳始终表现为病位、病性、病势三个基本要素，而这三个基本要素均具有阴阳二值，表里寒热虚实是由阴阳二值衍生而来的具体逻辑值；三阴三阳提纲，构成了三维立方体的几何模型设计条件。因此，阴阳二值逻辑可被视为《伤寒论》的主要思维方法。

运用数学集合论探讨《伤寒论》各种病证信息及方药组成等内容，发现集合论中各种关系，特别是求交、求并两种运算关系，与整体观念和辨证论治特点不谋而合。

以上仅是近年来有关《伤寒论》思维方法的主要研究成果之简要介绍。从上述研究结果可知，《伤寒论》之辨证思维方法，与现代科学思维方法的诸多学说，有着惊人的一致性。这种一致性的验证，提示我们可以在遵循《伤寒论》基本学术思想的前提下，主动地合理运用现代科学思维方法，去指导其理论研究和临床实践。

第四节 《伤寒论》体质学说研究

体质这一概念，是指人体在遗传性和获得性的基础上表现出来的功能和形态上相对稳定的固有特性。据此而论，则有关体质的认识，在中医学理论中，一般多言禀赋，即先天禀受于父母及后天诸多因素影响而逐渐形成的稳定的个体生理、心理特征。这种个体特征对疾病的发生发展有着重要的影响，通常表现为病原亲和性和病变趋向性之不同。在《伤寒论》中，虽未明言体质，然在六经辨证体系中，处处体现了这种思想。现代伤寒学者对此颇为重视，开展相关研究并取得一定成果，现简要评述如下。

首先，是有关体质的分类问题。《内经》中有"阴阳二十五人"之别，《伤寒论》禀承这一思想，将体质首先划分为阴、阳两种基本类型。凡具有柔弱、沉静、内向等特点者，属阴性体质；凡具有强壮、活泼、外向等特点者，属阳性体质。在此基础上，按阴阳量多寡及相关脏腑特性等不同，进一步将之细化，阳性体质可分为太阳、少阳、阳明三种；阴性体质可划为太阴、少阴、厥阴三种。此即所谓"六经人"假说，具有一定的实际意义。另有研究者据此而细分为"六人十七质"，即太阳人包括卫强质、营弱质、阳郁质、痰湿质和血瘀质，阳明人包括胃强质、肠厚质和湿热质，少阳人包括胆郁质和枢弱质，太阴人包括气弱质和寒湿质，少阴人包括阳弱质、阴弱质和水气质，厥阴人包括厥寒质和厥热质。

以上仅是正常状态下之体质分类，而病理状态下之体质亦有其不同之处，故有研究者认为，《伤寒杂病论》之体质可分为平人体质、肥瘦体质、诸家体质和病后体质四大基本类型。而按局部和整体之关系又可分为整体性病理体质和局部性病理体质，按时间关系可分为长期性病理体质和暂时性病理体质，按病性之阴阳比重分为太阳、阳明、少阳、太阴、少阴和厥阴六类病理体质。

无论常态或病态体质，上述分类均既有其可取之处，亦有其不足一面。事实上体质类型复杂多样，难以尽纳于上述诸模式，更多的个体表现不是单一类型，而是多型重叠夹杂，因此应予辩证分析，灵活对待。

必须予以明确指出的是，《伤寒论》中并未确切对体质归类，而是将有关思想蕴涵于字里行间及病证诊治过程中，其基本目的是为临床辨证论治提供指导。上述诸多分类观点，既是仲景的体质学说的总结，更是后世研究者的发挥与拓展。

体质分类的研究，最终是为临床诊治服务。首先，运用体质学说阐释疾病的发生发展，具有较为切合实际的意义。体质之于疾病的发生发展，其影响作用主要表现为两种基本特性，即体质与病原的特异亲和性和体质对病变发生发展的导向性。

中医理论对发病的认识，强调机体阴阳的失衡。凡机体阴阳能维持动态平衡者，则心身健康，体和无病；凡机体阴阳失去平衡者，则心身违和，疾病丛生。而机体阴阳的动态平衡状态，从某种角度而言，实际即是常态体质。因此，疾病之发生，即是体质失和之具体表现。维系这种阴阳动态平衡或常态体质，所赖者，乃机体之自我调控能力或曰自和力。

体质失和可因内伤七情、外感六淫而致，而房室、金刃、饮食、虫兽所伤，皆可为之。就正邪关系而言，作为正气的一种具体表现形式，体质之虚弱，即为病邪所犯之因由，于此可见体质在发病环节上之重要影响。其二，体质因素对发病的影响，尚决定于不同体质与不同病原之特定亲和性。

所谓体质病原亲和性，即为同气相求，意指机体内在体质因素与内外环境中的病原因子存在着相互对应的特定联系。不同的体质对不同的致病因素有不同的反应，即不同的生理特性易受相应的病原侵袭，不同的心理素质易受相应的精神情志因素影响。一般而论，凡阳性体质之人，多易感受温热病邪；阴性体质之人，常易感受寒湿病邪。这种亲和性在解释外感热病初期不同的发病类型时，作用尤为突出。以六经病证为例，太阴体质之人，多受寒湿之邪直接侵犯，而为太阴脾虚湿困证；少阴阳弱体质之人，多感风寒之邪，直入少阴之界，而为暴寒伤阳之证；而少阴阴弱体质之人，则每多感受温热邪气，而径为少阴阴虚火旺之病，温病学中多称之为伏邪自发于心营，而伤寒学中每将上述情况，统称为三阴直中。另有病初即见阳明或少阳病征象而无太阳表证者，其证与病者体质因素密切相关，即其人具有阳明或少阳体质，而易为火热暑燥诸阳邪所伤，此所谓阳明或少阳本经自发是也。

夫天之六气，各有主时。而六气之太过不及，则为六淫。是以六淫每以六气行令之时而为其肆虐之期。故冬春多病风寒，夏秋易患温热。是故外感表证，其性质有寒热之异，而与病邪之性质紧密相关，然亦与体质因素不无关联。一者，人身之阳气，其象应天，春生夏长，秋收冬藏，此自然之道也。以炎夏阳盛之体，而逢暑热病邪；或以隆冬阳藏之躯，以值风寒病邪，是同类相召、同气相求之理也。其二，临床上亦常见到冬春而患温病、夏秋而罹伤寒者，如此反时而病，则体质因素是其关键。是素体阳弱之体，夏秋之时，不应主令之暑热邪气，而与兼行之风寒邪气相感；或素体阳盛之体，冬春之季，不应主时之风寒邪气，反召相兼之风热病邪。此乃体质病原亲和性在发病过程中的典型例证。

　　《伤寒论》主要论述外邪侵袭人体后所产生的一系列病理变化。外邪袭人后发病与否或其发展趋向，均视邪气之盛衰与性质及正气（体质）之强弱和属性而定。然而，邪正相争双方，其决定性因素仍是正气（体质）之质与量。所谓正气之质量，是言正气防御或抗损伤能力与自和力的强弱及其耐寒耐热的性质，取决于机体阴阳量的充足与否、阴阳均衡程度及其状况。具体而言，体质因素决定六经病证发病方式，不同的体质决定不同经病变的发生，即使同一经病的不同类型亦由不同的体质所决定，且其主证及兼证均因体质之不同而异。而病原之于体质，其影响主要表现为：改变机体阴阳均衡度，破坏其动态平衡并使之超越机体自和力的调控范围，此时，其发病之性质与病邪之性质一致。再者，病邪削弱机体的自我调节能力。

　　从另一角度认识，体质对病变发生发展的影响，尚取决于体质对疾病发生发展的导向性。所谓导向性，意指某种体质类型发病后有产生某种相应疾病类型的倾向，或在某种程度上对已存在之疾病的发展趋向发生影响。就上述内容而言，可以看出这种导向性与病原亲和性相关。特别是在发病初期，其病理类型往往取决于正气（体质）属性和病邪性质的相互契合。而在疾病发展过程中，这种亲和性对疾病发展趋向的影响，相对不如病初突出，其发展方向多取决于病邪之强弱及体质属性。以病邪而论，初病寒者，若寒邪甚则易伤阳而变三阴虚寒证；初病热者，若热邪盛常耗阴而内传阳明少阳，甚或传为阴虚内热证。以体质而言，阴性体质之人，病后常多三阴虚寒；即或初为温病，后期亦多伤阳而成虚寒；阳性体质之人，病后易现三阳里热；即若初病伤寒，后期每易耗津而为虚热。

　　这种导向性在六经传变理论中，体现十分显著。六经病证由表及里，由浅入深，由轻至重，由实转虚，即循六经次第相传，俗称循经传，此其一般传变规律。而临床所见，病证并非完全如此，而是变化多端，有表里传、手足传、首尾传、经病传腑等。究其根由，莫不责之体质因素。外感热病，初期多是邪犯太阳，病为在表。其发展趋向，不外于三：一者，邪胜正却则病进；二者，正胜邪退则病愈；三者，正邪相持则病证缠绵于表。此三者，皆可反映出体质因素之于病理发展趋向的影响，此其一也。其二，设若邪胜正却，病证由表入里，然传之何经何腑，则视体质之不同而各有其归宿。如太阳血瘀质之人，病则邪气多由经传腑，而为太阳蓄血证；若为阳明湿热质之人，则病多传里而成阳明湿热发黄证；若为少阴阳弱质之人，则传为少阴虚寒证；少阴阴弱质之人，则为少阴虚热证。如此等等，不胜枚举。此多论其自然传变趋向，完全决定于正邪斗争之结局。而体质因素在这类传变过程中，常通过加剧或阻断作用，对之施加影响。

　　而在医护失误所致之传变过程中，虽然误治的性质及其程度是其传变之主要因素，但体质因素之影响仍不容忽视。就误治而言，伤津则化热，损阳则化寒，此其一般规律。而以体质因素论，则不同体质之抗损伤力属性有阴阳之别，强弱有异，是以同为某种方法误治，其在不同体质之人的反应，各有不同。此在《伤寒论》中多有例证，如同为误汗，有伤津而传阳明者，有伤阳而入少阴者，有汗后脉证不变、病情如旧者，皆因体质有异而病理变化不同故也。

以上多以常态体质而论，而病态体质或曰病理性体质，对疾病之发生发展影响更为显著。所谓病态体质，指疾病过程中呈现出来的较为稳定且与疾病相关的个体生理、心理特征。就其疾病间关系或病理过程时序关系而言，病态体质可分为先病体质和病程体质两类。先病体质意指机体在患者本病之前、已受彼病影响而呈现出的个体特征，病程体质意即机体患病过程中某一阶段呈现出来的与此病理阶段相关的个体特征。前者因彼病影响而表现出与常态不同的特定体质，而这种特定体质又对本病之发生发展产生与常态体质不同的影响。如《伤寒论》中酒家、亡血家、衄家、虚家等病态体质，复感外邪，其结局与治疗均不同于常态体质。后者则言在同一疾病过程中，不同病理阶段其体质表现有其特异性，这种特异性受此阶段病变之影响，同时又影响其他阶段的病理变化。如太阳阳郁质之人，感受外寒，易致表寒阳郁衄血证，而其阳郁虽与常态体质相关，但与外寒闭郁之病理更有直接联系。表寒不除则闭郁更甚，阳郁不解而反化热，由是形成表寒里热之大青龙汤证。若里热渐炽而外寒已去，邪传阳明而为燥热津伤之白虎汤证。此病理演变之趋向，自是与各阶段之病理体质息息相关。

外感热病之临床辨证，主要是对正邪斗争状态的分析和判断。从某种意义而论，证候即是不同体质对病邪的不同反应类型。因此，正确理解和掌握体质学说，必然有助于临床准确诊断和正确治疗。在治疗过程中，仲景时刻注意顾护正气，其扶阳气、护阴津、顾胃气原则，始终贯穿于诊治全过程，同证异治，异证同治，遣方用药，病后调护等，处处可以领悟出这些基本原则和精神，即是其体质学说在临证中的具体体现。

综上所述，仲景六经体质学说，经历代医家不懈的整理和发掘，特别是经现代研究者的发挥和拓展，已经初具雏形，建立了理论框架，并在某些方面得以运用。然而，无论其研究广度和深度，或是其研究方法和思路，仍难令人自喜。尤须指出者，理论研究成果推广普及于临床实践，其道路仍很遥远，此乃研究者应当予以重视的课题。

第五节　《伤寒论》未病学术思想研究

《伤寒论》虽未明确提出"未病"和"治未病"概念，然仲景十分重视未病医学思想的继承和发展，并将其体现于《伤寒杂病论》一书之中，所论范围包括养生防病和已病早治两大方面。前者属于预防养生医学范畴，后者属于临床治疗医学范畴。究其理论渊源，大要有三：一者，导源于《内经》未病医学理论；二者，运思于整体恒动观念；三者，启迪于大量临床实践。就其指导意义而言，《伤寒论》之临床未病医学思想更为系统全面，因而备受后人重视。

（一）未病定义

未病一辞，首见于《内经》，而其涵义有二：一者，未病即谓无病，健康正常之义也，此时之言"治未病"，即为预防以养生；二者，未病即各种潜在病情及机理，病而未发之义也，有研究者将之称为"第三态"或"潜态"，与"常态"和"病态"相对应，此时之言

"治未病"，即为有病而早治。

目前临床所言之未病，实与《内经》"未病"之第二义同，亦即《伤寒论》未病医学思想之主要内容。此类未病，视其新久及病势之不同，又可分为隐而未发和欲发未发两类。其隐而未发者，指内在病机相对稳定、惟因机体自身阴阳调节功能或曰自和力勉强维持而病情暂难发作、类于平人而又具发病之潜势者，临床每见于痼疾迁延日久而适值休停之期。此时若因劳作过度，或新感时邪，或不慎于食，则病情骤发，而进入已病状态。欲发未发者，指内在病机相对活跃、机体阴阳平衡泰否难定、病情随时欲发，或欲作未作而微露端倪者，临床多见于外感热病发展过程中欲传未传之际，或新感引动而夙疾将发之时。

（二）未病机理

就《伤寒论》所言之未病，有研究者认为，其形成机理大要不越于五：

其一，病机速变而证不及应。有诸于内，必形诸于外，是故内在病机与外部症状应趋于一致，此其常律也。然因体质阴阳强弱、病邪轻重性质之不同，临床亦可见病变涉及某处而症状尚未及反映之状况。这是在一种已病状态下，隐寓着另一种病变机制，多见于外感热病。其机变虽极微妙，难以肉眼察之，然可从动态分析或逻辑推理得之。

其二，此处罹病而彼处偏盛偏衰。其偏衰者，言其未传之时，脏气先虚，便是未病；其偏盛者，脏腑阴阳偏盛，若机体尚未受邪，则常藉人体自和力而暂且隐伏，一旦受邪，则隐者自显，伏者自出，而为实证，是其未显之时，亦属未病。

其三，新病既起而宿疾潜藏。体内素有宿疾留邪，易被新感诱发或相互搏结。倘若新邪不传，而宿疾终是隐患，需要提防；倘若传变，则宿疾之处最易受邪。故凡新邪秘感，即令宿疾未发，或未与新邪相合，仍当以未病观之。

其四，邪重病甚而真情掩匿。所谓真情，即病证之本质。一般而言，现象与本质有其一致性，然则在某些特殊情形下（如危重证候），亦会出现与本质截然相背之症状，称之为假象。假象之存在，反致真情若隐若现，是真似假，是假似真，而危机早潜其中。此易假易惑之真情，仍可作未病（暂未垂绝）观。

其五，病证新瘥而余邪未尽或正匮未复。此种状况，对已病而言，当属顺象。然则顺逆之论，并非绝对之辞，故顺象之中，常有复发或复感新邪之机。盖病证新瘥，余邪未尽，有死灰复燃之潜势；或病邪虽去，而正惯未复，存新邪易侵之路由。凡此，皆为未病形成之条件。

（三）未病诊断

纵观《伤寒论》诊断未病的思维方法，主要是根据疾病过去和现在状况，以其所处阶段、表现特点、病理规律、体质属性、宿疾兼夹、时间节律及疗护方法等因素，进行非量化分析，对病证的传变趋向和预后等作出预测。据此，有学者系统总结归纳为：

趋势外推法：所谓趋势外推法，即根据事物连续性原则，把病症过去和现在的发展状况延伸到将来，并据此作出合理预测。《伤寒论》对这种方法的具体应用，表现在据六经病证所处阶段或现有传变预兆进行预测。

五行推演法：所谓五行推演法，与系统论原理相合，运用五行生克乘侮规律，解释脏腑之间的病理联系，并推演其病理趋向。《金匮》"见肝之病，知肝传脾"，即是其具体表述。

反馈预测法：与黑箱理论相类，根据输入信息质量和反馈信息质量，对疾病之发展趋向作出预测。外感热病有着明显的发展变化规律，若诊治正确而经久不愈，多属预后不良。

反象预测法：现象与本质一致性，决定了脉症外象与内在病机之统一。而在特殊状况下，脉症相背于病机。这种现象与本质之不一致性，潜含着某种危险的病理趋势。准确细致的临床观察，有助于洞悉其细微藏奸之处，则可正确判断其预后。

节律预测法：依据天人相应的整体观念，中医理论认为，人体生理病理存在着严格的时间节律性。《伤寒论》充分发挥中医时间医学理论优势，用以帮助判断病证之欲传、转盛等变化之时间和程度。

体质宿疾预测法：体有阴阳虚实，病有宿疾留邪，这些因素常决定着机体反应状态和病证传变趋向，是《伤寒论》借以诊察未病之一个重要依据。

结构预测法：人体作为一个有机整体，脏腑相连，经脉相贯，彼此联系，互为影响，是故相邻或经脉络属之脏腑组织，是病邪赖以传变之重要途径。因此，根据机体系统结构，结合相关因素分析判断病证之传变预后，具有重要的意义。

以上是有关未病诊断思维方法的探讨，而理解和掌握已病与未病的相互关系，亦是诊断和治疗之重要环节。已病与未病，实乃相对之概念。已病者，即具有明显之临床表现，且易于被四诊方法所发现之病变也；未病者，乃临床表现不明显或微有所显，用四诊方法难于发现而又可据各种因素得以预测之病变也。大要而言，已病是未病之延续，未病乃已病之初萌，二者相互对立、相互依存，而又据一定条件而相互转化。就其临床所见，则二者之关系，具体可分为同体递进相关型和异体交互相关型两种。

所谓同体递进相关型，是指已病与未病属同一疾病范畴，在整个病理过程中始终相互制约。这种关系受疾病自身演化规律的制约，即在此疾病发展过程中，已病必发于未病之后，而未病可孕于已病之中，已病未病之间，彼此承继，具有高度的相关性。故可于已病之中，见未病之萌动；而于未病之中，察已病之进退。

所谓异体交互相关型，乃指已病与未病分属不同的疾病范畴，每在某一特定的病理阶段交互影响。甲乙两种疾病，各有其自身之已病未病关系，而甲乙两病之已病未病又可能交互影响，故甲病之已病与乙病之未病（反之亦然），就可能存在交互相关性。在此情形下，甲病之已病可影响乙病自身已、未病之转化，或甲病之未病可制约乙病自身已、未病的联系。这种交互制约关系，与同体递进相关型比较而言，其密切程度偏低，多在特定条件下得以呈现。

（四）未病治疗

就临床而言，所谓治未病，即是治疗未显之证。治未病原则要求在对已病辨证论治的基础上，同时采取预防性治疗措施，促进已病向愈，防止未病显露。疾病传变是通过证候来体现，故我们认识已病、未病便是以证的显露或潜伏为依据。然则已病未病又是辩证的统一体，有时疗已病而寓治未病之旨，有时治未病有促进已病速愈之意，是故未雨绸缪、寓防于治，是《伤寒论》治未病之基本原则。

已病防传：本经已病，防传他经，此脏已病，防传彼脏，杜绝传变，即为治未病之意。

病在太阳，须防内传，故有白虎、四逆、柴胡诸法见于太阳篇；太阴为病，其脏有寒，"当温之，宜服四逆辈"，则是治太阴之已病，而预为少阴设防之举。是以六经辨证中，无不寓含已病防传之旨。

未盛防盛：未盛者，已成之病；盛者，将显之证。所谓未盛防盛，是在病证急剧发展、危象即将显露的情况下，为防止病情转剧而采用的防治措施。防其转盛者，亦治其未病也。阳明篇之"发汗不解，腹满痛者，急下之"，即言腑实已成，而微露津伤之象，若不乘此急下，势必燥热燔灼而燎原莫制。故急下之证固多凶险，而急下之法则不必待病情凶险而后用之。

已盛防逆：此盛者，已发之重证；逆者，将显之危象。所谓已盛防逆，是针对疾病危重期，为防止病情逆转、危及生命而采用的防治措施。如三阴虚寒，阳衰阴盛之象毕露，病情极易突变而陷入阳亡阴竭之险境，故此时防逆，虽属治未病范畴，而其重要性不言而喻。

新瘥防复：新瘥者，已存之病理状态；复发者，可能之病理趋向。所谓新瘥防复，是针对疾病恢复期，为促进康复、防止复发而采取之防治措施。大病新瘥，气血尚虚，阴阳未平或余邪未尽，若调养不慎，易致病复，因而采取一定的措施，以资预防，是不可忽视的环节，亦属治未病之具体途径。

是以治未病，从某种意义来讲，实即寓防于治。而早治已成之病、先安未受邪之地、先时而治、慎治防变、设法御变等基本思路，是《伤寒论》治未病原则具体应用之指导思想。

若就未病与已病关系而论，则临床治疗又当据病势的进退缓急和已病未病之标本主从，或从已病而治未病，或从未病而治已病，或已病未病须并重。

1. 不治已病治未病

此谓以治未病为先，而非完全置已病于不顾也。其已病状态了然于医者胸中，惟从治未病入手，或治未病而已病自消，或先绝其未病之患以孤立其已病，进而相机除之，此不治已病治未病之由也。

治未病而已病自除：这一原则每每适用于同体递进相关型，且未病处于欲发未发之状态。在同体递进相关型中，未病是已病之继续，未病病机是已病病机之深化。二者通常具有共同之病理性质，仅病理程度有轻重之别，病理位置有浅深之异。是以治未病之法，必具治已病之效。临证思路虽是从治未病角度出发，而实则毕其功于一役。

先治未病后治已病：在同体递进相关型中，有已病状态发生逆转者，其欲传未传之际，未病病机与已病病机寒热异性，虚实相悖，且未病至危至急，性命攸关。当此之时，治未病事关生死，宜乎从急；而治已病虽为图本，可以从缓。此时治未病之法，于已病状态难收寸功，甚或有资寇揖盗之嫌，然事急从权，不得已而为之。是以治未病之后，必以治已病之法随之。而在异体交互相关型中，甲病之已病状态与乙病之未病状态并存，乙病欲发未发或隐而未发，但甲病之治疗受乙病之未病状态制约，此时常规的甲病治法不惟无效，且常会诱发乙病，导致病情逆转而更趋复杂化。故将未病消弭于萌动之际，是此时治疗之关键，必宜乎先；而对已病之处置，不过权衡机宜而已，当宜乎后。

2. 不治未病治已病

此谓医者暂置未病于不顾，成竹在胸但引而不发，惟从治已病入手，或治已病而斩其未病之根，则未病潜消；或先治已病而消其相互影响，则未病自然孤而易除，此不治未病治已病之由也。

治已病而未病自消：此一原则亦多适用于同体递进相关型，惟未病轻而已病重。其寒热属性或同或异，然病理程度以已病为重，未病为轻。即已病是此时病机之关键，未病状态受已病病机之制约，如此可于治已病之时，以治已病之法，顺而潜消其未病状态，所谓因势利导是也。

先治已病后治未病：在异体交互相关型中，有甲病之已病状态较为明显而属病机之主导，而乙病之未病状态不明显且较稳定（隐而未发）者，若此时治已病之法对未病状态无明显不良影响，甚或有助于未病之消除者，可先治其已病，后乃治其未病。

3．已病未病须兼顾

是故无论已病之表里寒热虚实属性如何，大凡未病已有显露之兆，且预测其发展迅速、病势危重者，多宜先治；反之，若未病伏而未显、对已病暂无影响者，可酌情缓图。然有已病未病均属危重，或病理属性两相妨碍者，则须二者兼顾。即如上述之先后诸法，临床亦每取兼顾之法替代之，以为稳妥之策，此已病未病须兼顾之由也。

侧重已病兼顾未病：对已病状态明显而未病状态相对较轻者，可从先治已病后调未病之法。然临床亦可在治疗已病之同时，对未病兼予防范，此即侧重已病兼顾未病之意也。

侧重未病兼顾已病：未病病机深重而病情欲发未发者，虽兼明显之已病，治之宜乎先治未病，然亦可同时兼顾其已病，此即侧重未病兼顾已病之意也。

已病未病两相权宜：上述已、未病兼顾之法，因其病理程度轻重不同，而治有主从之别。倘若二者相对均衡，其治则亦应相对均衡，而无主从轻重之异，此即已病未病两相权宜之意也。

概而言之，不论已病未病，若病势急重者，多宜先救；难于取舍者，则可并治，此其一般规律也。而临证之际，又当细审慎思，予以灵活运用。尤须申言者，在临床治疗过程中，保胃气、顾肾元、扶阳气、存阴液等思想，往往贯穿于始终，此亦治未病之重要环节。如此则可认为，治未病与治已病形影相随，难分须臾。

以上就未病之定义、机理、诊断、治疗四个方面，系统总结了《伤寒论》未病学术思想，于临床实践及理论研究，不无裨益。

第六节 《伤寒论》时间医学研究

根据中医天人相应的整体观念，人体生理结构及其机能活动与天地自然相应，因此自然界固有之时序特点，必然对人体之生理、病理构成影响，并直接与疾病诊断与治疗相关。运用中医基本理论分析人体生理、病理与时序节律的相关性，并进而探索相应的诊断、治疗和预防方法，是中医时间医学的基本内容。早在秦汉时期，中医学对时间医学之认识，已有相当深度和广度，《内经》"四时五脏阴阳"理论，即是其基本理论框架。《伤寒论》秉承前期医学理论，创立六经辨证论治体系，从临证角度对中医时间医学观点进行了大量的论述，总结和整理有关思想，对临床实践具有重要的意义。

（一）《伤寒论》对人体生理时序规律的认识

《伤寒论》对人体生理时序规律的认识，全面继承了《内经》的学术思想。中医学认为，自然界存在着一定的时序规律，一年之中有四时之分，春温夏热，秋凉冬寒。而一时之中又有六气之别，十五日为一气也。一气之中有三候之异，五日为一候也。然一日之中，亦有十二时辰之分。这种年、时、月、气、候、日时间节律，反映了天地阴阳运动在不同时序中的固有特点。是以《伤寒例》曰："冬至之后，一阳爻升，一阴爻降也；夏至之后，一阳气下，一阴气上也。斯则冬夏二至，阴阳合也；春秋二分，阴阳离也。"

《素问》云："人以天地之气生，四时之法成。"是人以天地为父母，机体之阴阳气血运动必然与天地阴阳运动相应。而自然界之时序节律反映到人体，即为人体生理之时序节律，此即天人相应思想具体表现形式之一。

人体生理时间节律，在脉象上表现十分显著。脉应四时，所谓"春弦秋浮，冬沉夏洪"（《平脉法》）是也。这种脉象时间节律，实际即是"四时五脏阴阳"理论的具体体现，盖肝应春、心应夏、肺应秋、肾应冬是也。故《平脉法》又云："肾沉心洪，肺浮肝弦，此自经常，不失铢分。出入升降，漏刻周旋。水下百刻，一周循环，当复寸口，虚实见焉。"通过脉象变化，具体论述了人体阴阳消长、气血盛衰的四时生理节律和营卫气血的昼夜运行节律。

作为一部辨证论治专著，《伤寒论》主要讨论人体感受外邪后的病理变化、发生发展规律及其相应诊治方法，因而对人体生理时间节律直接论述较少，更多的是通过临床病理现象或病理时间节律，予以间接反映。

（二）《伤寒论》对人体病理时序规律的认识

病理时间节律，同样表现为年节律、四时律、月节律、昼夜律等，可以通过发病时间、病程、复发时间、欲解时辰等具体临床表象进行具体观察。《伤寒论》一书，对各种临床现象观察细致入微，记录全面具体，因而其有关病理时间节律的内容十分丰富。

有关病理现象年节律、四时律的论述，其文字多见于原著之前四篇和后七篇。《辨可下病脉证并治篇》"下利差，至其年月日时复发者，以病不尽故也"之语，即是对病理变化年节律的典型描述。而《伤寒例》则继承《内经》理论，曰："春伤于风，夏必泄；夏伤于暑，秋必病疟；秋伤于湿，冬必咳嗽；冬伤于寒，春必病温。""从霜降以后至春分以前，凡有触冒霜露，体中寒即病者，谓之伤寒也。""从春分以后至秋分节前，天有暴寒者，皆为时行寒疫也。"而"冬有非节之暖者，名为冬温。""中而即病者，名曰伤寒。不即病者，寒毒藏于肌肤，至春变为温病，至夏变为暑病。"充分说明四时六气及时行疫气为病，有着明确的季节规律。这种疾病发生的年、时节律，充分反映了疾病本质与时节气候之间的内在联系，是中医整体恒动观的一种客观体现形式。

在《伤寒论》辨证论治体系中，有关病理时间节律的论述，以候节律为其主要内容。所谓候节律，即以五日为其节律之基本周期。然则《伤寒论》秉承《素问·热论》六经传变理论，仿其逐日传经之说，而多以六日为基本周期，实则为候节律之变局。为方便叙述，姑且称之为六经节律。这一时间节律以六日为中心，包括四五日、五六日、六七日等，以及六日倍数之约数，如十日、十二日、十三日等。

这种日数描述曾被部分医家否定，认为是病情发生发展时间之大体约数，不应拘泥。然则实际为大量临床实践观察之具体记录，反映了外感疾病发生发展过程中存在着明显而特殊的时间周期，这种周期与外感疾病之传变、加重、减轻、自愈等密切相关，其节律周期与现代医学对感染性疾病如感冒或病毒性感染、肠伤寒、大叶性肺炎等自然病程的认识，有着惊人的相似之处，应予充分重视。

就病程而言，《伤寒论》认为，外感热病以六日为其自然周期，其理论根源于《内经》一日太阳、二日阳明、三日少阳、四日太阴、五日少阴、六日厥阴之逐日传经学说。故曰："太阳病，头痛至七日以上自愈者，以行其经故也。"病邪随经气而传，六日经尽，至七日而不作"再经"，是故自愈。若"欲作再经者"，是病之不愈，而下一个周期开始，此时可"针足阳明"，利用各种治疗手段，截断其病理传变进程，"使经不传则愈"。若"再经"已成，则可期之"十三日愈"，是十二日"再经"已尽，周期结束，故于次日自愈。

他如疾病传变、死亡时间等，皆与六经节律密切相关。邪气由浅入深、由表及里或由阳转阴，均表现出明显的六日周期性，反之亦然。而病情加重变危者，《伤寒论》多称死或曰"不治"，其时亦多与这种时间周期相关。故曰"少阴病，六七日，息高者死"，"伤寒六七日不利，便发热而利，其人汗出不止者死"，"发热而厥，七日下利者，为难治"。

这种周期决定于外感热病的内在本质，有着严格的六日节律。然则中医学认为，影响疾病性质的因素甚多，除病邪性质及其程度外，机体正气体质之强弱及阴阳属性、自然气候及地理环境、正邪斗争之程度与状态等，皆是不可忽略之因素。是以这种六日节律，仍然受上述因素之影响，而在不同个体及不同状况下，表现出相对的游移。故《伤寒论》又曰"发于阳，七日愈；发于阴，六日愈"，奇阳偶阴，其文字表述虽有机械僵化之嫌，然其精神则是说明病理阴阳属性之别，对病理节律之影响。故其病程虽以六日为周期，而小有所异也。他如"五六日"、"七八日"等，皆当作如是观。

除六经节律外，《伤寒论》时间医学所涉及之另一主要内容，即昼夜节律。日升月落，此昼夜节律之在大自然的具体表现。这种日月阴阳更替的昼夜节律，对人体生理病理之影响亦显而易见。据中医学理论，三阳三阴依其阴阳气血之多寡及相关脏腑经络特性，而于一日之中各有主旺之时，此其生理之昼夜节律。而在病理状态下，这种节律则对其病理变化造成明显之影响。其病或轻或重，或愈或死，皆与其时相关。阳明主旺于申酉，是以燥热结实于腑，而每于日晡时分潮热汗出；而"阳明病欲解时，从申至戌上"。

《伤寒论》所述之六经"欲解时"，是病理昼夜节律之典型。析其所述，三阴病欲解于夜间，三阳病欲解于昼时，其与三阴三阳旺时多有关联。历代医家予此，多以阴阳消长变化、气机升降开合的昼夜节律来解释其机理，且以临床实例和现代实验结果，予以验证。然亦有牵强附会之处，未能自圆其说。然则论中所述，无论其机理为何，毕竟真实反映了六经病在一日之中的最佳治疗时机，而这种时机与六经病理昼夜节律关联密切，这是不容置疑的。

（三）《伤寒论》对诊疗预防时序规律的认识

既然人体生理病理存在着时间节律性，因而根据相应的生理病理节律，或顺其势，或逆其势，择时而治，是时间医学思想在预防诊疗方面的具体体现，亦是提高预防诊疗水平的一种行之有效的途径。

《伤寒例》云："君子春夏养阳，秋冬养阴，顺天地之刚柔。"是据四时春夏阳长、秋冬阴长之时间节律，顺应自然天地阴阳消长趋势，调养机体阴阳，是为中医预防养生之准则。"欲知四时正气为病及时行疫气之法，皆当按斗历占之"，《平脉法》"二月肝用事，肝属木，脉应濡弱，反得毛浮者，是肺脉也。肺属金，金来克木，故知至秋死，他皆仿此"，此言时间节律在疾病诊断及预后方面的运用。而"立夏得洪大脉，是其本位。其人病身体苦疼重者，须发其汗。若明日身不疼不重者，不须发汗。若濈濈自出者，明日便解矣。何以言之？立夏脉洪大是其时脉，故使然也。四时仿此。"是论治法顺时之理。大凡春夏宜汗，以其与天地阳气之疏展及机体气机之升浮相顺应；春之阳气生发向上，是以春季亦宜用吐法；而秋之肃降，其性向下，故宜用下法。故论曰"大法，春夏宜发汗"，"春宜吐"，"秋宜下"，是治法与四时节律之相应也。故有研究者据此而结合《内经》"一日分为四时"之观点，提出朝宜吐、日中宜汗、日晡宜下，与三阳病欲解时不谋而合。既然朝为春、日中为夏、日晡为秋而夜半为冬，则温法自宜于夜半也，此又与三阴虚寒证之欲解时大体相合。

以上简要总结了有关《伤寒论》中时间医学思想，可供临床实践和理论研究之参考。另有研究者提出"时相医学"概念，强调天地人之整体联动性，并以此为出发点，对《伤寒论》有关内容进行探讨，虽属一家之言，仍不乏其借鉴价值。

第七节　《伤寒论》腹诊研究

《伤寒论》中之腹诊，内容丰富，其意义不仅限于寒热虚实之辨别，更着眼于揭示疾病发生发展之趋势，具有重大的临床指导价值。其理论渊源，一是汉末战乱时期胃肠疾病的多发，促使仲景十分重视腹诊研究；一是汉以前医家丰富的腹诊经验总结。其理论基础，源自中医整体观念，所谓"有诸内，必形诸外"是也。胸腹者，脏腑之外廓也。五脏六腑，无所不包，而人身之疾病，多以脏腑为主宰。以胸腹胁肋与脏腑经络之生理联系，必能反映内在脏腑疾病之病因病机，为临床诊断提供可靠依据。

（一）腹诊的范围界定

腹诊是运用望、闻、问、切四种方法观察胸腹部情况的一种诊断方法，而尤以切诊为其重点。

就其诊察范围而言，腹诊并不局限于腹部，而同时包括胸部，即凡身体躯干部之前侧，皆属腹诊诊察之范畴。故有关腹诊的征象，常统称为胸腹征象。

据《伤寒论》所述，其腹诊所涉部位，主要包括胸、胸下、心下、胸胁、胁下、腹、脐、少腹等。

胸胁部位，包括前胸与两侧胁部，其位对应于胸廓肋骨所包之处，内含心肺肝胆，又为三焦分部。

心下部位，剑突下之中上腹部，即鸠尾至中脘部位，横膈、脾胃、肝胆、肠道，是其四维也。更确切地讲，其体表定位当为：以剑突下端为顶点，连接两侧锁骨中线与肋弓缘交叉点而形成的一等边三角形区域。其有言"胸下"者，实亦心下之部也。

大腹部位，相当于两肋下缘连线至两髂上缘连线之间所属分部，以脐为其中心，为脾胃之居处。

少腹部位，仲景所论是概言小腹部位，即两髂上缘连线以下至盆腔前缘以上部位，膀胱、小肠、胞宫等寄寓其中，肾肝冲任诸脉循行其地。

以上是概论其分部也，若细析之，则有脐周、胁下、胁里等具体部位，是由整体而及局部、由局部而推整体者，医者应予灵活看待，不宜拘泥其辞。

（二）腹证的主要表现

腹证的临床表现，可分为症状与体征两类，大要包括胀满、疼痛、软硬、动悸、肿块等。属自觉症状者，问询乃知；属他觉体征者，望切乃得。是故胸腹征象之诊察，仍不离四诊手段。

胸胁征象，每见胸满、胸中窒、胸中痛、胸胁苦满、胁下痞硬、胸胁下满、胁下痛等。其病机多与气血失和相关，常为邪实之外象。而心动悸者，则多属正虚之外象。在胸胁征象中，胸胁苦满一症是其典型。研究者认为，此"满"者，非胀满之义，乃闷也。所谓胸胁苦满，即苦于胸胁烦闷，是患者的主观症状。医者若切按其位，则但增烦闷之苦，并无特殊形象可得。而日本汉医界有认为胸胁苦满是他觉体征者，即医者手指自肋缘下向胸腔方向推压，而病者自觉胸胁烦闷而痛。亦有研究者认为，胸胁苦满应是自觉症状和他觉体征之结合，若只有自觉症状而无他觉体征者，为假性胸胁苦满；若二者兼而有之者，属真性胸胁苦满。

心下征象，常见心下痞、心下痞硬、心下支结、心下悸、心下满等。其病机多与邪阻气滞相关，然亦有正虚不运者。《伤寒论》论及心下症象者凡41条，其中专论"心下痞"、"心下痞硬"者20余条。是故心下症象，当以心下痞为重点。所谓痞者，心下满也，气隔不通之义。证诸临床，痞者仍为自觉症状与他觉体征之结合。后世称"痞闷"、"痞胀"者，阻塞胀闷之感，为自觉症状；"心下痞，按之濡"，按之无物，为他觉体征。故心下痞者，即心下满而不实，闭塞不通，按之柔软不痛。然就此症而言，其硬与柔软、痛与不痛等问题，须当活看。是心下痞有濡而不痛者，亦有硬而兼痛者。其痛多属隐痛，其硬常见局部肌肉抵抗力稍强，与结胸证之大实痛、按之石硬者不可同日而语。

大腹征象，包括腹满、腹胀、腹痛、绕脐痛、时腹自痛、腹中急痛、里急、内拘急等，其病理机制仍与正虚或邪实相关。虚者，气血阴阳诸不足也；实者，痰饮瘀血燥实阻滞是也。其具体表现之表述，研究者认为，腹满者，腹部胀满膨隆之意；里急者，即腹壁（腹肌）紧张度增强，呈拘挛状态，多伴有腹痛；腹胀者，即腹部膨大，视之可见。一般而言，胀满者多属他觉征象，疼痛者常为自觉症状，而拘急者，每为二者之结合。

少腹征象，包括少腹硬满、少腹里急、少腹急结、少腹满等。其病机多与水饮瘀血等阻滞相关。所谓少腹硬满者，是言其少腹部胀满，按之坚紧异常，或可触及硬结，伴有压痛。少腹里急者，少腹内有拘急之意，多为病者主观感觉，其重者，亦可切之而觉膨胀，抵抗力增强。而少腹急结，类同少腹弦急，指下腹部腹肌紧张明显，按之坚紧。而少腹满者，言其下腹部胀满膨隆，抵抗力稍强，类于硬满而紧张度较弱是也。

以上仅就腹证之大略而言，而临证之际，则应参合病者体质、年龄、职业、病邪诸多因素，综合分析判断，以明其理。

（三）腹诊的临床意义

腹诊有助于判断疾病之病性、病位、病势，揭示病证的发生发展规律，并进而指导确立治法和处方用药。

在临床诊断过程中，判断疾病之阴阳寒热虚实属性，是诊断的首要环节。研究者认为，仲景运用腹诊的目的，主要在于辨别疾病之虚实，以测邪正之盛衰；辨别疾病之寒热，以知病情之性质。腹部按之柔软，或按之似痛、重按之却不痛者，为虚；按之痛甚，手不可近者，为实；腹满时减或按之痛，局部皮肤有冷感，或触之不温者，为寒；发热汗出，腹满痛，按之痛剧，不大便或热结旁流者，为热。他如胸胁征象、心下征象及少腹征象，皆当仿此，以是故知，腹诊于疾病之属性判别，有着重要意义。

在判明疾病寒热虚实属性之后，则应辨别其病理位置。而腹诊于此，亦有重要之实用价值。脏腑相连，经络相贯，特定之胸腹部位，与特定之脏腑经络相关。六经病证中，见胸胁征象者，莫过于少阳，以胆附于肝，其经脉循行于两胁故也。而心之与肺，位居其地，故而心悸、胸闷者，心肺之病也。心下者，其位与肝胆、脾胃相关，且与心肺居处相邻，是故心下征象，就六经而言，若非阳明太阴，便属厥阴少阳，亦可与少阴心阳相涉。大腹者，脾胃之所主，是以大腹征象每与阳明太阴病证相关。腹满硬痛难自缓，阳明腑实；腹满时减复如故，太阴脾虚。而少腹部位，则与膀胱、胞宫、冲任相关，是以六经病证中，见少腹征象者，以太阳居多。少腹里急而小便不利，是为太阳蓄水；少腹硬满而如狂发狂，是为太阳蓄血。此仅言其概略也，而具体病位之判别，仍当四诊合参，不可偏执一端。

病性病位已明，而辨明病势之轻重缓急，于正确之立法处方具有重要影响。腹证之程度轻重，可以提示病证之缓急轻重。若心下痛，按之石硬，甚则从心下至少腹痛不可近者，是大结胸证；若病位正在心下，按之则痛，不按则不痛，是为小结胸证。其腹证范围之大小和疼痛程度之轻重，反映了邪结程度之轻重和病势之缓急不同。

此外，腹诊于病证之鉴别、疾病之转归预后判别亦有重要意义。若心下满而硬痛者，结胸是也；但满而不痛者，痞证是也。是同为心下胀满，而其病性有异。咳逆短气，引胁下痛者，饮停胸胁是也；少腹里急，小便不利者，饮停下焦是也；厥而心下悸者，胃虚饮停是也；心下逆满，气上冲胸者，脾虚饮停是也。是同属饮证，而其腹证表现不同，提示其病位有别。若发汗后其人脐下悸者，是阳虚饮动于下，欲作奔豚之证；若病胁下素有痞，痛引少腹入阴筋者，是为脏结之危象。此言腹证于预后转归之判别是也。

上言腹证之于病证诊断之意义，而诊断之确立自然决定其相应之治法方药，此腹诊在治疗方面之指导意义是也。"但少腹急结者，乃可攻之"，"厥而心下悸，宜先治水"，"腹胀不大便者，急下之"，"心下硬满者，不可攻之"，其治疗之表里先后，标本缓急，皆以腹证为凭。而柴胡剂所主之证，多有胸胁苦满类腹证；桃核抵当所主，常见少腹急结或硬痛；苓桂类方，其治每有脐下、心下悸动之象。上述诸例，说明腹证作为主症时，与治法之间有着规律性联系。

（四）腹诊的现代研究

为求腹诊得以客观化，现代研究者致力于采用新方法和新手段，以期揭示各种腹证之机理，并加以推广应用。

有学者提出腹力的诊察方法和测定标准，将腹力分为软、偏软、中等、偏实、实五级，并在确立徒手测定标准的基础上，研制成功腹力测定仪，使腹力作为虚实辨证依据之一的诊断客观化。而另一仪器中医腹诊参数检测仪的研制成功，亦使腹部寒温和腹力测定得以客观化，通过测定腹部某些募穴的深度温度以反映机体寒热状况，为寒热辨证提供客观指标；而同时测定腹力，对于判断正气之盛衰和病证之虚实有一定的参考价值。而日本学者研制之人工指，靠接触胸腹产生的流变学变化代替手指触觉，因其检测干扰较大，而并未被普遍采用。

瘀血腹证，日本汉方医学认为是瘀血证诊断之必备项目。其压痛点分为脐旁、脐中、乙状结肠部、回盲部、膀胱部、季肋部等。有研究者认为，压痛点的出现，是内脏状态变化在皮肤和肌肉的投影。而另有观点则认为，瘀血的实质，是以肝脏和与其相关联的脏器为中心出现的体液循环和代谢障碍的症候群。运用红外热像仪及表浅血流量仪，对其腹部温度及表浅血流量进行观察，结果表明瘀血腹证血流量较正常人减少，腹温明显降低。此症与微循环障碍、血液流变性异常、血小板功能及生化代谢异常，均有一定关系。

胸胁苦满症象，日本汉方医将之分为真性和假性两类，认为前者为真皮结缔组织和浆液性炎症，是全身性间叶系统炎症的部分表现；而后者则腹肌紧张，是与精神、神经相关联的症状。其形成机理是与Ⅵ～Ⅷ脊髓胸节有密切关系的腹腔脏器（肝、胃、脾、胰、膈肌）发生病理变化，通过内脏—体壁反射所致。有研究者用 B 超检测胸胁苦满患者，发现其肝外胆管轻度扩张，与相应静脉比值增大，因而认为此不但可作为胸胁苦满之客观指标，而且反映了少阳气郁、疏泄不利的病理特点；而右胸胁苦满患者肝右叶的右侧胸壁中腋线附近额面断层计测值，与肝左叶腹主动脉矢状面断层计测值有变小趋势。红外线影像显示，大柴胡汤证患者其胸胁苦满部存在低温分布；柴胡汤类证患者多有此症，而此类患者之 HLA 抗原大多呈异常分布，说明胸胁苦满征象有一定的免疫遗传学基础。临床实验结果表明，此症虽可由多种因素引起，然与胆经关系最为密切，表现在经络电图变化上，胆囊炎、慢性乙型肝炎患者，伴有胸胁苦满者，其胆经电阻显著低于无胸胁苦满者；肺心病患者伴胸胁苦满者，其胆经电阻显著高于无胸胁苦满者；冠心病患者其胆经电阻总体增高，但与胸胁苦满症象似无必然联系，其胸胁苦满症象与肝、脾二经相关。

心下痞硬征象，有日本学者认为其表现为心窝部抵抗较强，范围较广，是半夏泻心汤、人参汤的适应证。亦有学者认为，此症是机体被湿邪侵犯而在腹部出现的一种反应。梅国强教授等的临床实验结果表明，热郁痞、湿热痞患者在酸刺激后，其唾液淀粉酶活性显著上升；而气滞痞、虚寒痞患者在酸刺激后，其活性显著下降；寒热痞和肝胃不和痞患者变化不规律。其胃内各点平均温度和胃部皮肤温度检测结果表明，各型之间呈现热证高于寒证趋势。热郁痞患者胃内各点平均温度，显著高于虚寒痞、湿热痞和肝胃不和痞患者，胃部皮肤温度高于虚寒痞和湿热痞患者。而胃内各点温度比较，各型均呈现球部温度低于体部、底部温度，尤以寒热痞、湿热痞、虚寒痞为显著。热郁痞和肝胃不和痞患者足阳明经电导率显著高于足太阴经，气滞痞患者足太阴经电导率显著高于足阳明经；虚寒痞患者足太阴经电导率显著高于寒热痞患者和肝胃不和痞患者，而阳明经电导率在各型之间比较，则无显著性差异。另有研究结果表明，心下痞硬患者血中去甲肾上腺素浓度明显增高，故认为此症与交感神经功能状态有关。

综上可知，《伤寒论》腹诊内容丰富，颇切实用。而近年来，通过许多研究者的不懈努力，其理论研究与临床运用，均得到不同程度的深化和拓展。然则，尚存诸多不足，尤以其客观化、规范化及系统化方面，有待深入研究。

第八节 《伤寒论》治法研究

《伤寒论》六经辨证，不仅是诊断疾病的指导原则，亦是论治疾病的指导纲领。其所蕴涵的治疗原则、治法思想极为丰富，体现了原则性和灵活性的高度统一，具有很高的临床指导意义。其论治体系由三个基本层次构成，即治疗原则、治疗大法和具体证治。

（一）治疗原则

治疗原则，是临床治疗疾病过程中自始至终必须遵循的基本法则，具有普遍性指导意义。通常，治疗原则必须通过治疗大法和具体证治得以体现，而治疗大法和具体证治又必须依据治疗原则予以确立。

1. 调整阴阳

据中医整体恒动观念和阴阳对立统一思想，一切疾病，归根到底，皆是各种内外因素所致的机体内部阴阳环境的失衡状态。换言之，疾病之基本病机即阴阳失衡。而对疾病之治疗，其基本目的就是通过各种手段，纠正这种失衡状态，恢复其阴阳平衡。因此，从这一角度而论，中医治疗疾病之最基本的指导原则，即是调整阴阳。

生理状态下，机体内部之阴阳平衡，始终是处于一种永恒的运动过程中，即阴阳平衡并非静止不变，而是时时变动，在一定阈值范围内，阴阳之间相对平衡。维系这种动态平衡之能力，是机体之自身调节能力，或曰自和力，是人体正气的一种具体表现形式。阴阳变动的范围大小，即正常阈值，取决于机体自和力的强弱。

病理状态下，意味着机体自和力下降，导致阴阳动态变化范围缩小；或各种因素导致机体阴或阳的偏盛偏衰，超越正常状态下所允许的变动范围，如此则阴阳失去平衡，疾病因之而生。

故而调整阴阳，其实质即是，一者，抑其偏盛，助其偏衰，以纠其所偏；一者，增强机体自身调节能力，提高机体阴阳动态变化之正常阈值，以容其所偏。大论于兹，虽文辞不多提及，然亦确言："凡病，若发汗，若吐，若下，若亡血，亡津液，阴阳自和者，必自愈。"是治病之最终目的，即为平衡阴阳；而治病之根本原则，自是调整阴阳。

2. 祛邪扶正

外感热病，究由外邪侵犯机体，正邪相争而致阴阳失衡。《伤寒论》六经辨证虽可奉为百病之诊治准则，然则其初衷必是首先为外感热病立法。是以《伤寒论》所论者，仍以解决病邪与正气之间的矛盾为主。其调整阴阳之基本治疗原则，主要是通过扶正与祛邪而得以体现。因此可以认为，扶正祛邪以达到调和阴阳的目的，是治疗外感热病的基本原则。

作为外感病证，邪气盛实是其首要因素。然邪之所凑，其气必虚；正虚之所，即是容邪之地。故祛邪是外感热病治疗之首务，而扶正亦当同时注重。或扶正以利祛邪，或祛邪以助扶正，总在辨证分析，灵活对待，此其大略也。

扶正祛邪原则，惟有通过治法得以体现。就治疗大法而论，在六经辨证体系中，其祛邪原则是通过汗、吐、下、清诸法得以体现，汗解表邪，吐下去实，温寒清热，和解消积，是其例也。而其扶正原则，自当通过补法体现。温补阳气，滋养阴液，最为直观。而将此原则暗寓于祛邪诸法或调护措施中，则更显玄妙。后人总结《伤寒论》治疗思想时，认为扶阳气、护阴津、保胃气、固肾元等指导思想始终贯穿于外感病证治的全过程，是扶正原则的具体运用。

3.标本缓急

从辩证思维的角度理解，标本缓急原则对疾病的临床治疗提供了方法论指导思想，对处理各种纷繁复杂的临床矛盾有着极为重要的普遍性意义。因此，就治法体系而言，标本先后缓急原则应纳入于治疗原则这一最高层次之中。

标本的辨别标准，当以辩证眼光而论。所谓本者，谓疾病之主要矛盾或矛盾之主要方面；所谓标者，言疾病之次要矛盾或矛盾之次要方面。大凡先病为本，后病为标；痼疾为本，新感为标；里证为本，表病为标；病重者为本，病轻者为标；病急者为本，病缓者为标；此其常也。其变者，则当审时度势，具体分析。而标本缓急治疗原则，基本可分为三：先本后标，先标后本，标本同治是也。在《伤寒论》中，尤以表里先后处理原则体现最为充分。

治病求本，是以先本后标是其治疗之常规原则。抓住病证之主要矛盾或矛盾之主要方面，则可执简驭繁，事半功倍，是以治本为治病根本之途。往往本病已解之时，便是标病自除之际。即若标病未解，容后图之，亦属易事。

急者治标，缓者治本，此言在特殊情形下，标病有急重于本病者，当以先标后本为其变通的治疗原则。一般而言，在疾病发展的全过程中，本病即主要矛盾始终应是其主导。然则在某一特定阶段，标病可能暂时起着主导作用。这种全局与局部、主导与次要之间的交错夹杂关系，是急则治标之缘由。但治其标者，并非不顾其本，是标急者先治，本缓者后疗也。《伤寒论》少阴三急下证，论其本，为少阴液涸；论其标，为阳明腑实。然此之标实，急重如斯，若仿先本后标之原则，无异于扬汤止沸，必致贵事，以其燥热灼津，阴竭欲至也。故仲景以急下之法，先治其标，是釜底抽薪之意。若腑热已去，则缓图其本，益阴滋养，自然之理也。

另有标本轻重缓急关系难明、或虽明而难于取舍者，如是则当标本同治。临床上亦有医者为稳妥计，证治宜分先后，而以同治之法替代者。论中大青龙汤证，表寒为本，里热为标，里阳为表寒所郁闭而化热是也。标本虽明，然散寒必增内热，清热必助表闭。两难之际，自以散寒清热标本同治最为合宜。若进一步细析之，则同治之中亦当有偏此偏彼之异，视其标本轻重缓急而议。

（二）治疗大法

所谓治疗大法，是治疗原则向具体证治转化的过渡层次，亦可谓之是具体证治之概括。由此可见，其性质兼有治疗原则和具体治法两者之特点。

1. 汗法

汗法，是针对病位浅表的病证而确立的治疗大法。凡病在肌表浅层者，皆可施之。然则仅据此说，尚不足以具体运用之。盖发之散之，仍有阴阳寒热之异。证属风热，治以辛凉发散；病为风寒，治宜辛温发散。

2. 吐法

吐法，是针对病位偏上、病邪阻滞的病证而确立的治疗大法。凡痰饮宿食瘀血等有形之邪阻滞于内，且病位偏上或有涌越之势者，即可考虑运用此法。较之其他治疗大法，吐法虽较专一，但仍宜据病性病机病势等因素采用适当的具体治法。

3. 下法

下法，是针对病位偏下、病邪阻滞的病证而确立的治疗大法。凡痰饮宿食瘀血燥结等有形之邪阻滞于内，且病位偏下者，皆可相机运用本法以下而夺。其病证属寒实者，温而下之；病证属实热者，清而下之。

4. 和法

和法，是针对病性病位病势等错综复杂的病证而确立的治疗大法。凡寒热混淆、虚实相兼或病位错综的病证，皆可酌情而施。据其具体情况，本法相应的具体治法纷繁多变，和解少阳、调和肝脾、调气和血等等，皆可归于此类。

5. 温法

温法，是针对病性属寒的病证而确立的治疗大法。无论表里虚实，若其性质为寒者，均可运用本法。然在表属实者，温散、温行可也；在里属虚者，温而补之；在里属实者，温而下之、温而运之，又当据证立法。

6. 清法

清法，与温法对应，是专对病性属热的病证而确立的治疗大法。无论表里虚实，若其性质为热者，均可运用本法。然在表属实者，清散、清行可也；在里属虚者，清而补之；在里属实者，清而下之、清而化之，亦应据证立法。

7. 消法

消法，是针对各种病邪积聚结滞时日长久的病证而确立的治疗大法。凡气血、痰饮、水食诸邪结聚日久、病势迁延而多不急重者，均可考虑运用本法。以其病证之虚实寒热属性不同，故有消补、消散、温而消之、清而消之等具体治法之别。

8. 补法

补法，是专为正气虚损之各类病证所确立的治疗大法。凡阴阳营卫、气血津液诸不足，皆可以此为其治疗大法。而据阳气阴津之不同，而有补阳、滋阴、益营、固卫、益气、养血等诸般不同。

（三）具体证治

所谓具体证治，是指针对特定证候，根据治疗原则和治疗大法确立的具体治法，是临床治疗过程中立法最基本环节的具体表现形式，亦即临床选方用药的最具体的指导思想。一般而言，有是证即拟是法，有是法即用是方，所谓法随证转、方据法施是也。

《伤寒论》中的具体治法，依其所论病证，则数以百计。故后世有称397法者，其言虽非确指具体治法，然则有证有法有方之论，亦110法有余。大略而论，太阳有辛温散寒、发汗解表之表实治法，有发汗解肌、调和营卫之表虚治法；阳明有清热生津、除烦止渴之经证治法，有荡涤积滞、通下腑热之腑证治法；少阳有和解少阳、宣畅枢机之法；太阴有温运脾阳、散寒化湿之法；少阴有温补心肾、回阳救逆之虚寒证治法，有清热滋阴、泻火除烦之虚热证治法；厥阴有温阳散寒治法，亦有清热坚阴之法。如此等等，不胜枚举。现代研究者更从不同角度，对其具体治法多方探究，其观点虽属一家之言，但于弘扬仲景之学，不乏启迪之义。笔者在此，仅选录数家之说，以飨读者。

1. 神明证治十二法

有研究者将仲景治疗神志病证的方法加以归纳，总结为12法。解表清里法：适用于风寒外闭、阳热内郁、心神受扰之证，大青龙汤主之。清宣郁热法：适用于邪留胸膈、热扰心神之证，栀子豉汤主之。清热存津法：适用于邪热入里、阳明热盛、心神受扰之证，白虎汤主之。通下泻热法：适用于阳明腑实、浊热上扰之证，三承气汤主之。和畅枢机法：适用于邪入少阳、胆热扰心，或热入血室、上扰神明之证，小柴胡汤主之。化瘀泻热法：适用于瘀热互结于下、浊热上扰于心之证，桃核、抵当主之。泻热逐水法：适用于水热结胸、热扰心神之证，大陷胸汤主之。清热利湿法：适用于湿热郁蒸、心神受扰之证，茵陈蒿汤主之。育阴清热法：适用于阴虚阳亢、虚火扰心之证，黄连阿胶汤主之。温中健脾法：适用于中气素虚、气血双亏、心神失养者，小建中汤主之。温通心阳法：适用于心阳虚损、心神失煦者，桂甘龙牡汤或桂枝救逆汤主之。回阳救逆法：适用于邪入少阴、心肾阳衰或阳气暴脱之心神失煦者，四逆汤主之。

2. 升降治法特点

有研究者认为，《伤寒论》运用升降理论指导临床治疗，具有以下几个特点：①升清与降浊集于一方，用治升降反作、清浊混淆的病证；②根据升降双方的太过与不及，有侧重地选用药物，针对矛盾主要方面进行治疗；③利用升降双方相互制约、相互生化的规律，升清以降浊，降浊以升清；④根据邪正升降出入的趋势，高效率地逐邪外出，或截断正气亡脱的路径；⑤注重保护脾胃，保证其升降枢纽作用的正常发挥。

3. 治水十四法

另有研究者将《伤寒论》有关水饮证的治法归纳为：解表化饮法，调和营卫、健脾利水法，化气行水法，泻热破结逐水法，温寒逐水、涤痰破结法，和胃降逆、散水消痞法，攻逐水饮法，温阳健脾利水法，温通心阳、化气行水法，温肾阳化气行水法，温胃散水法，滋阴清热利水法，和解少阳、温化水饮法，以及逐水清热、软坚散结法。

4. 治肝法特点

《伤寒论》六经证治中，含有丰富的治肝内容，这些治肝大法在继承《内经》肝病理论的基础上，创立了自身的特点：①随证立法，补《内经》、《难经》之未备；②证分经脏，治分气血；③诸法共施，独重解邪；④扶中顾脾，防患于未然；⑤遂肝之性，创温补之法。

　　上述各家观点，有从具体治法而论者，有从思维方法而论者，从不同侧面反映了《伤寒论》治法之特点，值得参考。另外，亦有研究者致力于以现代科技手段、探讨六经治法体系之实质者，其研究结果从另一认识角度，阐释了部分治法的内在本质。限于篇幅，不作赘述。

第九节　《伤寒论》方药研究

　　《伤寒论》实录方剂112首，药物近90味。其方多简明实用，其药常便捷易备，而为历代医家所推崇。究其缘由，皆因其组方原则，严密完整；治疗八法，方药体现；承传古方，创制新剂；剂型多样，煎服科学；方药剂量，严格精确；且其对药物之运用，丰富和发展了《神农本草经》所载之主治和功效。现代研究者采用传统方法和现代科技手段，从理论认识、临床运用和药理机制等方面进行了大量的研究工作，成绩斐然。

（一）传统理论研究

1. 方药配伍

　　《伤寒论》方剂之卓越疗效，取决于方药之间严密合理的配伍。历代医家对其配伍规律，皆给予高度重视。成无己曾根据君臣佐使组方原则，结合七情性味学说，研究《伤寒论》方药之配伍规律。现代研究者在继承整理之基础上，亦提出一些观点，丰富和发展了相关认识。

　　相辅相成原则：所谓相辅相成，是选择性效相似或功效不尽相同的药物，经合理组配后，使其发挥相互协同和相互促进的作用。

　　相反相成原则：所谓相反相成，是选择性效相反的药物配合运用，使之相互制约并相互协同，以治疗错综复杂、病性对立的病证。如寒热并用、攻补兼施、散收结合、动静相随、升降有序、辛开苦降等，在这类组配过程中，既应注意对立双方的均衡性，又当据病机重心所在而予适当偏重，以达到对寒热虚实等兼杂病证的并治，且可相互制约而减轻其毒副作用。从另一角度而论，这种配伍规律亦可称之为阴阳对立原则。

　　寒热并用原则：所谓寒热并用，是选择寒热异性之药物，根据病证具体情况，合理组配，以达到寒热并治、调和阴阳、增强疗效、监制药性的作用，实为相反相成原则的具体体现形式之一。

　　舍性取用原则：大凡药物之功效，取决于其四气五味，所谓苦寒泻火、甘温补气、辛甘发散、酸苦涌泄是也。而多数方剂，常取其性、味皆宜者，此乃一般规律。然则于某些特殊情况，选择用药并非据其四性，而仅据其五味所体现的功用而定，是一种较为特殊的配伍方法。如茵陈五苓散之用茵陈，仅取其苦渗之利湿退黄功用，而并非用其寒性清热之性效，此方虽不见于《伤寒论》，但明确反映了仲景的这种制方思路。

　　反佐配伍原则：所谓反佐配伍，即选择性效截然相反的药物配合运用，以达到相反相成的目的，其实质是相反相成原则的具体运用。就其内涵而论，这种相反相成配合，有主次之分，即佐者为方剂之次要，受佐者为方剂之主体。临床常见者，包括以寒佐热、以热佐寒、以补佐消、甘缓反佐、以泄佐补、以敛佐散、以散佐敛、以燥佐润、以润佐燥、以行佐止等法。

对药配伍原则：对药或称药对，是泛指由两味或两味以上的药物固定运用的组合。而有研究者认为，药对是专指具有阴阳对立特性而配合运用的两味药物，即凡寒与热、润与燥、升与降、散与收、攻与补、走与守等对立属性配合的两味药，称为药对。《伤寒论》计有 10 首药对方，可归纳为寒热润燥升降散收等治疗八法。药对大多一味之别，然立法悬殊、配伍严谨，是分析复方配伍规律的重要基础。

相畏相杀原则：所谓相畏相杀，即是选择性效相互制约的药物配合运用，以达到顾护中气、缓解毒性、制约偏性的目的。

整体协同原则：有研究者认为，《伤寒论》的制方用药配伍理论，来源于四诊八纲、理法方药整体观念下结合个体治疗的辨证论治精神，不能孤立地分析其变化，亦非君臣佐使之一般关系。因此，整体配伍是仲景制方特色之一，方因证转，药随病施，即方知证，随证选药，从而增强药物的治疗效应。

上述各种观点，从不同角度阐明了《伤寒论》方药的配伍，具有明确的规律性，简言之，即协同增效和反向制约，是其制方之基本原则。有研究者指出，仲景组方的基本目的，是清除致病因素、调整脏腑机能和控制病势发展。围绕以上基本目的，或单行，或复用，交错配伍，而体现出灵活多变的方药组合。

2. 煎服方法

方虽中病，而煎服不得其宜，则非特无功，反有其害。是以《伤寒论》于此，颇为讲究，其所载之内容，对后世之临床，具有很大的指导价值。

煎煮方法：根据药物入煎的顺序，分为先煎、后下两种基本方法。先煎者，多为各方之主药，或用量较大而又宜于加热时间较长者，以使其药性充分析出，突出其功效；或缓和毒性，减轻副作用。后下者，常宜于易于析出而加热时间过长会影响其疗效者。后下之目的，减少挥发性药物有效成分的损失；充分利用贵重而量微之药物；避免胶质、糖类溶出过多后影响其他药物有效成分的析出。

烊化是一种特殊的后入煎法，多用于盐类、胶类及其他易溶之品。而兑冲亦是后下方法之特殊情况，适用于不甚适合煎煮而可直接服用的药物。

去滓再煎，是《伤寒论》中较有特色的煎煮法之一。与药物组成、剂量、药物溶出量、药物间相互化合作用等密切相关。既可浓缩药液，且可保留有效成分以增强疗效。

浸渍，是取其药性、弃其药味之法。而丸药煎煮，汁滓同服，是丸剂作汤之法，而取汤液性速之义也。对于毒剧之品，则当久煎或与蜜同煎，以缓其性。

就煎煮时间而论，大凡补阳剂、清解宣散剂煎煮时间偏短，而温寒剂、补阴剂和寒热并用剂煎煮时间偏长。而煎取量在 1~6 升之间，以 3 升、2 升者居多。煎煮药物所用溶剂，以水最为主要，又有甘澜水、潦水、清浆水之分。另有用酒、蜜为之者。

服药方法：服药方法包括服药次数、服药时间、服药剂量等内容。

服药次数，有顿服及 2~6 次等。顿服者，取其药力集中、疗效迅速之意。2 次服者，多用治阳虚阴盛或湿热壅滞之证。3次服者，常以治陈年痼疾、正虚邪实病证。4～6次服者，小量频服之意，使其药力续而不断。服药次数取决于病情轻重缓急、药后病情变化及方剂特性等因素。

服药时间，有昼夜服、空腹服、择时服等，据不同病情而定。其择时服药方法，体现了时间医学思想对临床治疗的指导作用。而服药剂量，大凡体质较弱或病证较轻者，剂量较轻，中病即止；久病或难治者，剂量较重，常通过增加单次量或服药次数的方式达到目的。而毒剧之品，服之小量开始，渐次增量，或间隔给药。

研究者系统总结为常规服药法、中病即止法、人体效应法、祛邪顿服法、食疗相佐法、连续用药法、逐渐加量法、试探用药法、提前服药法等。大凡病在表者以汗为度，病在里者随证变通；病在上者少量多次，病在下者少次多量；病轻缓者常规服用，病重危者多次连服，病急者顿服；体壮者量大次少，体弱者量小次多；峻剂分次，缓剂连续；效显证轻减量服。

3. 剂量考实

有关《伤寒论》方剂的剂量问题，争论较大。近年来许多学者进行了大量的研究工作，并取得一定成果。

根据新莽币和嘉量推算，则论中剂量之1两约今之13.92 g，1斤约今之222.72 g。另据"药秤"之说，则其量当减半而论，1两约今之6.96 g。有据药物比重推算者，认为1两约今之8g，1斤约今之126g。据古代衡器东汉铜权实测，则1斤约今之250g，1两约今之15.625g。据"十黍为一铢"之说，实测结果表明，1两约今之1g，最大不超过1.6 g。

容量推算，据各种容器实测结果，1升约今之200ml，1合约今之20ml，1斗约今之2000ml，1斛约今之20000ml。有研究者认为，1药升约今之6.34～10.4 ml。而1方寸匕约今之5ml，或曰相当于12cm³者，或曰2.7 ml者，论其重量则金石药末约2g，草木药末约1g。

他如具体药物之个数计算或容量推算其重量，视其质地、润燥等不同，而各有所异。由于考证结果出入较大，故目前多数医家主张，处方应用时，一方面根据考证的量制折算，更重要的是依据临床实践。故凡论中1两者，折今之约1钱，即3g；1升者，按重量折今之6钱至1两不等，约18～30g，按容量可折今之60～80ml。

（二）临床运用研究

《伤寒论》方以其卓越之疗效，受到历代医家之推崇，而应用广泛。现代研究者对其主要方剂的临床运用规律，开展了大量卓有成效的工作。

湖北中医学院梅国强教授提出扩大《伤寒论》方临床运用范围的七条途径，是经方运用思维方法的一次系统总结。

其曰：扩大《伤寒论》方临床运用之来由有三。一者，辨证论治，原理互通，故《伤寒》之方，可兼疗杂病；而杂病之方，略加变化，亦可兼治伤寒。二者，大论文辞古朴，示人以规矩，多显而彰；示人以灵活，则往往隐于幽微；因之探隐索微，条分缕析，或因其证，或假其方，或合其理，乃可扩大其方治范围。三者，六经者，脏腑经络之总称也；以其为有机整体，则论中调治脏腑之方，常可移作经络病证之法；疗经络病证之方，亦可易为脏腑病证之用。而其具体之途径，可概括为七：

突出主症，参以病机：此言主症，其义有二。一为某方所主之证候，一为某证之主要症状。以临床典型者少，而不典型者恒多，故有主症虽同，而病机难以丝丝入扣者，此时用方，但求病机大体相合，无寒热虚实之径庭。而主要症状者，常为证候之重心，病机之主脑，是以据主症选方，用之多验。

谨守病机，不拘证候：此与前述之途径，两相对映，是不拘其临床表现，而专注于其病机者。这一运用思路，在临床尤为多见。盖以症状为表象，病机为实质，若表象迥异而实质相同者，异病而同治可也。

根据部位，参以病机：此言部位，指体表而言，即胸胁、心下、少腹、头颈、项背等。一定部位之症状，每与相应脏腑功能失调相关。然须别其寒热虚实，故据部位选方用药，仍宜参考病机。

循其经脉，参以病机：经脉内属脏腑，据其经脉循行部位之部位，以病机为参照，借鉴脏腑治法，扩展其方之用。

斟今酌古，灵活变通：学术发展，不无沧桑之变。有古今病名不一者，有方药主症、所见不同者，或有证无方、有方无证者，种种变迁，尤须斟今酌古，予以灵活变通，以理为据，扩展《伤寒论》方之运用范围。

厘定证候，重新认识：《伤寒》一书，散佚有年，传抄之际，易多错漏，或因古言质朴、义有未详者。于某些条文，或某方某证，义理未必尽明，故有厘定之必要。或考之以据，或证诸临床。其证候厘定之日，便是扩大经方运用之时。

复用经方，便是新法：经方配伍谨严，功效单纯，而予复用之，以疗复杂之病，是其扩展之可行途径。其复用之根据，一者，上下病情歧异；二者，脏腑病变不同；三者，兼证明显；四者，表里寒热不一。如此推演，经方复用，是为新法；而经方复用于时方，更属意景深远。

经方的临床运用研究，除上述之运用思维方法是其重要方面外，尚包括许多具体方剂的应用研究。研究者在经方的临床大规模应用治疗某些系统常见疾病或疑难病症方面，做了大量工作。50年代后期，成功应用经方防治大面积乙型脑炎的流行，其疗效令人叹服不已。他如四逆汤、真武汤等对心血管系统疾病的治疗、诸泻心汤对胃肠系统病症的治疗、柴胡剂对肝胆系统病症的治疗，以及承气类方对急腹症的治疗等，均取得了显著成效。而与之相应的剂型改良研究工作，亦曾促进经方的临床运用。诸如此类的研究成果，内容丰富，难以尽述。

（三）药理实验研究

为揭示经方及其组成部分的作用机理，研究者们运用现代科学技术手段和方法，开展了大量的药理实验研究工作，初步阐明了部分主要方剂及其药物的作用机制。

《伤寒》第一方桂枝汤，外证得之，解肌调营卫；内证得之，化气和阴阳。其调和阴阳气血之作用，受到研究者的广泛重视。研究结果表明，桂枝汤能抑制蛙皮素（铃蟾肽）脑室注射引起冷环境中大鼠的降温效应，可能是通过干扰蛙皮素同其受体结合、促进蛙皮素的代谢分解、作用于其他产散热机制起作用；而在发热机体中，桂枝汤可以翻转蛙皮素拮抗剂的升温作用，提示桂枝汤的解热效应部分通过干扰蛙皮素受体及其功能起作用。不同研究结果亦证实，桂枝汤可使酵母所致发热大鼠的体温下降，使安痛定（阿尼利定）所致低体温大鼠的体温升高，提前恢复至正常水平；且其下丘脑及血浆 PGE_2（前列腺素 E_2）水平出现双向变化。说明该方对体温及其他相关指标，具有明显的良性双向调节作用。

大承气汤为阳明腑实首选之方，具有推陈出新、荡涤积滞之功。研究者以原方加桃仁、赤芍、炒莱菔子组成复方大承气汤，以原方减枳朴、加槟榔组成新方，比较三方之作用异同，以探讨其配伍规律。结果表明，三方药味虽有异同，但对推进胃肠运动都有显著意义，一对比限法显著性检验结果证实，三方作用基本相同，无显著差异；说明君、臣药不变而随症加减，可创立新方。然则从各时段肠道推进速度而论，则复方大承气汤优于大承气汤，大承气汤优于新方，说明其峻下热结之功虽同，但有程度之别，进而证实加减变化对方剂的影响。

小柴胡汤合五苓散，是经方复用之典型，后世多谓之柴苓汤。临床及实验结果表明，该方对慢性肾衰竭具有良好疗效，对腺嘌呤诱发的肾衰竭状态的大鼠具有明显的改善作用，具有降低尿素氮、血肌酐、尿溶酶菌，增加尿比重、红细胞数、血红蛋白（血色素）降磷升钙，提高二氧化碳结合力，改善氨基酸代谢，拮抗腺嘌呤代谢产物的沉积，减轻毒物对肾小管的损害等作用，从而改善肾功能，调节电解质和酸碱平衡，缓解贫血，纠正氨基酸失调，缓解和改善症状。

就研究结果总体而论，大凡活血类方药，多具改善循环和改善血液流变性等作用；回阳救逆类方药，常有抗休克、抗衰竭等作用；调和阴阳气血类方药，每有调节神经系统及内分泌系统功能的作用；柴胡类方，改善肝胆系统机能；泻心承气，促进胃肠系统功能。随研究工作的逐步推进，经方作用机制日渐显露。

综上而言，《伤寒论》方药研究内容丰富，范围广泛。本文因篇幅所限，主要就其方剂之总体研究态势，而作以上概貌或举一反三之描述。而其颇具价值的具体研究成果，非百万言不足以敷陈之，实难于此详尽介绍。持一漏万之憾，不得已而遗之，还望阅者鉴之谅之。

第十节 《伤寒论》六经病证关系研究

根据中医整体恒动观念，外感热病表现为一个动态的发生发展过程，其发生发展表现出特定的规律性。在疾病的各阶段，病证之间既因其特有性质而相互独立，更因其内在本质而彼此关联。是以此证之成，即孕彼证之始；而彼证之初，常承此证之因。故所谓六经病证关系，主要是指六经病证之间的彼此联系性，突出表现在六经病证的传变过程中。

（一）六经病证的基本关系

根据中医阴阳五行及脏腑经络学说，在六经辨证体系所论病证之间，存在着以下几种基本关系。

阴阳关系：是六经病证之间的最基本关系。所谓阴阳关系，是六经病证以其各自病理改变阴阳属性之不同，而构成彼此之间的对立依存关系。在六经体系中，三阳病证属表、属热、属实，三阴病证属里、属寒、属虚，彼此阴阳对立，然互为自身存在之依据，并在一定条件下向对立面转化。然阴阳者，数之可十，推之可千；阴中有阳，阳中有阴。是以病证间之阴阳关系，难以一言而定。少阴心肾虚衰，病则在里，自当属阴。然若阴液不足，心火上炎，此阴虚火旺之证，虚中有实，与少阴虚寒诸证相较，则为阳证，是阴证之中又有阴阳之别也。阴阳关系，所赅者广，下述之各项关系，实即这种基本病证关系之具体化。

寒热关系：是六经病证之间阴阳关系之具体表现形式之一。所谓寒热关系，指六经病证以其各自病理变化寒热属性之不同，而构成彼此间的对立依存及转化关系。大要三阳病证属热，三阴病证属寒。然太阳感受风寒之邪，故多寒证，与传经化热入里而成之阳明、少阳诸证，寒热对应，此其一也；其二者，倘若初感温热病邪，病发为太阳温病，此则与阳明少阳之热证彼此同气，而惟有表里脏腑病位之异。厥阴位居三阴之末，证多虚寒，而以其阴尽阳生之特性，而又每见实热诸证。是故病证之寒热关系，亦须辩证看待。

虚实关系：亦属六经病证阴阳关系之具体表现形式之一。所谓虚实关系，指六经病证以其各自病理变化虚实属性之不同，而构成彼此间的对立依存及转化关系。经云：邪气盛者实，精气夺者虚。就六经体系而言，病在三阳，正盛邪实，故为实证；病在三阴，正气虚衰，故为虚证。是以三阴三阳病证之间，彼此虚实对应，互为关联。然则正虚之处，即为容邪之所。故大论曰：血弱气尽，腠理开，邪气因入，与正气相搏，结于胁下。少阳之病理性质，总体而论，当为实证，而仍有其正气不足之一面。是故病证虚实之辩证关系，由此可见一斑。

表里关系：亦为六经病证阴阳关系之具体表现形式之一。所谓表里关系，指六经病证以其各自病理变化表里部位之不同，而构成彼此间的对立依存及转化关系。与前述之寒热虚实关系不同者，彼论病证之病性关系，此则言其病位关系。太阳主表，为六经之藩篱，是以太阳为病为表证，而其余诸病证，即为在里，然则表里之辞，并非绝对。若以辩证眼光析之，则表中有里，里中有表是也。如是则阳明病与太阴病，太阳病与少阴病，少阳病与厥阴病，以其脏腑经络联系，分别构成病证之表里关系。而少阳位居太阳阳明之间，是表之入里、里之出表处，故其病常称为半表半里证。在表者，其位浅；在里者，其位深。而在上者，近于表；在下者，类乎里。是故病证之表里关系，实统表里、上下、浅深诸多病位关系。更有研究者依据六经排列顺序，将三阳与三阴叠合，即太阳与太阴、阳明与少阴、少阳与厥阴，阳为其面，阴为其里，构成底面关系，用以解释六经病证之间的相互联系和影响，其实质仍属表里关系。

时序关系：所谓时序关系，是言外感热病发展过程中，病证之间以其发生之先后顺序而形成相互对立、依存及转化关系。上述表里关系及此时序关系，共同构成了外感热病发生发展之时空概念。疾病之动态发展，大多遵循由表及里、由浅入深、由阳转阴、由实至虚的规律，是故表浅阳实之证，常与里虚寒阴证，构成先后时序关系。是故太阳病每见于外感热病之初期，而阳明、少阳及三阴诸证，常随其后。若就疾病自然发展趋势而论，则先现之病证，常是后显病证之肇始；后现病证，则多为先显病证之结局。因此，对某一特定疾病而言，先后时序实则在某种程度上反映了病证间的因果联系。然则宿疾与新感，其间的先后时序关系虽属显然，但其因果联系并非如此必然，是亦须申明者也。

主次关系：以辩证法观点而论，疾病是正邪、阴阳斗争矛盾之体现，是以一病之中，存在着矛盾的主要方面和次要方面；多证之间，则有主要矛盾和次要矛盾之区别。所谓病证之主次关系，即是言其病证之矛盾主要方面和次要方面，或病证间主要矛盾和次要矛盾的对立、依存和转化关系。这种关系，在六经传变过程中，体现尤为充分者，当属合病、并病之证。太阳伤寒而兼内有郁热者，其病理重心偏于表，是以表寒为主而里热为次也。表证误下，外邪未解而太阴虚寒者，是以太阴里虚为主而太阳表寒为次也。大凡病情深重而急者，当属病证之主要方面；病情轻浅而缓者，自为病证之次要方面。是故病有大、小结胸之异，方有大、小陷胸之分。若推而广之，则病证之主次关系，实则涵盖了病证之轻重、大小、标本、缓急等诸多关系。

（二）六经传变的基本概念

仲景全面分析外感热病发生发展过程，综合病邪性质、正气强弱、脏腑经络、阴阳气血、宿疾兼夹等多种因素，将外感热病发展过程中各个阶段所呈现的各种综合症状概括为六个基本类型，即太阳病、少阳病、阳明病、太阴病、少阴病、厥阴病，并以此作为辨证论治的纲领。任何一个类型都不是一种独立的疾病，而是外感热病在整个发展过程中或曰病程的某个阶段所呈现的综合症状。六经病证彼此之间有机联系，并能相互传变，或传或不传，或循经传，或越经传，或直中，或合病、并病，灵活多变。

在外感热病的动态发展过程中，正邪进退、阴阳消长决定着疾病性质、病变部位等的不断变化，这种病理变化在六经辨证体系中，习称传变，其实质即是上述各项病理关系之相互转化过程。传变一辞，见于《伤寒例》，成无己注曰："传有常也，变无常也。传为循经而传，此太阳传阳明是也；变为不常之变，如阳明变阴证是也。"于此可知，所谓传变，是质量互变规律在疾病动态发展过程中的具体表现形式。传者，是病证循序发展之一般规律，可视之为量变；变者，是病情剧烈突变之特殊规律，可视之为质变。然则，质之与量，亦属辩证之关系。此传者，未必不含质变之意；彼变者，亦常孕育量变之实。是故历代治伤寒者，每将传变合称。

六经传变之基本规律，一言即可蔽之：由表及里、由浅入深、由轻至重、由实转虚是也，反之亦然。而其具体表现形式，大略有如下数种情况。

首先，据六经排列顺序，若病情循序发展者，谓之循经传；若病情不循其序而发展者，谓之越经传。从某种意义而言，所谓循经传，即前之所言"传"；而所谓越经传，即前之所言"变"。

循经传之基础实际在于六经之排列顺序。据《内经》和《伤寒论》所载，循经传当是病情以太阳、阳明、少阳、太阴、少阴、厥阴之顺序而发展。其中，研究者对阳明、少阳之先后顺序，争议颇大。据经论所述，以阳气之多寡而论，少阳自在阳明之后；而就临床病情轻重程度而论，则阳明应居少阳之后，故少阳证常被称作半表半里证。两派各有所据，持之有理。因此，目前多数医家均将太阳传阳明、太阳传少阳，同视为循经传；而阳明传少阳，或少阳传阳明，据前理亦应属循经传范畴。

在循经传所论之中，尚有所谓下传、上传、本经自传、手足传经、传本传标等概念。所谓下传者，循序自上而下，表邪入里，为逆；所谓上传者，反序自下而上，里邪出表，属顺。故《伤寒辨类》曰："阴中之阴土，太阴是也。上传少阳为顺，下传少阴为逆。"而所谓本经自传者，是言六经各赅手足二经，且脏腑经络相贯，手足相传（谓之手足传经）或经邪传于腑（脏），或腑（脏）邪传于经络。以经络为标，脏腑为本，故而经邪传于腑（脏）者，为之传本；腑（脏）邪传于经者，谓之传标。

越经传则是不循六经排列顺序，病情依一定条件而发生超常的变化。越经传之表现形式较为复杂，而以表里传为其典型代表。所谓表里传，是言病情据三阳三阴相应经络脏腑之表里关系而互为转化。如太阳与少阴，以其在经络脏腑关系上互为表里，而在病理状态下，太阳病不经过阳明、少阳、太阴等阶段，而直接演化为少阴病；或少阴病邪返出于太阳而表现为太阳经腑病证，谓之太阳少阴表里互传。是故生理状态下脏腑经络之表里关系，是越经传之重要基础。

另有首尾传概念，是谓三阳三阴六经之太阳为首，厥阴为尾，六经病邪次第而传，周而复始，厥阴之邪还出于太阳之表，或太阳表邪直入厥阴之里。依据三阳三阴之底面关系，病情演变循其规律而传，如太阳传太阴、阳明传少阴、少阳传厥阴（此亦属表里传），反之亦然，是谓底面传。是越经传头绪虽杂，亦是据前述之各项病证关系而定。

值得一提者，在直中、两感、合病、传经、并病等各种发病类型中，并病与传经最能揭示疾病之演变规律。所谓并病，是一经症象未罢，又及他经，两经或两经以上病证在某一时点同时并存，其动态发展过程，显露无遗。

（三）六经传变的决定因素

《伤寒论》传变学说，虽是《内经》理论之承继，但并不拘泥于僵化之顺序和固定之时日，而是主张疾病之传变决定于感邪之轻重、正气之强弱和医护之当否。传与不传，传之何处，均当视其正邪相争之状态或结果，邪甚正衰则病进，正胜邪退则病愈。较之《内经》之传变学说，更符合临床实际。

病邪轻重及性质：正邪斗争状态与结果，仅就病邪方面而论，邪气甚则病情必然加重或传变，邪气微则病情必然减轻或不传，此言其轻重程度也。若论其性质，阴寒病邪为病，其病多传三阴；阳热病邪为患，其病多传三阳。是病证之传变方向，或顺或逆，或经或腑，或阳或阴，皆当于病邪之轻重程度（量）和阴阳属性（质）相关联也。

体质强弱与属性：从某种意义来讲，体质即正气之具体表现形式。在正邪斗争过程中，体质强盛者，邪退而病减或不传；体质虚弱者，邪进而病重或传变。另一方面，若素体阳盛者，其病多传三阳；素体阳弱者，其病常传三阴。是以病证之传与不传，变与不变，亦与体质强弱程度（量）和阴阳禀赋（质）密切相关。

若以内外因关系而论，则病证之传变，当以体质为其关键性因素。欲知其详，请参阅第四节《伤寒论》体质学说研究有关内容。

医护措施之当否：医护措施之运用，扶助正气，削弱病邪，是其目的也。正确之医护措施，必然助正祛邪，病轻渐愈。设若延误时机，是为失治；更有辨证不确，孟浪行事者，则为误治。失治误治，不惟不达其初衷，而反罹其灾也。故大论云，桂枝下咽，阳盛则毙；承气入胃，阴盛以亡。然则医护措施之于病证传变的影响，虽仍与其质量相关，而更应结合其体质因素，加以分析判断。

（四）病证关系的现代研究

数十年来，中医工作者采用现代科学技术方法和手段，针对中医病证之本质，开展了大量卓有成效的研究工作。其中部分研究成果，于揭示病证之间的关系有着宝贵的借鉴意义。从生物化学、血液流变学、神经系统机能、内分泌功能及至分子生物学等多方面、多途径证实，病证阴阳、寒热、虚实属性之不同有着客观的基础。其最具影响力的研究结果之一，当属环核甘酸含量及其比值测定对阴寒证、阳热证之关系的揭示。如有研究证实，虚寒患者尿中儿茶酚胺及 cAMP（环磷酸腺苷）排出量降低，cGMP（环核苷酸）增高，cAMP/cGMP 比值下降，而热证患者，无论实热还是虚热，其尿中儿茶酚胺及环核苷酸均增高，病变脏腑之异和西医病种的不同，并不影响这种变化趋势。限于篇幅，笔者在此仅简要介绍有关六经病证关系的部分代表性研究成果。

太阴病与少阴病，均属里虚寒证，除直中之外，病程一般较长，是其所同。然则就阳虚程度、病变重心、病理范围而言，则有其差异。以寒湿因素制作的太阴少阴阳虚病证动态演化之家猫模型测定结果表明，太阴证与少阴证动物模型体重均显著下降，且后者之肛温下降显著，前者则不明显；两者之 D - 木糖吸收率显著降低，而尤以后者为甚；二者之小肠运动节律呈部分紊乱，然前者运动强度显著升高，后者则显著降低；二者之小肠组织病理改变明显，且以后者更为突出；前者之血浆皮质醇显著降低，而后者则显著升高；血液流变学测定表明，二者互有显著差异。上述各项指标，均于治疗后呈显著的反向扭转趋势，充分说明二证同中有异，异中有同，病理关联密切。

在上述基础上，课题研究者梅国强教授等进一步探讨了六经病证之阴阳转化关系。实验结果表明，太阴、少阴虚寒证之症状、体重、肛温、心率变化，以及血浆皮质醇含量变化、cAMP 降低、cGMP 增高、cAMP/cGMP 比值降低，各种指标再次证明了前期实验结果之正确性。而在上述模型基础上，依据《伤寒论》所述，采用"温而过之"的方法，成功复制了阳热证模型，动态观察了阴证转阳的全过程，且其相关指标检测结果，与虚寒证截然相反。实验成果的意义，不仅在于证明了《伤寒论》有关理论的正确性和客观性，更在于以客观科学的方法，揭示了病证之间的动态转化关系。

以上就六经病证的基本关系、六经传变的基本概念、六经传变的影响因素和六经病证的现代研究等方面，系统总结了六经辨证体系中病证之间的关系。而这种病证关系之处理，应当遵循的首要原则当是标本缓急原则，本应在此简略提及，惟因篇幅所限而难尽其意。欲明其理，请参阅第八节《伤寒论》治法研究之有关内容。

第五章

《金匮要略》的历史沿革

第一节 《金匮要略》源流及其对后世影响

《金匮要略》一书系《伤寒杂病论》(或《伤寒卒病论》)中的"杂病"部分,为后汉张仲景所著。本节主要介绍《金匮要略》的源流及其对后世的影响。

一、《金匮要略》的作者、沿革

(一)《金匮要略》的作者

《金匮要略》作者张机(约150~219年),字仲景,东汉南阳郡涅阳(今河南省南阳市,一说河南邓县)人。张机从小笃实好学,并嗜好医学,年轻时曾跟从同郡张伯祖学医。因他勤奋好学,故能尽得所传,时人称赞他"识用精微过其师"。后世据唐·甘伯宗的《名医传》记载,张机曾任长沙太守,故时被人称为"张长沙",其方书亦被称为"长沙方"。张机生活在东汉末年,其时战祸连年,疫病流行。他原有200多人的家族,自汉献帝建安元年以来,在不到10年的时间,就有三分之二的人染病身亡,其中死于伤寒者竟占十分之七。张机"感往昔之沦丧,伤横夭之莫救,乃勤求古训,博采众方"(《伤寒杂病论·序》),刻苦攻读《素问》、《灵枢》、《八十一难》、《阴阳大论》、《胎胪药录》等古代医书,继承《内经》等古典医籍的基本理论,广泛收集汉及汉以前的诊疗方法,结合个人的临床诊疗经验和心得体会,创造性地著成一部划时代的临床医学名著——《伤寒杂病论》。

(二)《金匮要略》的沿革

《金匮要略》原与《伤寒论》全编,名为《伤寒杂病论》。约在3世纪初,即公元210年,东汉张仲景总结劳动人民与疾病作斗争的经验并结合自己的经验体会,创造性地写成《伤寒杂病论》。据《伤寒杂病论·序》说:"乃勤求古训,博采众方,为伤寒杂病论,合十六卷。"其中十卷论伤寒,六卷论杂病。约公元270年,西晋王叔和加以搜集编次,分伤寒杂病为二。其中杂病部分,历经隋唐至宋,约四百余年湮没不见。公元1057年,北宋王洙在馆阁蠹简中,发现《金匮玉函要略方》3卷,上卷辨伤寒,中卷论杂病,下卷载方药及妇科。后世林亿等校订,因伤寒文多节略,且已有先订完整本,所以将其删去,只保留中、下二卷的杂病和方子,并采集散在各家之方,附于逐篇之末,凡25篇。书名则去掉玉函二字,改为《金匮要略方论》。至明代赵开美寻获校刻,流传至今。本书现有版本22种,常见版本:①元刻本;②《古今医统正脉全书》本;③明·万历27年己亥(公元1559年)海虞赵开美刻本；④清·康熙22年癸亥（公元1683年）文瑞堂刻本；⑤清·康熙60年辛丑（公元1789年）宝纶堂刻本；⑥日本·宽保二年平安书肆林权兵卫刻本；⑦日本·宽政元年（公元1721年）芳兰榭刊本；⑧日本·文化3年（公元1806年）谐山堂新刻本；⑨日本仿明俞桥本；⑩清抄本；⑪1963年人民卫生出版社铅印本。

二、《金匮要略》的内容简介

《金匮要略》是我国现存最早的一部研究杂病的专书，记述了汉及汉代以前我国人民同疾病作斗争所积累的宝贵经验，提供了辨证论治及方药配伍的基本原则，介绍了很多实用有效的方剂，因其理法方药俱备，具有较高的临床实用价值，对临床医学的发展起了很大的作用，而被喻为中医的四大经典之一，医方之祖，杂病治疗之典范。全书共25篇，首篇"脏腑经络先后病"属于总论性质，对疾病的病因病机、预防、诊断、治疗等方面，都以例言的形式，作了原则性的提示，所以此篇在全书中具有纲领性的意义。从第二篇"痉湿暍病"到第十七篇"呕吐哕下利病"是属于内科范围的疾病。第十八篇"疮痈肠痈浸淫病"则属于外科范围的疾病。第十九篇"趺蹶手指臂肿转筋阴狐疝蛔虫病"是将不便于归类的几种疾病合为一篇。第二十至二十二篇，是专论妇产科疾病。最后三篇为杂疗方和食物禁忌。本书共载262方，除杂疗方3篇共57方，附方24方，或有方无药共4方，或不合体例9方外，完整而实用的，共168方。《金匮要略》共载药物156味。其剂型有汤剂、丸剂、散剂、酒剂、外敷药、洗药、坐药等。本书对煎药和服药方法、服后反应等都有详细记述。

三、《金匮要略》对后世的影响

（一）《金匮要略》对晋至宋代的影响

作为中国第一部临床医学专著杂病部分的《金匮要略》，对指导临床实践具有很大的影响力。虽然王叔和把《伤寒杂病论》分为伤寒和杂病两部分，其中杂病部分几百年湮没不见，但是杂病部分的一些内容仍散见于汉以后的一些医著中，如《脉经》、《肘后方》、《诸病源候论》、《千金要方》和《外台秘要》等书。例如《金匮·百合狐惑阴阳毒病》之阴阳毒没有提出脉象，而且叙证较简，这三种病的病源是什么？是初感染还是后遗症？本篇均未有指出。若考《肘后方》、《诸病源候论》、《千金要方》、《外台秘要》谓百合病乃伤寒大平复，变成斯证；狐惑病，《千金要方》、《诸病源候论》谓为温毒气使然；阴阳毒，《千金要方》等谓伤寒初起，或五、六日至十日变成，阳毒脉浮大数，阴毒脉沉细紧数。又如《金匮·痉湿暍病》湿病头中寒湿，有身疼发热，面黄而喘，头痛鼻塞而烦等症，治宜纳药鼻中，用什么药外治呢？本篇未有说明，考《千金方》治疗鼻不利，鼻塞气息不通，共有8方，外治占6方，足供选用。与《金匮要略》相同的其他病种，对于疾病的成因、脉证、治疗等，都有较详尽的记述。足见仲景书对后世的影响。另外，从仲景方对后世的影响，也说明了仲景书的启后作用。如王好古（《医垒元戎》）说："折中汤液，万世不易之法，当以仲景为祖。"王氏还指出："唐宋以来，如孙思邈、葛稚川、朱奉议、王朝奉辈，其余名医虽多，皆不出仲景书。又《汤液本草》于孙、葛、朱、王外，添王叔和、范汪、胡洽、钱仲阳、成无己、陈无择等，其论方定，增减变易，千状万态，无有一毫不出于仲景者。洁古张元素，其子张壁，东垣李明之，皆祖张仲景汤液……仲景广汤液为大法，晋宋以来，号名医者，皆出于此。"综上所述，《金匮要略》对晋至宋代具有很大的影响。

（二）《金匮要略》对元代至近代的影响

《金匮要略》的注家人才辈出。自赵以德对《金匮要略》进行注解，著成《金匮方论衍义》以后，注金匮者人才辈出，有数十家之多。比较著名的有赵以德的《金匮方论衍义》、卢之颐的《金匮要略论疏》、尤怡的《金匮心典》、徐彬的《金匮要略论注》、李振声的《金匮要略注》、魏荔彤的《金匮要略方论本义》、吴谦的《医宗金鉴》、黄元御的《金匮悬解》、喻嘉言的《医门法律》、沈明宗的《金匮要略编注》、陈念祖的《金匮要略浅注》、唐宗海的《金匮要略浅注补正》等。此外，李东垣、朱丹溪、罗谦甫、王堂、李士材、张石顽、张锡驹、程云来、柯韵伯、程应旄、王孟英等，都在他们自己的著作中引用《金匮要略》的文字和方剂，并加以诠释。日本注家有丹波元简（《金匮要略辑义》）等十余家。另外，注家、名医对《金匮要略》高度评价，证明其有不朽的学术价值。清代医家徐洄溪指出："其论本于《内经》而神明变化之；其用药悉本于《神农本草》而融会贯通之；其方则皆上古圣人，历代相传之经方，仲景间有随证加减之法；其脉法亦皆《内经》及历代相传之真诀，其治病无不精世周到，无一毫游移参错之处，实能调整见本源，审察毫末……真乃医方之经也"（《医学源流论》）。朱丹溪评价说："圆机活法，《内经》具举，与经意合者，仲景书也"（《丹溪心法》）。《医宗金鉴》指出："先自张机书，盖以前之书，皆有法无方，《伤寒论》、《金匮要略杂论》创立方法格式，始有法有方，诚医宗之正派，启万世之法程，实医门之圣书也。"从以上可以看出，《金匮要略》对元代至近代有巨大的影响。

（三）《金匮要略》对当代的影响

从1949年至今的半个世纪已有约70余本金匮注本，这些注本中还包括相当部分的讲义。这些注本比较著名的有余无言的《金匮要略新义》、黄树曾的《金匮要略释义》、秦伯未《金匮要略简释》、中医研究院的《金匮要略语译》、南京中医学院金匮教研组的《金匮教学参考资料》、湖北中医学院的《金匮要略讲义》（二版教材）、谭日强的《金匮要略浅述》、何任的《金匮要略新解》和李克光的《金匮要略讲义》（五版教材）等。金匮要略是中医院校的必修课之一，其讲义已编至第六版。自1956年成立中医高等院校至今，金匮要略一直是中医院校的必修课之一，被誉为中医四大经典课程之一。最近又强调了金匮要略教学的重要性。当代注家对《金匮要略》给予高度评价。谭日强氏指出："《金匮要略》是一部理论与实践相结合的中医古典著作……千百年来，在中医临床上，一直起着指导作用。其中不少方剂，既适用于杂病，亦适用于伤寒，疗效很好，后世许多方剂，都是在这些经方的基础上发展起来的，所以称为群方之祖。"（《金匮要略浅述》）李克光氏指出："原书（即《金匮要略》）为祖国医学奠定了治疗杂病的基础。同时原书随着时代的发展，其意义也不断地得到补充。直到今天，原书仍然有效地指导着医疗实践，具有很大的生命力和发展前途。"（《金匮要略讲义》）《金匮要略》至今仍指导着中西医临床实践。现举尚坦之氏在《金匮要略释义·绪论》中所举数例以资说明。《金匮·脏腑经络先后病》指出："见肝之病，知肝传脾，当先实脾。"这一观点，就现代医学来看，也是先进的。如对某些肝病的治疗，中医往往就不是单纯治肝，而是治肝兼佐调理脾胃。疏肝健脾的逍遥散，治疗肝炎的某些类型有一定的疗效，并有改善肝功、降酶的作用，就是肝病治脾的良好例证。疾病分类方面，如百合病之与神经衰弱、癔病；肺痈之与肺化脓症；痰饮病之与慢性支气管炎、阻塞性肺气肿、肺心病；胸痹病之与冠心病、胸膜炎；水气病之急性肾炎、和心性、肾性及其他类型的水肿；黄疸病之与急性传染性黄疸型肝炎和其他类型的黄疸等，中西医的描述均颇相吻合。《金匮·腹满寒疝宿食病》篇，据条文分析，包括现代医学之急性胆囊炎、急性胰腺炎、溃疡病急性穿孔、急性肠梗阻等病，构成了"急腹症篇"，为急腹症的研究提供了大量的、极可贵的资料。对中西医结合非手术治疗急腹症，《金匮要略》有较大的贡献。由此可见，《金匮要略》对当代中西医学仍然有着巨大的影响。

第二节 《金匮要略》国内外研究现状

对于研究现状的叙述，本来应该引用近十几至二十年的研究资料，但由于《金匮要略》是一部古典医著，因此，笔者引用的资料可能会推前一些，直至 1949 年。近几十年来，国内外对《金匮要略》这本古典医著进行了较为深入的研究，兹把研究现状分述于下。

一、《金匮要略》的国内研究现状

（一）《金匮要略》的理论研究

1. 校勘译释原文

校勘、翻译、注释《金匮要略》原文，以便于教和学。因《金匮要略》原文，文辞古奥，不易理解，经过校勘、译释，让更多的人能学习、掌握《金匮要略》。如《金匮语释》（1956 年中医研究院教材编辑委员会编）、《金匮要略释义》（黄树曾编）、《金匮要略语译》（任应秋编）、《金匮要略语译》（1959 年中医研究院编，翻译明白流畅）、《金匮要略浅述》（1980 年谭日强著，校勘了原文，释了字句，并作浅述）、《金匮集释》（1984 年杨百主编，博采名家见解，广搜医案，注解精当）和点校本《金匮要略心典》等。

2. 教学方面的研究

教学方面的研究大约有下面几个方面。

编纂讲义、教学参考资料。这是为了方便教和学。如《金匮讲义》、《金匮要略讲义》（为我国首次统编的中医学院试用金匮教材，简称二版教材）、《金匮要略选读》（简称四版教材）、《金匮要略讲义》（简称五版教材）、《金匮要略选读》、《金匮教学参考资料》（1959 年南京中医学院教研组编）和《金匮要略学习参考资料》等。

教学方法研讨。谈教授法的，如《我是怎样讲授＜金匮＞课的》、《＜金匮要略＞的教学体会》。谈学习方法的，如《如何学习＜金匮要略方论＞》、《怎样学习＜金匮要略＞原著》。谈写作方法的，如《夏锦堂论＜金匮＞的写作特点》。字或词训释，如《＜伤寒＞、＜金匮＞中的"急"字小议》。

自学讲座和题解。讲座，如《＜金匮要略＞讲座》。题解，如《中医学多选题题库·金匮要略分册》、《中医学问答题题库·金匮要略分册》。

3．心得评述

如《重温＜金匮要略＞的体会》、《对修编＜金匮要略＞讲义的浅见》等。

4．医史文献

如《＜金匮要略＞研究与专著书日记》、《＜伤寒卒病论＞书名辨》等。

5．理论探讨

探讨金匮辨证论治规律，如《金匮要略"辨证论治"规律的初步研讨》。探讨学术思想，如《试论＜金匮要略＞的主要学术思想》。探讨仲景唯物主义思想，如《张仲景的唯物主义思想及其影响》。探讨辩证法思想，如《＜金匮要略＞中的辩证法思想初探》。探讨整体观，如《试论＜金匮要略＞中的整体观》。对金匮治未病的探讨，如《论＜金匮要略＞中的治未病思想》。对妇科篇的探讨，如《论＜金匮要略＞对妇科疾病的贡献》。

6．诊治研究

诊法研究。对鉴别诊断的探讨，如《略谈＜金匮要略＞对一些病症的鉴别诊断》。对舌诊的研究，如《＜伤寒杂病论＞中的舌诊》。对脉学的研究，如《张仲景的脉诊探讨》。对腹诊的探讨，如《论仲景腹诊法之重要性》。对目诊的探讨，如《仲景目诊法现在临床诊断的价值》。对望诊的探讨，如《＜金匮要略＞中的望诊》。

治法研究。主要有治法规律的探讨，具体治法的运用和病证的治法等，如《浅谈＜金匮＞的同病异治》、《仲景汗法探寻》、《浅谈仲景治疸十法》、《浅谈＜金匮要略＞攻下十一法》。

7．方药研究

方剂研究。方剂应用探讨，如《仲景方的临床应用举例》。服药法研究，如《＜金匮要略＞的服药八法》。剂型研究，如《张仲景在药剂方面的贡献》。服药效果研究，如《论仲景方后服药效果》。煎煮法研究，如《试述仲景方剂煎煮之法》。

药物研究。用药法则探讨，如《仲景用药法则的初步探讨》。某药的应用探讨，如《仲景对半夏的临床应用》。给药法研究，如《仲景十四种给药方法述要》。煎药法研究，如《张仲景煎药方法初探》。药理研究，如《中药药理研究（一）［肉桂（桂枝)]》，如《＜金匮要略＞中几种药物的用量》。

（二）《金匮要略》的临床研究

运用金匮理法方药治疗常见病、疑难病，并进行观察总结，这方面的报道较多，大样本的临床观察，如《葛根汤治疗荨麻疹 51 例临床观察》。个案报道，如《百合病治验》。某方主治病证的探讨，如《桂枝龙骨牡蛎汤的临床应用》。经验介绍，如《谈谈运用炙甘草汤的经验》。某病证治规律探讨，如《＜金匮＞呕吐辨证论治规律初探》。设对照组进行临床观察，如《桔梗白散治疗危重流行性出血热 219 例报告》。用金匮方制成药进行临床研究，如《通痹灵治疗类风湿性关节炎 137 例临床研究》。

（三）《金匮要略》的实验研究

实验研究的工作起步较迟，近年做了一些工作，如《麦冬治疗冠心病的临床疗效及实验观察》、《大黄䗪虫丸防治肠粘连的实验研究》、《瓜蒌薤白汤药理研究概况》、《通痹灵对类风湿病血液流变学的影响》等。

二、《金匮要略》的国外研究现状

(一)《金匮要略》的理论研究

对《金匮要略》的研究主要是日本国，在理论研究方面，主要是对《金匮要略》及金匮方进行注释、解说。如《和训杂症论识》、《金匮要略方析义》(五册)、《金匮要略讲语》、《临床运用汉方处方解说》、《金匮要略讲话》、《和训·口语金匮要略》、《金匮要略解说》等。介绍经方在日本的临床应用概况，如《中国经方在日本》。编辑辞典，既立了汉方规范，又推广了汉方的应用，如《汉方用语大辞典》、《中国汉方医语辞典》等。

(二)《金匮要略》的临床研究

治疗个案的总结报道，如《桔枳姜汤治疗慢性呼吸系统疾病的经验》、《甘草泻心汤治疗梦游1例》、《大建中汤治疗癌性腹膜炎所致不全性肠梗阻1例》等。较大样本的临床观察，如《猪苓汤对输尿管结石的排石效果》、《小建中汤对于婴儿便秘的效果》、《小柴胡汤治疗特发性血小板减少性紫癜的效果》、《五苓散灌肠对小儿呕吐的疗效》。临床研究推崇《伤寒杂病论》，运用灵活，并结合现代先进检测手段。赵颂杰氏等在《日本汉方医药研究现状与展望》一文中指出，日本汉方医学对张仲景的《伤寒杂病论》非常重视和推崇，且广泛地应用于现代临床各科取得了显著的成绩。在药材选用上主张用生药，并采用高效液相色谱法，气相色谱法等现代分析方法分析生药成分及化学结构，保证了药品的质量和临床疗效的发挥。在治疗方面使汉方医学与西洋医学有机地结合起来，充分利用了现代科学的先进检测手段，对方剂的配伍进行多方面研究，以提高临床治疗效果。

(三)《金匮要略》的实验研究

重视汉方药的颗粒剂研制。杨明氏在《日本汉方药颗粒剂的研制概况》中指出，日本汉方药以颗粒剂为主，处方选用古典传统用方剂基于标准汤剂，方剂及单味中药的复方作用。注重用现代科学方法研究金匮方的功效，如《葛根汤对乳汁分泌的影响》、《茵陈蒿汤及其成分抑制肝细胞凋亡的作用》、《半夏泻心汤止泻作用的实验研究》。注重对金匮方功效的机理研究，如《防己黄芪汤对庆大霉素肾病的作用机制》、《大柴胡汤对四氯化碳所致肝损害的自由基产生和清除》。

第六章
《金匮要略》脏腑经络辨证辑要

《金匮要略方论》是我国东汉时代著名医学家张仲景所著《伤寒杂病论》的杂病部分，也是我国现存最早的一部诊治杂病的专书。本书在理论和临床实践上对于后世临床医学的发展有着重大的贡献和深远的影响，其主要学术成就为：

（一）首创以病为纲、病证结合、辨证施治的杂病诊疗体系

1. 以整体观念为指导思想，以脏腑经络学说为理论依据。
2. 根据脏腑经络病机和四诊八纲进行病与证相结合的辨证。
3. 脉证合参，据脉论理以指导治疗，推断预后。
4. 有病早治，未病先防的预防医学思想。
5. 治病求本，重视人体正气。

（二）方书之祖，医方之经

1. 创制经方 205 首。
2. 立方严谨，用药精当。
3. 同病异治，异病同治。
4. 攻补兼施，寒热并用。
5. 治随证变，药因证用。

第一节　脏腑经络先后病

本篇为全书之总纲。张仲景在前人的基础上，结合自己的实践经验，对杂病的病因、病机、诊断、治疗以及预防等方面，都作了原则性的论述，在全书中具有纲领性的指导作用。

一、病因、发病及预防

（一）病因与发病

"夫人禀五常，因风气而生长，风气虽能生万物，亦能害万物"，"若五脏元真通畅，人即安和"。仲景认为，人与自然是密切相关的。正常的自然气候有利于万物生长，反常的自然气候能伤害万物，对于人体也不例外。但人体正气有抗病能力，如果五脏真气充盛，营卫气血运行正常，则"正气存内，邪不可干"，人即无恙。若正不胜邪，"客气邪风，中人多

死"，即邪气乘虚而入，危害人体，则发生疾病，甚至导致死亡。疾病千般万种，然其原因不外三条：一是经络受邪，传入脏腑，此为正气不足，邪气乘虚入内所致；二是皮肤受邪，在血脉传注，使四肢九窍壅塞不通，其病在外；三是房室、金刃、虫兽所伤。强调了六淫的致病作用，确立了以脏腑经络定内外，对病因进行分类的方法。邪由经络入脏腑为内为里；邪由皮肤传血脉，为外为表。

（二）预防与防传

"若人能养慎，不令邪风干忤经络；适中经络，未流传脏腑，即医治之"，"夫治未病者，见肝之病，知肝传脾，当先实脾"，是杂病预防为主，防治结合的措施和方法。若人能内养正气，外慎邪风，不使邪气侵犯经络，人就不会发病，养生可以防病；倘若一时不慎，外邪入中经络，即应乘其未传入脏腑之时，及早施治。有病防传的关键，在于从整体观念出发，掌握疾病的传变规律，及时进行预防性治疗，治其未病之脏腑，以防止疾病的传变。如见肝实之病，知其最易传脾，故治肝病时应注意调补脾脏，使脾气充实，才能防止肝病蔓延。

二、诊断（四诊）

（一）望诊

1. 望面色 "鼻头色青，腹中痛，苦冷者死；鼻头色微黑者，有水气；色黄者，胸上有寒；色白者亡血也，设微赤非时者死；其目正圆者痉，不治。又色青为痛，色黑为劳，色赤为风，色黄者便难，色鲜明者有留饮。"人体五脏六腑的精华气血，显露于外，表现为气色，故望色可知脏腑的盛衰，气血的有余与不足。面部的望诊就部位而言，包括鼻头色，面色和目睛。如鼻部出现青色，青色是肝色，症见腹中痛，为肝木克脾土。若兼四肢厥冷，乃阳气衰败所致，提示病情严重。鼻部出现微黑，黑为水色，为肾水反侮脾土，所以主有水气。面色黄，黄为脾色，多因脾病不能水津四布，致水饮停于胸膈之间，则色黄者胸上有寒。面色白乃失血过多，血不上荣于面。如失血之人出现微赤面色，且非炎热时令所致者，乃血去阴伤，阴不涵阳，虚阳上浮之象。目正圆是两眼直视不能转动，此为风邪强盛，五脏之精气亡绝，多见于痉病，表现疾病危重。青为血脉凝涩之色，主痛；黑为肾色，劳则肾精不足，主劳；风为阳邪，多从火化，面赤主风；黄为脾色，黄色鲜明是湿热蕴结，脾气郁滞，水饮内停，上泛于面，可见大便难、面目浮肿。

2. 望呼吸 望呼吸可辨别病位之上下，病情之虚实，并判断其预后吉凶。"吸而微数"是指吸气短促，如由中焦实邪引起的，其病机为邪阻中焦，上下不通，肺失肃降；或是属无根失守之气顷将自散，在上焦是肺气大虚所致；在下焦是病在肾。"吸远"是指吸气深长而困难，是元气衰竭，肾不纳气所致。"呼吸动摇振振者，不治"即呼吸时全身振振动摇，是虚弱已甚，形气不能相保的危重证候。凡虚证而见呼吸病变的，不论病变在上在下，多属难治。

（二）闻诊

在临床上根据病人的声息闻诊可帮助诊断疾病。"病人语声寂然喜惊呼者，骨节间病"，是由于病在关节，转动不利，动则作痛，故病人常喜安静，但偶一转动，其病甚剧，故又突然惊叫。"语声喑喑然不彻者，心膈间病"，是由于气道不畅，所以病人语声低微而不清澈。"语声啾啾然细而长者，头中病"，是因病在头中，如作大声则震动头部，其痛愈甚，所以声不敢扬，但胸膈气道正常无病，所以声音虽细小而能清长。"咳，息张口短气者，肺痿唾沫"，是胸中有邪，阻塞气道，以致肺气不降，呼吸时气上逆而为咳，若肺胀萎弱，不能司正常呼吸，则表现为张口呼吸；不能输布津液，津液为邪火煎迫，则病人咳出大量涎沫。

（三）切诊

"病人脉浮者在前，其病在表"，是指一般情况下，浮脉见于寸部，寸属阳主表，故寸脉浮，其病在表。"浮者在后，其病在里"，即浮脉见于尺部，因尺部属阴主里，故尺脉浮，其病在里，一般是肾阴不足，虚阳外浮，阳气不能潜藏的现象。表证属实者之见浮脉，必浮而有力；里证属虚者见浮脉，必浮而无力。

（四）四诊合参

1. 脉象与四时五色合参

六脉"因其旺时而动，假令肝旺色青，时各随其色。肝色青而反色白，非其时色脉，皆当病"，即四时季节改变，脉象和色泽也随之发生改变。如春时肝旺，脉弦、色青是为正常，假如此时色反白，脉反毛（秋脉），是为非其时有其色脉，即属不正常的现象。

2. 脉症合参

"寸脉沉大而滑"是气血壅实所引起的复合脉象，血气相并而成实，有入脏、入腑的不同。脏是藏而不泻的，腑是泻而不藏的，病邪入腑尚有出路，入脏则病邪无从排泄。当病人出现这种沉大而滑的脉象，在未发生卒倒之前，就应及早防治。当病人猝然昏倒之后，如伴有唇口青，身冷，是血液郁滞不畅，阳气涣散之内闭外脱的证候，此即为入脏，病情严重；如伴有身和，汗自出，是血气恢复正常运行的征兆，此即为入腑，病情转愈。从脉象判断病机，以脉症合参推测疾病的吉凶顺逆及预后。

三、辨治原则

（一）表里同病

在表里证同时出现时，首先应分别证情的先后缓急，急者先治，缓者后治。如病在表，不可下，而误下之，伤其脾胃，"续得下利清谷不止，身体疼痛"，权衡表里轻重，此时以里证为急，"急当救里"，故治当先救其里，然后再治其表，此乃先里后表法。当里证基本解除之后，如服药后"清便自调"者，此时身体疼痛的表证仍然存在，如不治表，势必再行传变入里，故"急当救表也"。此外，有时表里同病，单解表则里证不去，单治里则外邪不解，且可相互影响，则必须双方兼顾，表里同治。

（二）痼疾加卒病

在新与久病同时存在时，也应首先分清证情的先后缓急，急则先治，缓则后治。"夫病瘤疾加以卒病"，一般"先治其卒病，后乃治其瘤疾"。在瘤疾与新病互相影响的情况下，治新病又必须照顾到瘤疾。

（三）审因论治

治疗杂病应审因论治。若病邪在里锢结不解，往往与体内痰、水、瘀血、宿食等互结，"欲攻之"，则应审证求因，审因论治，根据不同的病因，"随其所得而攻之"，即辨证施治。

（四）调护

由于五脏的生理特性不同，五脏病的性质也不同，因而"五脏病各有所得者愈"，即五脏病各有其相适宜的治法，在病人的饮食起居等调护方面，应根据五脏生理特性及病理特点，近其所喜，远其所恶，"五脏病各有所恶，各随其所不喜者为病"。适当的调护，才能使疾病获得痊愈。如果不注意饮食禁忌和适寒温衣着，不根据疾病的特点进行护理，纵然用药适宜，也难收到疗效，甚至会加重病情。

第二节　痉湿暍病脉证治

本篇所论痉、湿、暍三病，均由感受外邪引起，又都有太阳表证，故合为一篇。

痉病以项背强急，口噤不开，甚至角弓反张为主症。病位在筋脉，主要是因津液不足，筋脉失养，重感风寒所致。

湿病以发热身重、骨节疼痛为主症。病位在肌肉、关节，主要由于阳气不足，感受外湿，或兼风挟寒，侵犯肌表，流注关节所致。

暍病以发热自汗、烦渴溺赤，少气脉虚为主症。暍即伤暑，暑为阳邪，易耗气伤津，其病多呈气阴两伤，阴阳不足的脉证。

一、痉病

（一）病因与预后

痉病的病因是外邪客于太阳筋脉，又有津液受伤的内在因素，筋脉失于濡养，以致邪阻筋脉所致。

痉病的预后是以津液的有无为转移，如津气犹可，邪解病愈，若痉病邪盛正虚，正气不足，无力抗病而出现沉细脉，预后大都不良。

（二）证治

1. 柔痉的证治　柔痉的主症是"太阳病，其证备，身体强，几几然，脉沉迟"，"太阳病，其证备"是指头项强痛、发热、汗出、恶风等表证俱备，几几是形容颈项强急，俯仰不能自如的样子，脉沉迟是因津液不足，不能濡养筋脉，荣卫之行亦复不利。治法宜滋养津液，解肌祛邪。方用栝蒌桂枝汤。方中用桂枝汤调和营卫，解太阳卫分之邪，栝蒌根清热生津，滋养筋脉。

2. 刚痉的证治 刚痉的主症是"太阳病，无汗而小便反少，气上冲胸，口噤不得语"，太阳病无汗为表实，无汗而小便反少，是在里之津液已伤。无汗则邪不外达，小便少，则邪不下行，势必逆而上冲，口噤不得语，是筋脉痉挛所致。治法宜升津养筋，发汗解表。方用葛根汤。方中葛根滋养津液，舒筋解肌，麻黄发汗解表，桂枝汤调和营卫。

3. 痉病里热燥盛的证治 痉病里热盛的主症是"胸满，口噤，卧不着席，脚挛急，必齘齿"，表证失于开泄，邪气内传，郁于阳明，热盛灼筋，而致痉病。

齘齿即口噤之甚，为牙关紧闭严重时上下齿紧切作声的现象。治法宜通腑泄热，急下存阴。方用大承气汤。

二、湿病

（一）湿病的成因

湿为六淫之一，故其伤人亦如风寒之先在太阳，湿邪易疏注于关节，湿邪痹着，阳气不通，则身重疼痛。湿邪为患，每多兼风，挟寒。若湿邪遏抑表阳，表气不虚，病变多为表实证，若表气已虚，病变多为表虚证。

（二）湿病的证治

1. 寒湿在表的主症主方 寒湿在表的主症是发热、恶寒、无汗，身体疼痛剧烈而兼有烦扰之象。治法宜发汗利湿。方用麻黄加术汤。方中麻黄汤得术，虽发汗而不致过汗，白术得麻黄，能行表里之湿。

2. 风湿在表的主症主方 风湿在表的主症是一身尽疼，身疼发热而日晡增剧。治宜清宣利湿。方用麻黄杏仁薏苡甘草汤。方中麻黄、甘草微发其汗，杏仁、薏苡仁利气祛湿。

3. 风湿表虚的主症主方 风湿表虚的主症是脉浮身重，汗出恶风。治法宜益气除湿。方用防己黄芪汤。方中黄芪益气固表，防己、白术除风湿，甘草、姜、枣调和营卫。

4. 风湿表阳虚的主症主方 风湿表阳虚的主症是风、寒、湿三气合邪，痹着肌表，经脉不利，故见身体疼烦，不能自转侧，不呕不渴，脉浮涩无力。治法宜温经助阳，祛风化湿。主方用桂枝附子汤。方中重用桂枝祛风，配以附子温经助阳，甘草、姜、枣以调和营卫。若服用桂枝附子汤后，风邪已去，寒湿未尽，身体尚疼，湿邪仍留于肌表，则治宜祛湿温经，方用桂枝附子汤去桂加术汤。

5. 风湿表里阳俱虚的主症主方 风湿表里阳俱虚的主症是"骨节疼烦掣痛，不得屈伸，近之则痛剧，汗出短气，小便不利，恶风不欲去衣，或身微肿"，治法宜助阳祛风化湿。方用甘草附子汤。方中桂、术、附并用，兼走表里。

三、暍病

（一）暍病的成因与脉证

暑为六淫之一，暍即伤暑，是因夏月感受暑热之气，或贪凉饮冷，汗出入水所致。多从太阳开始，其脉证为"太阳中暍，发热恶寒，身重而疼痛，其脉弦细芤迟"。由于暑多挟湿，暑性炎热，易伤津耗气，其病多呈气阴两伤，阴阳不足的脉证。

（二）暍病的证治

1. 伤暑偏于热盛的主症主方　"太阳中热者，暍是也。汗出恶寒，身热而渴，白虎加人参汤主之"。即暑热熏蒸而汗出，汗出而腠理空虚，而出现恶寒，暑热甚，暑热伤津，出现身热口渴。治法宜清热生津。方用白虎加人参汤。方中白虎汤清热祛暑，人参益气生津。

2. 伤暑挟湿的主症主方　"太阳中暍，身热疼重，脉微弱，此以夏月伤冷水，水行皮中所致也"。由于夏月贪凉饮冷，或汗出入水，水行皮中，阳气被遏。治法宜去湿散水。用瓜蒂以散皮肤水气，水气去则暑无所依，病自解。

第三节　中风历节病脉证治

本节论述中风与历节病的成因及历节病的证治。中风是以口眼歪斜、半身不遂，言语不利，甚或突然倒仆，昏不识人为主要表现的疾病；历节病是以遍历关节疼痛为主要表现的疾病。

一、中风

（一）中风的成因

"络脉空虚"，"贼邪不泻，或左或右；邪气反缓，正气即急，正气引邪，喎僻不遂"，是中风的成因。由于正气亏虚，外邪诱发，正气无力抗邪，以致外邪随虚处而停留。无论病邪侵犯人体左侧或右侧，都会引起络脉的气血瘀滞，以致筋脉肌肉失去濡养，废而不用，无病的一侧络脉气血运行正常，相对表现为紧张状态，有病的一侧呈现弛缓状态，紧张的一侧牵引弛缓的一侧，故口眼歪斜。

（二）中风的辨证

中风所致的经脉痹阻，有轻有重。邪中于络，则营气不能畅行于肌表，故肌肤麻木不仁，属病变较轻者；邪中于经脉，以致气血不能运行于肢体，故肢体沉重，属病变较重；如病邪更重，则邪气深入脏腑，影响脏腑功能，故出现昏不识人，不能言语，口吐涎等严重症状。

二、历节病

(一) 历节病的成因

1. 肝肾不足，水湿浸渍

"寸口脉沉而弱，沉即为肾，弱即为肝。汗出入水中，如水伤心，历节黄汗出"，即本已肝肾不足，筋骨虚弱，如果又值汗出腠理开泄之时，水湿寒冷之邪乘腠理开泄而侵入人体，流注于筋骨、肌肉、伤及血脉，遂出现全身关节疼痛，关节局部汗出色黄，而成历节病。

2. 阴血不足，外受风邪

"少阴脉浮而弱，弱则血不足，浮则为风，风血相搏，即疼痛如掣。"少阴脉弱为心肾阴血不足，浮则提示外有风邪。阴血不足，风邪乘虚而入，由表侵及血脉，以致经脉痹阻，气血瘀滞，不通则痛，故关节掣痛，不能屈伸。

3. 气虚饮酒，汗出当风

"盛人脉涩小，短气，自汗出，历节痛，不可屈伸，此皆饮酒汗出当风所致。"盛人，指外形肥胖的人。即外形肥胖的人，由于气虚不足，腠理不固，故短气，自汗。卫虚汗出，腠理开泄，易招致风邪，加之酒后汗出当风，肥胖者湿本偏盛，风湿相会，留滞于筋骨关节之间，气血运行不畅，遂致历节疼痛，不能屈伸。

(二) 历节病的证治

1. 风湿历节的主症主方　风湿历节的主症是"诸肢节疼痛，身体魁羸，脚肿如脱，头眩短气，温温欲吐"，身体魁羸即形容关节肿大，身体瘦弱。这是风湿痹阻于关节，渐致化热伤阴之证。治法宜祛风除湿，温经散寒，佐滋阴清热。方用桂枝芍药知母汤。方中桂枝与附子通阳宣痹，温经散寒；桂枝配麻黄、防风，祛风而温散表湿；白术、附子助阳除湿；知母、芍药益阴清热；甘草和胃调中。

2. 寒湿历节的主症主方　寒湿历节的主症是"病历节不可屈伸，疼痛"，因寒性收引凝滞，故寒湿之邪痹阻关节，可致气血运行阻滞而关节疼痛剧烈，屈伸不利，遇冷加剧，治法宜温经散寒，除湿宣痹。方用乌头汤。方中乌头温经散寒、除湿止痛；麻黄发汗宣痹；黄芪益气固卫，助麻黄、乌头以温经止痛，又防麻黄过于发散；芍药、甘草缓急舒筋。

第四节　血痹虚劳病脉证治

本节所论述血痹与虚劳，皆以阴阳气血亏虚为主，两病均属虚证，故合为一篇。

血痹以肢体局部麻木为主症，是由气血不足，感受外邪所引起。血痹与痹证不同，痹证是以肢体筋骨疼痛为主症，是风寒湿三气杂感所致。

虚劳是劳伤所致的慢性衰弱疾患的总称。虚劳是以五脏气血阴阳虚损为发病机制。

一、血痹病

（一）成因

"夫尊荣人骨弱肌肤盛，重因疲劳汗出"，"加被微风"，是血痹病的成因，即有余于外，不足于内的人，卫阳不足，疲劳汗出，极易感受风邪，致血行不畅而引起肢体局部麻木为主症的血痹。

（二）证治

1.血痹轻证的证治 若受邪较浅，肢体局部麻木症状较轻，紧脉只出现在寸口和关上，可用针刺法以引动阳气，阳气行则邪去，邪去则血痹可愈。

2.血痹重症的证治 "血痹阴阳俱微，寸口关上微，尺中小紧，外证身体不仁，如风痹状"，"阴阳俱微"是指素体营卫气血不足，虚的程度较重，受邪也较重，气虚血滞，主要表现为局部肌肤麻木不仁，亦可兼有酸痛感。治法宜振奋阳气，温通血脉。方用黄芪桂枝五物汤。方中黄芪甘温益气，倍生姜助桂枝以通阳行卫，芍药和营理血，生姜、大枣调和营卫。

二、虚劳病

（一）脉象与成因

"脉大为劳，极虚亦为劳"，"脉大"是脉象大而无力，为有余于外，不足于内的脉象。凡真阴不足，虚阳外浮的，脉多大，或浮大或芤；属于元阳不足，脉气不充的，脉多极虚，或沉迟或紧。不论脉大与极虚，都与肾脏亏损有关。

（二）辨证

1.阴血亏虚
"面色薄，主渴及亡血，卒喘悸，脉浮"，"面色薄"指面色淡白无华。阴血亏虚，血不荣于面，故面色淡白无华；血虚精亏，津液不足则口渴；心主血，肾藏精，精血亏虚，肾虚不能纳气而喘，心失所养则悸；阴血不足，阳气浮越于上，故脉浮大而无力。

2.阳气虚衰
"脉浮弱而涩"，"精气清冷"，"脱气，其人疾行则喘喝，手足逆寒，腹满，甚则溏泄，食不消化"。"脱气"即指阳气虚衰。真阳不足，肾虚不能纳气，则精少清冷，气喘；脾胃阳虚，不能运化水谷，则腹满便溏，饮食不化。

3.阴阳气血俱虚
"脉虚弱细微者，喜盗汗"，"脉虚沉弦，无寒热，短气里急，小便不利，面色白，时目瞑，兼衄，少腹满"，是阴阳气血俱虚的征象。阳不足者不能固，阴不足者不能守，则易出现盗汗；面色白，目瞑，兼衄是肝脾血虚所致；短气、里急、小便不利、少腹满，是肾阳不足不能化气利水所引起。

（三）证治

1. 阴血虚不寐主症主方　阴血亏虚不寐的主症是"虚劳虚烦不得眠"，由于肝阴不足则生内热，心血不足则心神不安，故虚烦失眠。治法宜养阴清热，安神宁心。方用酸枣仁汤。方中用酸枣仁以养肝阴；茯苓甘草以宁心安神；知母以清虚热；川芎以理血疏肝。

2. 虚劳感受外邪主症主方　虚劳感受外邪的主症是"虚劳诸不足，风气百疾"，"虚劳诸不足"是指人体阴阳气血诸不足，人体诸虚不足，抗病力弱，正虚易受外邪侵袭。"风气百疾"是指气血阴阳不足，容易感受各种外感之邪引起诸多病证。治法宜扶正祛邪。方用薯蓣丸。方中用薯蓣专理脾胃为君；以八珍汤益气养血为臣，配以干姜、豆黄卷、麦曲益气调中，麦冬、阿胶养血滋阴；柴胡、桂枝、防风祛风散邪，杏仁、桔梗、白敛理气开郁。

3. 虚劳失精主症主方　主症是"失精家少腹弦急，阴头寒，目眩，发落，脉极虚芤迟"，或脉"芤动微紧"，"女子梦交"，即久患遗精的人，精液耗损太过，阴损及阳，下焦失却阳气温煦，故少腹弦急，阴头有寒冷感，精血衰少，则目眩脱发，或阴损及阳，心肾不交以致失精梦交。治法宜温阳摄阴。方用桂枝加龙骨牡蛎汤。方中桂枝汤调和阴阳，加龙骨、牡蛎潜镇固涩。

4. 虚劳腹痛主症主方　主症是"虚劳里急，悸，衄，腹中疼，梦失精，四肢酸疼，手足烦热，咽干口燥"，即虚劳病的发展，往往阴虚及阳，或阳虚及阴，致阴阳两虚之证。阴阳的偏盛偏衰，可产生偏热偏寒的证候，如阴虚生热，则衄血，手足烦热，咽干口燥；阳虚生寒，则里急，腹中痛；心营不足则心悸；肾虚阴不能内守，则梦遗失精；气血虚衰不能营养四肢，则四肢酸疼。治法宜甘温建立中气，使中气得以四运，从阴引阳，从阳引阴，阴阳平衡。方用小建中汤。方由桂枝汤倍用芍药加饴糖组成，方中饴糖、甘草、大枣之甘以建中缓急；桂枝、生姜之辛以通阳调卫；芍药之酸以和营止痛。若"虚劳里急，诸不足"，即腹中拘急疼痛，阴阳气血俱虚，气虚甚者，方用黄芪建中汤。即小建中汤加黄芪。

5. 虚劳腰痛的主症主方　主症是"虚劳腰痛，少腹拘急，小便不利"，腰为肾之外府，肾阳虚则腰痛；肾气不足，则膀胱气化不利，故少腹拘急，小便不利。治法宜益肾助阳。方用八味肾气丸。方用桂枝、附子助阳化气，助阳之弱以化水，六味地黄丸滋阴之虚以生气。

6. 虚劳干血的主症主方　主症是"五劳虚极羸瘦，腹满不能饮食"，"内有干血，肌肤甲错，两目黯黑"，"干血"即瘀血内停，瘀血不去则新血不生，肌肤失去营养，如鳞状粗糙，两目黯黑。治法宜祛瘀生新，缓中补虚。方用大黄䗪虫丸。方中用大黄、䗪虫、桃仁、虻虫、水蛭、蛴螬、干漆活血化瘀；芍药、地黄养血补虚；杏仁理气；黄芩清热；甘草、白蜜益气和中。

第五节　肺痿肺痈咳嗽上气病脉证治

本节肺痿、肺痈和咳嗽上气病，其病变均属于肺，都有咳嗽表现，故合篇。

肺痿是肺气痿弱不振，以多唾涎沫，短气为主症。

肺痈是肺生痈脓的病变，由重感风热病邪所引起，以咳嗽、胸痛、吐脓痰腥臭为主症。

咳嗽上气，即肺胀，以咳嗽气促为主症。

一、肺痿

（一）成因、脉证

"热在上焦者，因咳为肺痿"，"或从汗出，或从呕吐，或从消渴，小便利数，或从便难，又被快药下利，重亡津液，故得之"，或"肺中冷"，是肺痿的成因。由于热在上焦，肺受熏灼，气逆而咳，咳久则肺气痿弱不振，而成肺痿。发汗太过，呕吐频作，下利太过，消渴小便频数等都可"重亡津液"，津液伤则阴虚，阴虚则生内热，内热熏灼肺部而成肺痿。或因虚热肺痿日久，阴损及阳，上焦阳虚，肺中虚冷而痿。

肺痿的脉证是"咳，口中反有浊唾涎沫"或"吐涎沫而不咳，遗尿，小便数"，"脉虚者为肺痿"。

（二）证治

虚寒肺痿的主症主方：

虚寒肺痿的主症是"肺痿吐涎沫而不咳者，其人不渴，必遗尿，小便数"，"必眩，多涎唾"，这是因为虚热肺痿病久，咳伤肺气，或因误治，阴损及阳，阳虚不能化气，气虚不能摄津，所以频吐涎沫。治法宜温肺复气。方用甘草干姜汤。方中炙甘草补气力较强；炮干姜温中而不过于辛散，且甘草倍于干姜，具有温肺复气的作用。

二、肺痈

（一）成因、脉证及预后

肺痈的成因是由于感受风热病邪所引起。"寸口脉微而数，微则为风，数则为热；微则汗出，数则恶寒"，"风伤皮毛，热伤血脉"，"风舍于肺，其人则咳"，"热之所过，血为之凝滞，蓄结痈脓"，即风热侵犯卫分，首先出现表证，风热内壅，肺气不利，气不布津，痰涎内结，瘀热成痈。

肺痈的脉证是"咳即胸中隐隐痛，脉反滑数"，"咳唾脓血"，"吐如米粥"，"脉数实者为肺痈"。

肺痈的预后："始萌可救，脓成则死"，即肺痈初起，应及早治疗，若脓成再治，就不易治疗了。

（二）证治

1. 肺痈表证期：即"风伤皮毛"期，由于风热侵犯卫分，出现外感风热表证。治法宜疏风清热。方可选用银翘散等。

2. 肺痈酿脓期："肺痈，喘不得卧"，即邪实气闭。治法宜泻肺逐痰。方用葶苈大枣泻肺汤。方中葶苈苦寒，能开泄肺气，佐以大枣甘温安中而缓和药性，使泻不伤正。

3. 肺痈溃脓期："咳而胸满，振寒脉数，咽干不渴，时出浊唾腥臭，久久吐脓如米粥"，

"浊唾腥臭"是指吐出脓痰有腥臭气味，"振寒脉数"是肺痈成脓的特征之一。治法宜排脓解毒。方用桔梗汤。方中桔梗清热排脓，甘草解毒。

三、咳嗽上气

（一）辨证及预后

咳嗽上气，既可见于肺痿、肺痈等病中，亦可单独为病，有邪正虚实之分。"上气，面浮肿，肩息，其脉浮大，不治；又加利尤甚"，即喘而见脉浮大无根，是肾气衰竭，不能摄纳，阳气外越，病情危急，若再见下利，则为阳脱于上，阴竭于下，阴阳离决，病势险恶。"上气喘而躁者，属肺胀，欲作风水，发汗则愈"，即因风寒外束，水饮内停，肺失宣肃，邪气内停，肺气胀满，气机不利，故烦躁气喘，风遏水阻，水溢肌表，可转为风水浮肿，治疗上应该用发汗的方法，使水饮外邪从汗而解。

（二）证治

1. 寒饮郁肺的主症主方　主症是"咳而上气，喉中水鸡声"，即寒饮郁肺，肺气不宣，则上逆喘咳；痰阻气道，气触其痰，故喉中痰鸣如水鸡声。治法宜散寒宣肺，降逆化痰。方用射干麻黄汤。方中射干消痰开结，麻黄宣肺平喘，生姜、细辛散寒行水，款冬花、紫菀、半夏降气化痰，五味子收敛肺气，大枣安中。

2. 痰浊壅肺的主症主方　主症是"咳逆上气，时时吐浊，但坐不得眠"，由于肺失宣肃，痰浊壅塞，气道不利，故咳嗽气喘，频频吐浊，虽吐而咳逆喘满不减，难于平卧，卧则气逆更甚。治法宜涤痰宣壅。方用皂荚丸。方中皂荚辛咸，能宣壅涤痰，药力峻猛，用酥炙蜜丸，刺膏调服，缓和峻烈之性，祛邪而不伤正。

3. 饮热郁肺的主症主方　主症是"咳而上气，此为肺胀，其人喘，目如脱状，脉浮大"，即外感风热，水饮内作，致肺气胀满，水饮挟热上逆，病势且急，故脉浮大有力，治法宜肺泄热，降逆平喘。方用越婢加半夏汤。方中麻黄、石膏辛凉发散，宣泄水气，兼清里热，生姜、半夏散水降逆，大枣、甘草调和诸药。

4. 寒饮郁热的证治

（1）表寒轻郁热重的主症主方

主症是"咳而脉浮"，即饮邪挟热上迫，病势倾向于表所致，是表寒轻，里饮郁热较甚。治法宜散饮降逆，止咳平喘。方用厚朴麻黄汤，即小青龙加石膏汤的变方，以厚朴、杏仁、小麦易桂枝、芍药、甘草。

（2）表寒重郁热轻的主症主方

主症是"肺胀，咳而上气，烦躁而喘，脉浮者，心下有水"，由于外感风寒，外邪束表，故脉浮，水饮渍肺，故咳而喘逆，饮邪郁久化热，故烦躁。治法宜解表化饮，清热除烦。方用小青龙加石膏汤。方中麻黄、桂枝解表散寒，宣肺平喘；芍药与桂枝调和营卫；干姜、细辛、半夏温化水饮，散寒降逆；五味子收敛肺气。加石膏以清热除烦，与麻黄相配，可发越水气。

5. 虚火上炎的主症主方　主症"火逆上气，咽喉不利"，由于肺胃津液耗损，虚火上炎，致肺气上逆，则咳嗽气喘，肺胃津伤，津不上承，故咳而咽喉不利。"止逆下气者"，治法宜清养肺胃，止逆下气。方用麦门冬汤。方中麦门冬清肺养胃，滋阴降火，半夏下气化痰，与清润药物配伍，制其温燥，人参、甘草、大枣、粳米养胃益气，使胃得养而气能生津，津液充沛，则虚火自敛。

第六节　胸痹心痛短气病脉证治

本篇原文虽提出胸痹、心痛、短气三个病症，但实际是论胸痹和心痛二病，短气只是胸痹的一个兼症。胸痹是以胸膺部满闷窒塞，甚则疼痛为主症；心痛是指心窝部的疼痛证。

（一）胸痹、心痛的成因

"阳微阴弦"是胸痹、心痛的成因。阳微，指寸脉微；阴弦，指尺脉弦。上焦阳虚，下焦阴邪上逆，阻遏胸阳，阳气不得宣通，故而发生胸痹、心痛。

（二）胸痹的证治

1. 胸痹的主症主方

胸痹的主症是"喘息咳唾，胸背痛，短气，寸口脉沉而迟，关上小紧数"，喘息、短气即呼吸困难，唾即吐痰。这是阳气失去它本来的部位而阴邪乘而代之。治法宜宣痹通阳，豁痰利气。方用栝蒌宽胸利气以开痰结，薤白通阳宣痹以行气机，米酒或米醋温通上焦阳气。

2. 痰饮壅盛的胸痹证治

除具备喘息、咳唾、胸背痛、短气等症状外，更具有"胸痹不得卧，心痛彻背"的症状。这是因为痰饮壅塞胸中，胸背阳气不通畅而引起。本证较前证重。方用栝蒌薤白半夏汤，即前方栝蒌薤白白酒汤加半夏，以增强降逆逐饮的功效。

3. 胸痹虚实不同的证治

"胸痹心中痞，留气结在胸，胸满，胁下逆抢心，枳实薤白桂枝汤主之；人参汤亦主之"。即心中痞闷、胸满、胁下之气上逆胃脘胸胁。如证偏实者，兼腹胀、大便不畅、舌苔厚腻、脉弦紧，是阴寒邪气偏盛。治宜宣痹通阳，泄满降逆。方用枳实薤白桂枝汤。方中栝蒌、薤白化痰通阳，枳实、厚朴理气散结，消痞泄满，桂枝通阳化气，平冲降逆。证偏虚者，兼见四肢不温、倦怠少气，大便溏泻，舌淡，脉迟无力，是中焦阳气衰减，寒凝气滞。法宜补中助阳。方用人参汤。方中人参、白术、甘草补中益气，干姜温中助阳。

4. 胸痹轻证的证治

"胸痹，胸中气塞，短气，茯苓杏仁甘草汤主之；橘枳姜汤亦主之"。本证胸痹的胸痛症状极轻，而以胸中气塞或短气症状较显著。证属饮邪偏盛者，兼见咳逆、吐涎沫，是痰饮内阻，上乘于肺。治宜宣肺利气化饮。方用茯苓杏仁甘草汤。方中茯苓利水除湿，杏仁宣肺降逆，甘草缓中健脾。证属气滞偏盛者，兼见心下痞满、呕吐气逆，是水饮停蓄，胃气不降。治宜温胃理气散结，方用橘枳姜汤。方中橘皮理气和胃止呕，枳实泄满散结，生姜温胃化饮。

5. 胸痹急证证治

"胸痹缓急者，薏苡附子散主之"。本证证情急，胸痛剧烈，是因阴寒之邪壅盛，胸阳被遏所致。治宜温经散寒，除湿止痛。方中附子温经止痛，薏苡仁除湿宣痹。

（三）心痛证治

1. 寒饮气逆的心痛证治

"心中痞，诸逆心悬痛，桂枝生姜枳实汤主之"。胃脘部郁闷不舒，胃气与阴寒邪气上逆而干呕，心窝部牵引疼痛，是痰饮内停，上逆攻冲。治宜通阳化饮，下气降逆。方用桂枝生姜枳实汤。方中枳实消痞除满，桂枝通阳平冲降逆，生姜和胃降逆，散寒除饮。

2. 阴寒痼结的心痛证治

"心痛彻背，背痛彻心，乌头赤石脂丸主之"。心窝部与背部相互牵引的剧烈疼痛，是阴寒痼结，寒气攻冲所致。治宜温阳散寒，峻逐阴邪。方用乌头赤石脂丸。方中乌头、附子、蜀椒、干姜逐寒止痛，赤石脂温涩调中。

第七节　腹满寒疝宿食病脉证治

腹满、寒疝、宿食病皆有腹部胀满或疼痛，在症状上有一定的联系，故合为一节。

腹满是以腹中胀满为主，属于实热证的，多以阳明胃肠为主；属于虚寒证的，多以太阴脾或少阴肾为主。

寒疝是一种阴寒性的腹中急痛证。凡寒气攻冲作痛的，概称为寒疝。

宿食即伤食或食积，是由于脾胃功能失常，食物经宿不消而停积于胃肠的病证。

一、腹满

（一）辨证与治则

1. 虚寒性腹满的脉证与治法　趺阳为胃脉，"趺阳脉微弦"，"脉微"是中阳不足；"弦"脉属肝，主寒主痛。即中阳不足，肝气上逆，出现"法当腹满，不满者必便难，两胠疼痛"，"两胠"即胸胁两旁，为肝经所主。"腹满时减，复如故，此为寒"，说明虚寒性腹满的特点为时而减轻，时而胀满如故，假使腹不胀满，而见大便难或两胁疼痛的，均由脾胃虚寒，肝气上逆所致。治则是"当与温药"，即寒者热之，用温药治疗。

2. 实热性腹满的辨证与治法　腹满之属于实证者，多由宿食停滞于胃，或燥屎积于肠道所引起，按之"痛者为实"，腹满属于虚证者，多为脾不健运，非有形之积阻塞，故"按之不痛为虚"；内有实热，舌苔多黄厚而燥，治法"可下之"，"舌黄未下者，下之黄自去"，即舌黄未经攻下，才能使用下法，如果已经攻下，就必须考虑舌黄是否当下。

（二）证治

1. 里实兼表证的证治

腹满兼表证的主症是"病腹满，发热十日，脉浮而数，饮食如故"，即腹满出现于发热之后，脉不浮紧而浮数，腹部又见胀满，可知病邪在表已趋向于里，饮食如故表示病变在肠，故尚能饮食，属太阳表邪未解兼见阳明腑实证。治法宜表里双解。方用厚朴七物汤。方中用桂枝汤解表和营，因腹满而不痛，故去芍药而加厚朴、枳实、大黄行气除满治里实。

2. 里实兼少阳证的证治

腹满属少阳、阳明的主症是"按之心下满痛者，此为实也"，"心下"即胸腹部，胸腹部胀满疼痛，并连及两胁，按之作痛，可知内有实邪。治法"当下之"。方用大柴胡汤。方中以柴胡为主，配黄芩、半夏、生姜以和解少阳之邪，配芍药、大黄、枳实以泻阳明热结之实，用大枣以安中。

3. 里实胀重于积的的证治

腹满胀重于积的主症是"痛而闭者"，即腹部胀满疼痛而大便不通。由于实热内积，气滞不行，气滞重于积滞。治法宜行气通下。方用厚朴三物汤。方中重用厚朴以行气除满，大黄、枳实去积通便。

4. 里实积胀俱重的证治

腹满积胀俱重的主症是"腹满不减，减不足言"，即腹部胀满没有减轻的时候，由于气滞与燥屎内结引起，属腹满里实证，如果有减轻的时候即非实证。治法"当须下之"。方用大承气汤。方中大黄泻下通便，芒硝软坚散结，枳实、厚朴行气除满。

5. 里虚饮停腹满的证治

脾胃阳虚，水饮内停腹满的主症是"腹中寒气，雷鸣切痛，胸胁逆满，呕吐"，由于脾胃阳虚，不能运化水湿，湿聚于肠，与气相激，气过水声，则肠鸣如雷，寒性收引，故腹满，痛如刀割，寒饮上逆，则胸胁逆满，呕吐。治法宜散寒止痛，化湿降逆。方用附子粳米汤。方中附子温中散寒以止痛，半夏蠲饮降逆止呕，粳米、甘草、大枣补益脾胃以缓急。若出现四肢厥逆，治宜散寒止痛，化饮降逆。可用赤丸治疗。方中乌头与细辛配伍，可治沉寒痼冷之腹痛肢冷，茯苓与半夏可化饮止呕；朱砂为衣可重镇安神。

6. 里虚阳微腹满的证治

脾胃阳衰腹满的主症是"心胸中大寒痛，呕不能饮食，腹中寒，上冲皮起，出现有头足，上下痛而不可触近"，由于脾胃虚寒，寒性收引，腹满痛由腹部到心胸，由脏腑到经络，都发生剧烈疼痛。当寒气冲逆时，腹部上冲皮起，似有头足状块物，上下攻冲作痛，其痛上下走动，痛无定处，且腹满痛时增时减。治法宜温中散寒，方用大建中汤。方中蜀椒、干姜温中散寒，与人参、饴糖温补脾胃，使中气得运，阴寒自散。

7. 寒实内结腹满的证治

寒实内结腹满的主症是"胁下偏痛，发热，其脉紧弦，此寒也"，"胁下偏痛"即左胁或右胁下痛，脉紧弦主寒主痛，是寒实内结之象。治法宜"以温药下之"。方用大黄附子汤。方中大黄泻下通便，附子、细辛温经散寒止痛。

二、寒疝

（一）成因

寒疝的成因是"脉弦而紧，弦则卫气不行，即恶寒，紧则不欲饮食，邪正相搏，即为寒疝"，弦与紧皆为阴脉，主寒盛，弦脉之寒，自内而生，阳虚不能外达，皮毛失之温煦而见恶寒，即"弦则卫气不行，即恶寒"，紧脉之寒，"紧则不欲食"，卫阳与胃阳并衰，外寒与内寒俱盛，寒邪与阳气相搏而成寒疝。

（二）证治

1.阴寒痼结寒疝的主症主方 主症是"寒疝绕脐痛，若发则自汗出，手足厥冷，其脉沉紧"。其病机用阳虚阴寒痼结。治法宜破结散寒止痛。方用大乌头煎。方中乌头性大热，治沉寒痼冷。

2.血虚寒疝的主症主方 主症是"寒疝腹中痛，及胁痛里急"，因两胁属肝，肝主藏血，血不足则气亦虚，气虚则寒自内生。胁腹部失却气的温煦和血的濡养，筋脉拘急，而腹痛及胁痛里急。治法宜养血散寒。方用当归生姜羊肉汤。

3.寒疝兼有表证的主症主方 主症是"寒疝腹中痛，逆冷，手足不仁，若身疼痛，灸刺诸药不能治"，由于阳气大衰，不能达四肢，故手足逆冷，手足麻痹不仁。寒邪痹阻肌表，营卫不和则身疼痛，内外皆寒。治法宜表里双解。方用乌头桂枝汤。方中乌头祛寒止痛，桂枝汤调和营卫解表。

三、宿食

（一）宿食在下的证治

宿食在下的主症是"脉数而滑者，实也，此有宿食"，"下利不欲食者，有宿食也"，治法宜荡积除滞。方用大承气汤。

（二）宿食在上的证治

宿食在下的主症是"宿食在上脘"。治法"当吐之"。方用瓜蒂散。方中瓜蒂味苦，赤小豆味酸，能涌吐胸脘中宿食，佐香豉汁以开郁和胃。

第八节 痰饮咳嗽病脉证治

本节论述痰饮和咳嗽，重点在于痰饮，咳嗽是痰饮病中的一个症状，也是由痰饮所引起的。

痰饮（广义）是四饮的总称。包括痰饮、悬饮、溢饮、支饮四种。是因阳气衰微，水饮停聚体内局部脏腑经络而引起的病证。

痰饮（狭义）仅是指水饮停留于肠胃的病变。

（一）痰饮的成因、脉证

"凡食少饮多，水停心下"，"甚者则悸，微者短气"，即脾胃虚弱，不能健运和转输津液，稍多饮则水饮内停，水气上凌于心则心悸，水饮上逆，肺失肃降，则短气。故脾失健运，肺失肃降，不能通调水道，不能化气行水，致水停为患。

痰饮病的主脉是"脉偏弦者饮也"，即痰饮之邪停留于局部出现或左或右之一手脉弦。

（二）四饮的分类及辨证

四饮即指痰饮、悬饮、溢饮、支饮。

1. 痰饮

"其人素盛今瘦，水走肠间，沥沥有声，谓之痰饮"。"素盛今瘦"即痰饮病人在未病之前，身体很丰盛，既病之后，身体很消瘦。由于脾胃虚弱，健运失常，水饮内生，停聚于胃肠之间。

2. 悬饮

"饮后水留在胁下，咳唾引痛，谓之悬饮"。因两胁为阴阳升降之通路，饮停胁下，三焦气道受阻，升降失常，咳则气上，与所停之饮相激，故咳唾引痛。是水饮停于胁下所产生的病证。

3. 溢饮

"饮水流行，归于四肢，当汗出而不汗出，身体疼重，谓之溢饮"。即水饮停留于肌表、关节所产生的病证。由于毛窍闭塞，故不能从汗液排出。

4. 支饮

"咳逆倚息，短气不得卧，其形如肿，谓之支饮"。由于水饮阻滞于胸膈之间，影响肺之肃降，出现咳嗽气逆，不能平卧，是水饮停留于胸膈之间所产生的病证。

（三）治则

痰饮病总的治疗原则是"当以温药和之"。由于饮邪属于阴邪，得阳则化，饮邪致病易伤阳气，要使阴邪得以消散，必须用温化水湿，振奋阳气以缓消痰饮，不能单纯用补，也不能太过刚燥，以伤正气，即"当以温药和之"。

（四）证治

1. 痰饮

（1）饮停心下的主症主方　主症是"心下有痰饮，胸胁支满，目眩"，心下即胃之所在；目眩，即饮邪上胃，清阳不升，浊阴不降所致的头目眩晕。由于脾阳虚弱，饮停心下。治法宜温阳化气，健脾除饮。方用苓桂术甘汤。方中茯苓、桂枝配伍具有温阳化水，白术、甘草以补土制水。

（2）微饮短气的主症主方　主症是"短气有微饮，当从小便去之，苓桂术甘汤主之；肾气丸亦主之"。本证的短气，是由于水饮内停，妨碍气机升降所致。证属脾虚不运，水湿内停者，兼见心下悸，胸胁支满，目眩。治法宜健脾利水。方用苓桂术甘汤。证属于肾虚不能化气，水饮内停者，兼有腰痛，少腹拘急，畏寒肢冷等。治法宜温阳化水。方用肾气丸。方中附子、桂枝温肾化气；干地黄、山药、山茱萸、泽泻、丹皮、茯苓调补肾阴。

(3) 下焦饮逆的主症主方　主症是"假令瘦人，脐下有悸，吐涎沫而癫眩，此水也"，癫眩，即头目眩晕。这是膀胱气化不利，水饮停在下焦，饮动于下则脐下悸，水饮上逆，胃失和降则吐涎沫；清阳不升，浊阴不降则癫眩。治法宜化气利水。方用五苓散。方中桂枝通阳化气，降逆，猪苓、茯苓、泽泻淡渗利水，白术健脾利水。

(4) 痰饮呕吐的主症主方　主症是"先渴后呕，为水停心下，此属饮家"，本证先渴后呕，即因口渴饮水太多，水停心下（胃），胃气上逆而致呕。治法宜和胃降逆，健脾利水。方用小半夏加茯苓汤。方中半夏蠲饮和胃降逆，生姜散饮降逆止呕，茯苓健脾淡渗利水。

(5) 饮留胃肠的主症主方　主症是"病者脉伏，其人欲自利，利反快。虽利，心下续坚满，此为留饮欲去故也"，本证脉伏即因饮邪停留，阳气被遏，饮邪积滞于内，余邪未尽。治法宜攻逐水饮。方用甘遂半夏汤。方中甘遂攻逐水饮，半夏除痰散结，芍药、甘草、白蜜和中解毒。

(6) 水停肠间实证的主症主方　主症是"腹满，口舌干燥，此肠间有水气"，本证腹满乃因水走肠间，阳气内结；口舌干燥是由于饮邪内结，水气不化，津不上承。治法宜分消水饮。方用己椒苈黄丸。方中防己、椒目辛酸苦泄，利尿，使水从小便而去；大黄、葶苈泄热通便，逐水从大便而去。

2. 悬饮

悬饮的主症主方

主症是"脉沉而弦者，悬饮内痛"，"病悬饮者，十枣汤主之"，本脉沉弦是因水饮之邪内结；内痛指胸胁疼痛，由于水流胁下，肝络不和，阴阳升降之气被阻，则咳唾引痛。治法宜破积逐水。方用十枣汤。方中芫花、甘遂、大戟峻逐水饮，大枣安中，免伤正气。

3. 溢饮

溢饮的主症主方

主症是"病溢饮者，当发其汗，大青龙汤主之；小青龙汤亦主之"。本证者饮溢于表，出现身体疼重。兼有郁热者，兼见发热，无汗，恶寒，喘，烦躁，治法宜发汗除饮，兼清里热。方用大青龙汤。方中以麻黄汤加姜、枣发汗散饮，配石膏以清除内郁之邪热。若表寒里饮俱盛者，兼见发热、恶寒、头痛，胸痞，咳喘，不渴，或小便不利，治法宜发汗解表，兼温化里饮。方用小青龙汤。方中以麻黄、桂枝、白芍、甘草和营解表，半夏、五味子、细辛、生姜化饮止咳。

4. 支饮

(1) 支饮虚实夹杂的主症主方　主症是"喘满，心下痞坚，面色黧黑，其脉沉紧，得之数十日，医吐下之不愈，木防己汤主之。虚者，即愈，实者三日复发，复与不愈者，宜木防己汤去石膏加茯苓芒硝汤主之"。本证中黧黑即黑而晦黄，是由于胸膈有水饮停留，营卫运行不利所致。证属气虚与饮热互结的膈间支饮，治宜通阳利水，清热补虚。方用木防己汤。方中木防己擅行膈间水饮，桂枝通阳化气，石膏清解郁热，降逆定喘，人参益气补虚。患者服木防己后，心下痞坚变为虚软，为饮热互结渐散，水去气行而愈。如心下痞坚仍在，为水饮重又凝结，再用此方试探不愈，则知病机已变为饮盛热轻而兼气虚，治当通阳利水，软坚补虚。于原方去辛凉之石膏，加导水下行之茯苓、咸寒软坚破结之芒硝。

（2）支饮腹满的主症主方　主症是"支饮胸满者"，注家认为胸满应为腹满，饮邪夹热，交结胸中，还可累及肠腑，可见腹满、大便不通。治宜涤饮荡热，行气开结。方用厚朴大黄汤。

（3）支饮冒眩的主症主方　主症是"心下有支饮，其人苦冒眩"。此为饮邪上泛，蒙蔽清窍。治以健脾行水。方用泽泻汤。方中泽泻利水除饮，白术健脾燥湿。

（4）支饮壅肺的主症主方　主症是"支饮不得息"。水饮停于胸膈，痰涎壅塞，肺气不利，故胸闷喘咳，呼吸困难。治法宜泻实开闭。方用葶苈大枣泻肺汤。方中葶苈子苦寒除痰定喘，大枣补中，制葶苈子的苦寒。

（5）支饮呕吐的主症主方　主症是"呕家本渴，渴者为欲解，今反不渴，心下有支饮故也"。本证中痰饮呕吐而作渴者，是饮随呕去，病欲解；若呕后而不渴者，知水饮停留于心下膈间和胃脘，呕吐只排出部分水饮，饮邪未尽，故反不渴。治法宜和胃散饮，降逆止呕。方用小半夏汤。方中半夏蠲饮降逆止呕，生姜散饮和胃止呕。若"卒呕吐，心下痞，膈间有水，眩悸者"，是水饮上泛，清阳不升而致头目昏眩，水饮凌心则心下悸。治法宜和胃止呕，宣阳利水。方用小半夏加茯苓引水下行。

（6）服小青龙汤后变证治疗

①虚阳浮动的证治："青龙汤下已，多唾口燥，寸脉沉，尺脉微，手足厥逆，气从少腹上冲胸咽，手足痹，其面翕热如醉状，因复下流阴股，小便难，时复冒者，与茯苓桂枝五味甘草汤。"证属饮盛于上，阳虚于下，冲气上逆。治法宜平冲气，敛浮阳。方用苓桂五味甘草汤。方中茯苓助桂枝平冲气利水，桂枝平冲降逆，配甘草辛甘化阳，五味子敛浮阳，甘草和中，酸甘化阴。

②冲气平，寒饮未去的证治：服前方后，"冲气即低，而反更咳，胸满者，用桂苓五味甘草汤去桂枝加干姜、细辛，以治其咳满"。本证属服前方后冲气即下降，但寒饮未除。治法宜散寒除饮。方用苓甘五味姜辛汤。加细辛、干姜加强散寒除饮。

③咳满止，胃中停饮未去的证治：服前方后咳满即止，"服之当遂渴，而渴反止者为支饮也。支饮者法当冒，冒者必呕，呕者复内半夏以去其水"。证属寒饮内盛，胃中有停饮。治法宜温化水饮，和胃降逆。方用苓甘五味姜辛加半夏汤。方中加半夏以化饮降逆止呕。

④里气转和，表气未宣的证治：服上方后，"水去呕止，其人形肿者，加杏仁主之"。证属胃中停饮已去，出现颜面浮肿，是表气不宣，余邪未尽，水气逆行肌表所致。治法宜温阳散寒，利肺涤饮。方用苓甘五味姜辛夏杏汤。由前方加杏仁，辛开苦泄，宣利肺气。

⑤水饮挟胃热的证治：服前方后，"若面色如醉，此为胃热上冲熏其面，加大黄以利之"。证属饮邪夹热，胃热上冲。治法宜温化痰饮，清泻胃热。方用苓甘五味姜辛夏杏大黄汤。即前方加大黄苦寒泄热。

第九节 消渴小便不利淋病脉证治

本节论述消渴、小便不利、淋病皆与口渴和小便的变化有关。

消渴是指渴而消水的病证。

小便不利是指小便困难量少，无尿痛的症状。

淋病是小便点滴，淋沥涩痛为主的一种病证。

一、消渴

（一）成因

"趺阳脉浮而数，浮即为气，数即消谷而大坚；气盛则溲数，溲数即坚，坚数相搏，即为消渴"，"寸口脉浮而迟，浮即为虚，迟即为劳，虚则卫气不足，劳则营气竭"。说明胃热气盛，营气不足，燥热内生是消渴病的成因。

（二）证治

1.肺胃热盛，津气两伤消渴的证治 "渴欲饮水，口干舌燥者，白虎加人参汤主之"。这是肺胃热盛，津气两伤所致。治法宜清热止渴，益气生津。方用白虎加人参汤。方中白虎汤清胃热，人参益气生津。

2.肾气亏虚消渴的证治 "男子消渴，小便反多，以饮一斗，小便一斗，肾气丸主之"。本证属肾阴肾阳俱虚之证。肾为水火之脏，内寓真阴真阳，若肾虚阳微不能蒸液上承，则渴饮一斗；肾虚阳不化气，气不摄精而失制约，则水趋于下小便反多。治法宜滋肾复阳。方用肾气丸。

二、小便不利、淋病

（一）小便不利证治

1.膀胱气化不利证治 "脉浮，小便不利，微热消渴者，宜利小便发汗，五苓散主之"。"渴欲饮水，水入则吐者，名曰水逆，五苓散主之"。证属表邪未尽，郁热不泄，膀胱气化受阻，水停于下，津不输布，以致口渴饮水，小便不利；或因膀胱气化失职，水不下输，下焦蓄水，进而胃中停水。治法宜化气利水。方用五苓散。方中猪苓、茯苓、泽泻淡渗利水，白术健脾行水，桂枝通阳解表。

2.下寒上燥的证治 "小便不利者，有水气，其人若渴，栝蒌瞿麦丸主之"。本证肾气不化则水气内停，气不化水，津不上承而上焦燥热，则口渴。治法宜化气、行水，润燥。方用栝蒌瞿麦丸。方中栝蒌、薯蓣生津润燥，瞿麦、茯苓渗泄行水，以利小便。炮附子温阳化气。

3.水热互结伤阴的证治 "脉浮发热，渴欲饮水，小便不利者，猪苓汤主之"。由于水热互结，膀胱气化不利则小便不利，郁热伤津，则渴欲饮水。治法宜利水滋阴。方用猪苓汤。方中猪苓、茯苓、泽泻、滑石淡渗利水兼以清热，阿胶滋阴润燥。

（二）淋病

1. 淋病的主症 "淋之为病，小便如粟状，小腹弦急，痛引脐中"。小便如粟状是指小便排出粟状之物。由于肾虚膀胱热盛，尿液为热所灼，热结气滞，小便涩而痛。

2. 淋病的治禁 "淋家不可发汗，发汗则必便血"。由于淋病患者多因肾虚膀胱蓄热，热伤津液，若再用药发汗，则必劫伤营分，迫血妄行而致尿血。

第十节 水气病脉证治

本节所论述水气病是由于人体阳气不足，气化功能失调，水液泛溢于肌肤而引起肌肤肿胀的病证。与肺脾肾、三焦膀胱气化失调关系密切。

（一）成因

1. 风气相搏

"脉浮而洪，浮则为风，洪则为气，风气相搏"，"气强则为水，难以俯仰。风气相击，身体洪肿"，是风水病形成的原因。由于风邪与水气相合，卫气与之相争于表，即"风气相搏"，水气盛于风邪，风邪为水气所束缚，水湿泛溢于肌表而出现水肿。

2. 肺失通调，肾虚水泛

"寸口脉弦而紧，弦则卫气不行，即恶寒，水不沾流，走于肠间"，寸口脉候肺，肺气主外，通调水道，寸口脉弦而紧，则水寒于肺，卫阳郁而不行，肺气虚寒，不能通调水道，下输膀胱，水液潴留于肠间而形成水肿。

"少阴脉紧而沉，紧则为痛，沉则为水，小便即难"。少阴主肾，脉紧主寒主痛，脉沉主里主水，少阴脉沉而紧，是肾阳不足，寒从内生，肾阳不足，不能化气行水，故形成水气病。

3. 脾虚不运

"病下利，渴欲饮水，小便不利"，由于泄泻之后，脾气虚不能转输水液，肾气弱不能化气行水，小便不利，泛溢于肌肤而成浮肿。

（二）分类与辨证

1. 四水与黄汗

水气病分为风水、皮水、正水、石水、黄汗五种类型。

（1）风水 "其脉自浮，外证骨节疼痛，恶风"，因肺主皮毛，风邪侵袭肌表，肺失通调，水湿潴留于肌肤关节而成。

（2）皮水 "其脉亦浮，外证胕肿，按之没指，不恶风，其腹如鼓，不渴"，因脾主运化，主四肢、肌肉，脾失健运，致水湿阻滞脾络，出现腹胀如鼓状，水湿溢于肌肤，则皮肤浮肿,按之没指。

(3) 正水 "其脉沉迟,外证自喘",由于肾阳不足,水气停蓄,上射于肺,肺失肃降,故出现喘证。

(4) 石水 "脉沉迟,外证腹满不喘",由于阴寒凝结下焦,寒水沉积,肝气郁结,血脉瘀阻,出现少腹坚硬胀满如石,水气局限下焦,肺未受邪,故不喘。

(5) 黄汗 "脉沉迟,身发热,胸满,四肢头面肿",由于水湿内郁肌腠,营气被阻,脾虚不运,肺气不宣,四肢头面属阳,阳郁而水湿潴留肌肤,出现四肢头面肿,因汗出色黄,故称黄汗。

2. 五脏水

(1) 心水 "其身重而少气,不得卧,烦而躁,其人阴肿",由于心阳虚,血脉不畅,寒凝水停而发生身体肿胀而沉重,水气凌心,心阳被郁,则心中烦躁或心悸。心阳虚不能下交于肾,肾水不能制约溢于前阴,出现阴肿。

(2) 肝水 "腹大,不能自转侧,胁下腹痛",由于肝病乘脾,失其运化,水气留积,阻于肝络,气血郁滞,出现腹胀大疼痛,不能自转侧。

(3) 肺水 "身肿,小便难,时时鸭溏",由于肺气不利,不能通调水道,下输膀胱,故身体浮肿,小便困难,肺与大肠相表里,肺气不行则大肠转化失调,则大便溏烂。

(4) 脾水 "腹大,四肢苦重,津液不生,但苦少气,小便难",由于脾阳虚不能运化水湿,故腹部胀大,脾主四肢,脾阳虚水湿溢于四肢,故四肢沉重,脾虚不能散津于肺,肺不能下输膀胱则小便困难。

(5) 肾水 "腹大,脐肿腰痛,不得溺,阴下湿如牛鼻上汗,其足逆冷,面反瘦"。由于肾阳虚不能化气,水湿内停,出现腹大脐肿,腰痛,尿少;肾阳虚不能下达,则足逆冷。

(三) 治法

1. 发汗、利小便

"腰以下肿,当利小便;腰以上肿,当发汗乃愈",发汗、利小便是水气病的一般治疗原则。腰以下肿,其病在下在里属阴,当用利小便之法,使邪从小便而出;腰以上肿者,其性在上在表属阳,当用发汗的方法,使潴留于上部的在表之水,从汗液排泄。

2. 攻下逐水

"夫水病人,目下有卧蚕,面目鲜泽,脉伏,其人消渴。病水腹大,小便不利,其脉沉绝者,有水,可下之",即脾失健运,水湿潴留,水势太盛,正气尚未衰者,可用逐水攻下的方法。

(四) 证治

1. 风水

(1) 风水表虚的主症主方 "风水,脉浮身重,汗出恶风者,防己黄芪汤主之。腹痛加芍药"。由于卫气虚不能固表,水湿泛溢于肌肤,治法宜补卫固表,利水除湿。方用防己黄芪汤。方中黄芪益气固表,防己、白术祛湿,甘草、姜、枣调和营卫。

(2) 风水挟热的主症主方 "风水恶风,一身悉肿,脉浮不渴,续自汗出,无大热,越婢汤主之"，由于风水之病来势急剧，水为风激而泛溢四肢，风水相搏，郁久化热。治法宜发越阳气，散水清热。方用越婢汤。方中麻黄配生姜宣散水湿，配石膏清肺胃郁热，配甘草、大枣以补益中气。

2. 皮水

（1）皮水挟热的主症主方 "里水者，一身面目黄肿，其脉沉，小便不利，故令病水。假令小便自利，此亡津液，故令也。越婢加术汤主之"。由于脾虚不能运化水湿，肺气失宣，不能通调水道，下输膀胱，导致全身面目浮肿，小便不利；水湿不能从皮毛和小便而外泄，郁于肺胃而化热。治法宜发汗除湿，兼清郁热。方用越婢加术汤。方中越婢汤发汗散水，兼表郁热，加白术以健脾除湿。

（2）皮水里热（表实）的主症主方 "里水，越婢加术汤主之；甘草麻黄汤亦主之"。即皮水挟郁热的，用越婢加术汤发散水气，兼清郁热。若水气滞留于肌肤，但无郁热者，用甘草麻黄汤发汗宣肺，利水和中。

（3）皮水表虚的主症主方 "皮水为病，四肢肿，水气在皮肤中，四肢聂聂动者，防己茯苓汤主之"。由于阳气失宣，脾不健运，水气泛溢于四肢皮肤而无浮肿，水湿郁遏阳气，卫气与水气相争，故四肢肿处有轻微跳动之感。治法宜通阳化气，分消水湿。方用防己茯苓汤。方中防己、黄芪走表祛湿，桂枝、茯苓通阳化水，甘草和中。

3. 正水与风水

"水之为病，其脉沉小，属少阴；浮者为风，无水虚胀者，为气。水，发其汗即已。脉沉者宜麻黄附子汤"，本证"水之为病，其脉沉小，属少阴"，是肾阳虚不能化气行水所致，为正水；"浮者为风"，是指病水肿而脉浮者为风水。由于正水和风水，都有水气在表的表现，治法宜发汗温经，兼顾肾阳。方用麻黄附子汤。方中麻黄发汗，附子助阳，缓以甘草，使助阳而不伤阴，发汗而不损阳。

4. 黄汗

（1）卫郁营热黄汗的主症主方 "黄汗之为病，身体肿，发热汗出而渴，状如风水，汗沾衣，色正黄如柏汁"，"以汗出入水中浴，水从汗孔得之，宜芪芍桂酒汤主之"，即黄汗是以患者汗出色黄命名的一种水气病。由于汗出则腠理空虚，卫虚则水寒入于汗孔，卫郁不能行水，滞留肌肤，则全身水肿。治法宜调和营卫，固表除湿，兼泄营热。方用芪芍桂酒汤。方中桂枝、芍药调和营卫；黄芪固卫走表，配桂枝振奋卫阳而行水湿；苦酒即米醋，既可助芍药摄营敛阴，又可泄营中郁热。

（2）气虚阳郁湿盛黄汗的主症主方 "身重，汗出已辄轻者，久久必身，即胸中痛，又从腰以上必汗出，下无汗，腰髋弛痛，如有物在皮中状，剧者不能食，身疼重，烦躁，小便不利，此为黄汗，桂枝加黄芪汤主之"。由于湿随汗泄，而汗出耗伤阳气，上焦阳虚，则腰以上汗出；下焦湿胜，则腰髋弛痛，如有物在皮中，水湿无法排泄，潴留于肌肤而发生水肿，成为黄汗，治法宜调和营卫，宣阳逐湿。方用桂枝加黄芪汤。方中桂枝汤解肌调和营卫，加黄芪走表逐湿。

5. 气分病

（1）阳虚阴凝气分病的主症主方 "气分，心下坚，大如盘，边如旋杯，水饮所作，桂枝去芍药加麻辛附子汤"。本证由于阳虚阴凝，大气不转，水饮停聚心下，则痞结而坚，如盘如杯。还兼有手足逆冷、恶寒身冷、骨节疼痛等症。治法宜温阳散寒，通利气机。方用桂枝去芍药加麻辛附子汤。方中桂枝去芍药，振奋卫阳；麻辛附子汤温经发汗。使阳气通行，阴凝解散，水饮自消。

（2）脾虚气滞气分病的主症主方　"心下坚，大如盘，边如旋盘，水饮所作。枳术汤主之"。本证因脾弱气滞，失于转输，致水气痞结于胃部，故心下坚，如盘如杯。治法宜行气散结，健脾利水。方用枳术汤。方中枳实行气消痞，白术健脾化饮。

第十一节　呕吐哕下利病脉证治

本节论述呕吐、哕、下利病，皆为脾胃升降失常所引起的胃肠疾患，故合为一篇。

呕吐（包括胃反）以胃气上逆所引起的有物有声为呕，有物无声为吐。胃反呕吐特点是朝食暮吐，暮食朝吐，宿谷不化。

哕即呃逆，是胃膈气逆所引起的病证。

下利包括泄泻和痢疾。

一、呕吐

（一）成因与脉证

1. 饮邪致呕

"先呕却渴者，此为欲解。先渴却呕者，为水停心下，此属饮家"，"呕家本渴，今反不渴者，以心下有支饮故也，此属支饮"。即胃有停饮的呕吐，因饮随呕去，胃阳恢复而出现口渴，是病欲解之征；素有水饮内停，气化受阻，津不上承，故口渴。因渴饮水，水停心下，更增其饮，饮阻气逆，胃失和降发为呕吐。饮邪致呕，其呕吐物常为清稀痰涎。

2. 虚寒胃反

"趺阳脉浮而涩，浮则为虚，涩则伤脾，脾伤则不磨，朝食暮吐，暮食朝吐，宿谷不化，名曰胃反"。因趺阳脉候脾胃，浮脉为阳候胃，趺阳脉浮无力为胃阳不足；涩脉为阴候脾，趺阳脉涩主亏虚。胃寒不蒸腐水谷，脾燥难以运化水谷精微，水谷不消，逆而反出，故见朝食暮吐，暮食朝吐，宿谷不化。

（二）治疗禁忌

"呕家有痈脓，不可治呕，脓尽自愈"。"病人欲吐者，不可下之"。即呕家有痈脓，通过呕吐可以使痈脓外排，不可见呕止呕，此乃正气逐邪外出的反应；病人欲吐，为邪气在上，正气有驱邪外出之势，当因势利导。

（三）证治

1. 虚寒呕吐

（1）肝胃虚寒呕吐的主症主方："呕而胸满者，茱萸汤主之"，"干呕，吐涎沫，头痛者，茱萸汤主之"，本证由于寒饮中阻，肝胃虚寒，饮邪挟肝气上逆，胃气上逆，则见呕吐，吐涎沫，胸满，头痛等。治法宜温阳散寒，降逆止呕。方用茱萸汤。方中吴茱萸、生姜温胃散寒，降逆止呕，人参、大枣补益中气。

(2) 阴盛格阳的主症主方："呕而脉弱，小便复利，身有微热，见厥者，难治，四逆汤主之"，本证因阴寒上逆，阳气虚弱，故呕而脉弱；阴盛于下，肾气不固，故小便自利；阴盛于内，格阳于外，故身微热而四肢冷。治法宜回阳救逆。方用四逆汤。方中附子温肾暖胃，干姜温中散寒，炙甘草益气安中。

(3) 虚寒胃反的主症主方："胃反呕吐者，大半夏汤主之"，本证属中焦虚寒，不能运化和腐熟水谷，致胃虚气逆，阴伤不磨，出现朝食暮吐，宿谷不化。治法宜补脾和胃，降逆止呕。方用大半夏汤。方中重用半夏和胃降逆，人参益气补虚，白蜜养血润燥。

2. 实热呕吐

(1) 胃肠实热呕吐的主症主方："食已即吐者，大黄甘草汤主之。"食已即吐是食入于胃，旋即吐出。由于实热壅滞胃肠，腑气不通，胃失和降，火性急迫，故食入即吐。治法宜泻热去实。方用大黄甘草汤。方中大黄通腑泻热，甘草和中，防苦寒伤胃。

(2) 热郁少阳呕吐的主症主方："呕而发热者，小柴胡汤主之。"本证呕而发热，是邪在少阳，邪热迫胃，胃气上逆，故呕而发热。兼有口苦、咽干、胸胁苦满等。治法宜清解少阳，和胃降逆。方用小柴胡汤。方中柴胡、黄芩疏解少阳之热，半夏、生姜降逆止呕，人参、大枣、甘草安中扶正。

(3) 热利兼呕的主症主方："干呕而利者，黄芩加半夏生姜汤主之。"本证由于邪热内犯胃肠，热迫于肠则下利，热扰于胃则干呕。兼有腹痛，下利臭秽。治法宜清热止利，和胃降逆。方用黄芩加半夏生姜汤。方中黄芩、芍药、甘草清热止利为主，辅以半夏、生姜和胃降逆。

3. 寒热错杂呕吐的主症主方

"呕而肠鸣，心下痞者，半夏泻心汤主之"，本证属病邪乘虚内陷，寒热互结中焦，中焦痞阻，升降失常。治法宜开结除痞，和胃降逆。方用半夏泻心汤。方中干姜、半夏散寒降逆，黄连、黄芩苦降清热；人参、甘草、大枣补益中气。

4. 饮邪呕吐

(1) 寒饮呕吐的主症主方："诸呕吐，谷不得下者，小半夏汤主之。"由于寒饮上逆、胃失和降，故频频呕吐，谷不得下。治法宜散寒化饮，和胃降逆。方中半夏蠲饮降逆，生姜散寒和胃止呕。

(2) 寒饮内盛呕吐的主症主方："干呕，吐逆，吐涎沫，半夏干姜散主之。"本证由于胃阳不足，阴寒上逆。治法宜温中散寒，降逆止呕。方用半夏干姜散。方中半夏蠲饮降逆，干姜温中散寒止呕。

(3) 寒饮搏结胸中主症主方："病人胸中似喘不喘，似呕不呕，似哕不哕，彻心中愦愦然无奈者，生姜半夏汤主之。"心中愦愦然无奈是指病人自觉胸中烦闷之极，无可奈何之饮搏结，气机受阻，病及肺胃，凌迫于心。治法宜辛散寒饮，宽胸开结。方用生姜半夏汤。方中重用生姜汁以散饮去结，半夏散寒化饮。

(4) 饮停致呕调治的主症主方："呕吐而病在膈上，后思水者，解，急与之。思水者，猪苓散主之。"由于呕后饮去阳复，旧饮方去，患者饮水过多，过急，易导致新饮续停，治法宜健脾利水。方用猪苓散。方中猪苓、茯苓通调水道，白术健脾运湿。

（5）饮阻气逆的主症主方："胃反，吐而渴欲饮水者，茯苓泽泻汤主之。"胃反，指反复呕吐。由于饮停于胃，气逆不降，气不化津，津不上承故出现呕吐，渴欲饮水；呕吐伤津，水入助饮，愈呕愈渴，愈饮愈呕，而成停饮胃反。治法宜通阳化饮，健脾和胃。方用茯苓泽泻汤。方中茯苓、泽泻淡渗利水，桂枝、生姜通阳化饮，降逆止呕；白术、甘草健脾补中，培土制水。

三、哕

（一）治则

"哕而腹满，视其前后，知何部不利，利之即愈"。由于实邪内阻，气机壅逆，可出现腹满、呃逆、二便不通。故利其小便则哕满止，通其大便则哕去满除，通利二便是实证呃逆的治则。

（二）证治

1.胃寒气逆的主症主方 "干呕、哕，若手足厥者，橘皮汤主之"。由于寒邪在胃，胃失和降则呕哕；寒阻气逆，阳气不达四末则见手足厥冷。治法宜通阳和胃，散寒止哕。方用橘皮汤。方中橘皮、生姜散寒止呕，理气和胃。

2.胃虚有热的主症主方 "哕逆者，橘皮竹茹汤主之"。由于胃虚有热，气逆不降，可兼有虚烦不安，少气口干，手足心热等。治法宜补虚清热，和胃降逆。方用橘皮竹茹汤。方中竹茹清热安中，橘皮、生姜理气和胃降逆，人参、甘草、大枣补虚。

三、下利

（一）治法与禁忌

1.气利的治法

"下利气者，当利其小便"。下利气即下利而又矢气，气随利失，频频不已，故又称气利。由于脾虚不运，湿滞气阻，蕴郁肠道，故治当利小便，以分利肠中湿邪，使湿去气行而泄利自止。

2.虚寒利治禁

"下利清谷，不可攻其表，汗出必胀满"。由于下利清谷是因脾肾阳虚，阴寒内盛所致，纵有表邪未解，也就急当温里，不可用发汗解表，免伤阳气，以致阴寒盛而胀满。

（二）证治

1.虚寒下利

（1）虚寒利兼表证的主症主方："下利腹胀满，身体疼痛者，先温其里，乃攻其表。温里宜四逆汤，攻表宜桂枝汤"。本证属表里同病，下利腹胀满，为里虚寒，身体疼痛为邪在表，但以里气虚寒为急，故就先温里，后解表。救里用四逆汤，解表用桂枝汤。

（2）寒厥下利，阴盛格阳的主症主方："下利清谷，里寒外热，汗出而厥者，通脉四逆汤主之"。本证属脾肾阳虚，阴盛格阳于外，里寒外热，里寒是真，外热是假，阴从利而下竭，阳从汗而外脱，阴阳之气不相接。治法宜回阳救逆。方用通脉四逆汤。方中重用干姜以增强温经回阳之力，附子温肾壮阳，炙甘草益气安中。

（3）虚寒气利的主症主方："气利，诃梨勒散主之"。气利指下利滑脱，大便随矢气而出。本证多因中气虚寒，气虚不固。治法宜温涩固脱。方用诃梨勒（煨）散敛肺涩肠，止利固脱。

2. 实积下利

"下利三部脉皆平，按之心下坚者，急下之，宜大承气汤"。

"下利脉迟而滑者，实也，利未欲止，急下之，宜大承气汤"。

"下利脉反滑者，当有所去，下乃愈，宜大承气汤"。

"下利已差，至其年月日时复发者，以病不尽故也，当下之，宜大承气汤"。

由于邪实内阻，气滞不行或余邪未尽，证属实热积滞胃肠，治法宜通腑祛邪。方用大承气汤。若因胃肠实热，燥屎内结而热结旁流，"下利谵语者，有燥屎也，小承气汤主之"，治法宜通腑泄热，方用小承气汤。

3. 下利脓血

（1）虚寒下利，滑脱不禁的主症主方："下利便脓血者，桃花汤主之。"本证由于脏气虚寒，气虚不固，滑脱不禁，所以下之血色紫暗，赤白相兼，兼有腹痛隐隐，喜温喜按，乏力神疲等。治法宜温中涩肠固脱。方用桃花汤。方中赤石脂涩肠固脱，干姜温阳散寒，粳米补虚安中。

（2）热利下重的主症主方："热利下重者，白头翁汤主之。"热利下重即指因热盛而痢疾。由于湿热蕴结于肠，蒸腐血络，壅塞气机以致腹痛，里急后重，下利赤多白少等。治法宜清热燥湿，凉血止利。方用白头翁汤。方中白头翁清热凉血，黄连、黄柏清热燥湿，秦皮清热涩肠止利。

（3）下利虚烦的主症主方："下利后更烦，按之心下濡者，为虚烦也，栀子豉汤主之。"本证下利若因实热所致，本有心烦，如下利后实邪已去，则心烦可除，但下利后，若心烦反而有甚，乃余邪郁于胸膈，扰及心神所致。属无形邪热内扰，非有形实邪内结，谓之"虚烦"。治法宜透邪泄热，解郁除烦。方用栀子豉汤。方中栀子清心除烦，豆豉宣泄胸中郁热。

第十二节 妇人妊娠病产后病杂病脉证治

本节专论妇女妊娠期、产后病及杂病的证治。

一、妊娠病

1. 胎癥下血的主症主方

"妇人宿有癥病，经断未及三月，而得漏下不止，胎动在脐上者，为癥痼害。妊娠六月动者,前三月经水利时,胎也。下血者,后断后三月血也。所以血不止者,其癥不去故也,当下其癥,桂枝茯苓丸主之"。本证妇人素有癥病若停经不到三个月漏下不止,并觉似有胎动,则"为癥痼所害";若停经六月中前三个月经水失常,后三个月又经水不行,胞宫无渐增大,出现漏下不止,乃瘀血内阻,血不归经所致。治法宜化瘀消癥。方用桂枝茯苓丸。方中桂枝、芍药通调血脉,丹皮、桃仁化瘀消癥,茯苓益脾气。

2. 冲任亏虚下血的主症主方

"妇人有漏下者,有半产后、因续下血都不绝者,有妊娠下血者,假令妊娠腹中痛,为胞阻,胶艾汤主之"。妇人下血一为经水漏下;二为生产后的下血不止;三为妊娠胞阻下血。其病机乃冲任脉虚,阴气不能内守。治法宜调补冲任,固经养血。方用胶艾汤。方中以当归、川芎、芍药、干地黄养血和血,阿胶养阴止血,艾叶温经暖宫,甘草调和诸药。

3. 妊娠腹痛的主症主方

"妇人怀妊,腹中疼痛,当归芍药散主之"。痛,指腹中拘急,绵绵作痛。证属肝脾失调,气血郁滞者,治法宜养血疏肝,健脾利湿。方用当归芍药散。方中重用芍药养血柔肝,缓急止痛,佐以当归、川芎调肝和血,茯苓、白术、泽泻健脾利湿。

4. 妊娠恶阻的主症主方

"妊娠呕吐不止者,干姜人参半夏丸主之"。本证因胃虚寒饮,胎气上逆,出现呕吐清水或痰涎不止,口淡不渴,或渴喜热饮,头眩心悸等。治法宜温中补虚,蠲饮止呕。方用干姜人参半夏丸。方中干姜温中散寒,人参扶正补虚,半夏、生姜汁蠲饮降逆,和胃止呕。

5. 妊娠小便不利的主症主方

"妊娠,小便难,饮食如故,当归贝母苦参丸主之"。本证由于妊娠后,血虚有热,气郁化燥,膀胱湿热,导致小便不利,而饮食如常,可知病位在下焦。治法宜养血润燥,清热除湿。方用当归贝母苦参丸。方中当归养血润燥,贝母利气解郁,清宣肺气,苦参清热利湿。

6. 妊娠水肿的主症主方

"妊娠有水气,身重,小便不利,洒淅恶寒,起即头眩,葵子茯苓散主之"。此证多因胎气影响,膀胱气化受阻,水湿停聚,水停而卫气不利,出现小便不利,身重身肿,洒淅恶寒;水气内阻,清阳不升而见头眩。治法宜通阳利水。方用葵子茯苓散。方中葵子滑利通窍,茯苓淡渗利水。

7. 妊娠胎动不安的证治

(1) 血虚湿热的主症主方 "妇人妊娠,宜常服当归散主之"。本证由于肝主藏血,血以养胎,脾主健运,乃气血生化之源。肝血虚而生内热,脾不运而生湿,湿热内阻,胎动不安。治法宜养血健脾,清热化湿。方用当归散。方中当归、芍药川芎补肝养血,白术健脾除湿,黄芩坚阴清热。

(2) 脾虚寒湿的主症主方 "妊娠养胎,白术散主之"。由于脾虚寒湿中阻,妊娠兼有脘腹疼痛,呕吐清涎,不思饮食,胎动不安等。治法宜温中健脾,除湿安胎。方用白术散。方中白术健脾燥湿安胎,川芎补肝养血,蜀椒温中散寒,牡蛎收敛固涩。

二、产后病

产后气血亏虚,腠理不固,易感受外邪而发病。

（一）产后三病的成因

"新产妇人有三病，一者病痓，二者病郁冒，三者大便难"，"新产血虚，多汗出，喜中风，故令病痓；亡血复汗，寒多，故令郁冒；亡津液，胃燥，故大便难"，痓病是由于产后失血过多，血虚而营卫俱虚，腠理不固，感受风邪，化燥伤津，筋脉失养发为痓病；郁冒是由于产后失血、多汗，血耗津伤，寒邪束表，表气闭郁，里气不宣，逆而上冲，出现头昏眼花、郁闷不舒；大便难是由于产后血虚多汗，津液重伤，肠道失于濡润，传导失职。产后三病皆由血虚伤津、气血俱虚为共同点。

（二）证治

"产妇郁冒，其脉微弱，呕不能食，大便反坚，但头汗出"，"郁冒欲解，必大汗出"，由于产后亡血伤阴，阳气独盛，故喜汗出。若但头汗出并见郁冒，乃因感受寒邪，使表气郁闭而里气不宣，以致偏盛之阳气上逆，出现郁冒与但头汗出，郁冒欲解，必待外邪去，使表气和而周身汗出，里气畅而气不上逆，则郁冒自愈。

（三）产后腹痛

1. 血虚里寒的主症主方："产后腹中疒痛，当归生姜羊肉汤主之。"本证属产后血虚，寒动于中，经脉失于温煦濡养，腹中拘急或腹痛绵绵，喜温喜按。治法宜补虚养血，散寒止痛。方用当归生姜羊肉汤。

2. 气血郁滞的主症主方："产后腹痛，烦满不得卧，枳实芍药散主之。"产后腹痛胀满，心烦不得卧，属于里实气机壅滞，气郁化热所致。治法宜行气散结，和血止痛。方用枳实芍药散。方中（炒）枳实理气散结，行血中之气，芍药和血止痛，大麦粥和胃安中。

3. 瘀血内结的主症主方："产妇腹痛，法当以枳实芍药散，假令不愈者，此为腹中有干血著脐下，宜下瘀血汤主之；亦主经水不利。"本证是产后腹痛，服枳实芍药散不愈者，乃因干血着于脐下，多见产后恶露不下，少腹刺痛拒按，痛处固定不移，治法宜破血逐瘀。方用下瘀血汤。方中大黄荡逐瘀血，桃仁活血化瘀，䗪虫逐瘀破结。

4. 瘀血内结兼阳明里实的主症主方："产后七八日，无太阳证，少腹坚痛，此恶露不尽；不大便，烦躁发热，切脉微实，再倍发热，日晡时烦躁者，不食，食则谵语，至夜即愈，宜大承气汤主之。"本证产后无表证，出现少腹坚硬疼痛，乃瘀血内阻胞宫；便秘，烦躁发热，是邪热在阳明。治法宜先泄热通便，后下其瘀血。方先用大承气汤泄热通便，后用下瘀血汤祛其瘀。

（四）产后中风

"产后中风，发热，面正赤，喘而头痛，竹叶汤主之。"产后中风，发热头痛，为病邪在表。面正赤，气喘为虚阳上越之象，此乃产后阳气不足，风邪乘虚而入的正虚邪实证。治法宜扶正祛邪。方用竹叶汤，方中竹叶、葛根、桂枝、防风、桔梗祛风解表，人参、附子扶正固脱，甘草、生姜调和营卫。

（五）产后烦呕

"妇人乳中虚，烦乱呕逆，安中益气，竹皮大丸主之"。妇人产后，阴血不足，加之哺乳，气血更虚。因虚生内热，热扰于胃，上扰神明，出现呕吐，烦乱。治法宜清热降逆，安中益气。方用竹皮大丸。方中竹茹、石膏清热、降逆、止呕；白薇清虚热；桂枝、甘草辛甘化气；大枣补益中气。

（六）产后下利

"产后下利虚极，白头翁加甘草阿胶汤主之"。产后气血亏虚，下利更伤阴，兼有发热腹痛，里急后重，下利脓血等，此乃阴血亏虚，热利伤阴。治法宜清热止利，养血缓中。方用白头翁甘草阿胶汤。方中白头翁清热止利；阿胶、甘草养血缓中。

三、妇人杂病

（一）成因

"妇人之病，因虚、积冷、结气，为诸经水断绝，至有历年，血寒积结，胞门寒伤，经络凝坚"。虚、积冷、结气是妇人杂病的病因。即气虚血少、寒冷久积，气滞血凝，可损伤胞宫，致经水断绝。

（二）证治

1. 梅核气的的主症主方

"妇人咽中如有炙脔，半夏厚朴汤主之"。炙脔即烤肉块。七情郁结，气机不畅，津聚为痰，与气搏结，上逆咽喉，故出现咽中异物感，咯之不出，吞之不下即"梅核气"。治法宜化痰开结，顺气降逆。方用半夏厚朴汤。方中半夏、厚朴、生姜辛开苦降，散结降逆；茯苓化痰祛饮，苏叶宣气解郁。

2. 脏躁的的主症主方

"妇人脏躁，喜悲伤欲哭，象如神灵所作，数欠伸，甘麦大枣汤主之"。由于情志不舒或思虑过多，肝郁化火，伤阴耗液，心脾两虚所致悲伤欲哭，烦躁易怒，哈欠频作。治法宜补益心脾，宁心安神。方用甘麦大枣汤。方中小麦养心安神，甘草、大枣甘润补中缓急。

3. 月经病

（1）虚寒挟瘀崩漏的主症主方："妇人年五十所，病下利数十日不止，暮即发热，少腹里急，腹满，手掌烦热，唇口干燥"，"曾经半产，瘀血在少腹不去"。下利，即是下血。妇人五十多岁，气血已衰，冲任皆虚，曾经半产，瘀血留于少腹不去，故腹痛，拒按；漏下不止，阴血，阴虚生内热则暮即发热、手掌烦热。证属冲任虚寒，瘀血内停。治法宜温经散寒，养血祛瘀。方用温经汤。方中吴茱萸、桂枝、生姜温经散寒，通利血脉；阿胶、当归、川芎、丹皮活血祛瘀，养血调经；麦冬养阴润燥清虚热；人参、甘草、半夏补中益气，降逆和胃。

（2）血瘀经水不利的主症主方："带下经水不利，少腹满痛，经一月再见者，土瓜根散主之"。妇女经水不利或一月再见，兼有少腹满痛，伴月经量少，色紫有块等。是瘀血内停所致。治法宜活血通瘀。方用土瓜根散。方中桂枝、芍药调营，土瓜根、蟅虫祛瘀破血，米酒行药势。

（3）瘀热内结经水不利的的主症主方："妇人经水不利下，抵当汤主之"。本证的经水不利下，是因瘀血内结成实所致，还可兼有少腹硬满结痛，小便自利等。治法宜攻瘀破血。方用抵当汤。方中水蛭、虻虫攻其瘀，大黄、桃仁下其血。

（4）水血蓄结血室的的主症主方："妇人少腹满如敦状，小便微难而不渴，生后者，此为水与血俱结在血室也，大黄甘遂汤主之"。本证产后腹胀满，小便不利，证属水血蓄结于血室。治法宜破血逐水。方用大黄甘遂汤。方中大黄攻瘀，甘遂逐水，阿胶养血扶正。

4. 带下病

（1）湿热带下病的的主症主方："妇人经水闭不利，脏坚癖不止，中有干血，下白物，矾石丸主之。"脏坚癖不止，即胞宫内有干血坚结不用。本证带下，由于经闭或经行不畅，干血内着，郁为湿热，久而腐化所致。治法宜除湿热止带。方用矾石丸纳入阴中。方中矾石清热燥湿，解毒杀虫，酸涩收敛；杏仁、白蜜滋润制矾石燥涩之性。

（2）寒湿带下病的的主症主方："蛇床子散方，温阴中坐药。"本证阴中寒冷，伴有带下清稀、少腹冷，腰膝重，阴痒等。证属寒湿凝滞下焦，治法宜温肾暖宫，燥湿杀虫。用蛇床子来棉裹纳阴中。

5. 腹痛

（1）肝脾失调腹痛的的主症主方："妇人腹中诸疾痛，当归芍药散主之。"妇人腹痛以肝脾失调最为常见。腹胀或痛，兼有小便不利，带下清稀，大便溏泻等，是肝郁气滞，脾虚水湿内生。治法宜疏肝理气，健脾化湿。方用当归芍药散。方见妊娠病。

（2）脾胃虚寒腹痛的的主症主方："妇人腹中痛，小建中汤主之。"妇人腹痛，兼见喜温喜按，心悸，面色无华，大便溏薄等，证属脾胃虚寒。治法宜温中散寒，缓急止痛。方用小建中汤。见虚劳病中。

6. 转胞

"妇人病饮食如故，烦热不得卧，而反倚息者"，"此名转胞不得溺也，以胞系了戾，故致此病，但利小便则愈，宜肾气丸主之"。转胞，即指脐下急痛，小便不通。胞，即膀胱。胞系了戾，即指膀胱之系缭绕不顺。这是肾气虚弱，膀胱气化不行，浊阴上逆，虚阳上扰所致。治法宜温肾化气。方用肾气丸。方见虚劳病中。

7. 阴疮

"少阴脉滑而数者，阴中即生疮，阴中蚀疮烂者，狼牙汤洗之"。本证是由于下焦湿热，聚于前阴，日久致阴中痒痛糜烂，带浊淋漓。治法宜清热燥湿，杀虫止痒。方用狼牙汤煎水洗涤阴中。

8. 阴吹

"胃气下泄，阴吹而正喧，此谷气实也，膏发煎导之"。阴吹，即指前阴出气，犹如后阴矢气一样。正喧，指前阴出气频繁，声响连续不断。本证由于胃肠燥结，腑气不畅，以致浊气下泄，干及前阴，阴中出气，如后阴矢气状。还兼有大便燥结，小便不利。治法宜润肠通便。方用猪膏发煎。

第十三节 其他病脉证治

一、百合病

百合病是一种心肺阴虚兼有内热的疾患。以精神恍惚不定，口苦，小便赤，脉微数为其特征。因百合一味而疗此疾，故利名。

（一）成因与脉证

"百合病，百脉一宗，悉致其病也。意欲食复不能食，常默默，欲卧不能卧，欲行不能行，欲饮食，或有美时，或有不用闻食臭时，如寒无寒，如热无热，口苦，小便赤，诸药不能治，得药则剧吐利，如有神灵者，身形如和，其脉微数"。由于心主血脉，肺朝百脉，心肺正常，则气血调和而百脉皆得其养，如心肺阴虚成病，则百脉皆受其累，证候百出，即"百脉一宗，悉致其病"。百合病一是由于阴血不足而影响神明，出现精神恍惚不定，语言、行动、饮食和感觉等失调，但从形体上观察则如常人，没有显著的病态；二是由于阴虚生内热，出现口苦、小便赤、脉微数的现象。

（二）证治

百合病的主症主方

"百合病，不经吐、下、发汗，病形如初者，百合地黄汤主之"。本证是心肺阴虚内热，百脉受累，心神不安，出现意欲食复不能食，欲卧不能卧，欲行不能行等，非病者身形却没有显著的病态。治法宜滋养心肺，凉血清热。方用百合地黄汤。方中百合润肺清心，益气安神。生地黄益心阴，清血热。

二、狐蝨病

狐蝨病是由于湿热虫毒所引起的，以目赤、咽喉及前后二阴的腐蚀为特征的疾患。咽喉部腐蚀为蝨；前后二阴溃烂为狐。

狐蝨病的主症主方

"狐蝨之为病，状如伤寒，默默欲眠，目不得闭，卧起不安，蚀于喉为蝨，蚀于阴为狐，不欲饮食，恶闻食臭，其面目乍赤，乍黑，乍白。蚀于上部则声喝，甘草泻心汤主之"。本证由于湿热虫毒内蕴脾胃所致。湿热熏蒸于上，则口咽蚀烂，声音嘶哑；湿热下注，蚀于前后二阴，则见二阴溃烂。湿热内扰，营卫气血失和，脾失健运，则发热恶寒，默默欲眠，面目乍赤、乍黑，不欲饮食，恶闻食臭。治法宜清热解毒，化湿安中。方用甘草泻心汤。方中甘草、黄连、黄芩清热解毒，半夏、干姜辛燥化湿，人参、大枣扶正安中。

三、阴阳毒

阴阳毒以发斑、咽痛为主症，与感染疫毒有关。

（一）阳毒病证治

"阳毒之为病，面赤斑斑如锦纹，咽喉痛，唾脓血。五日可治，七日不可治，升麻鳖甲汤主之"。本证由于热毒壅于营血，发于颜面，则面赤斑斑如锦纹；邪毒上蒸，结于咽喉，故咽喉肿痛；热蒸肉腐，肉腐成脓，则咳唾脓血，病势凶猛，变化迅速，应及早治疗。治法宜清热解毒，活血散瘀。方用升麻鳖甲汤。方中升麻、雄黄、甘草清热解毒；当归、鳖甲滋阴散瘀，蜀椒辛热解毒。

（二）阴毒病证治

"阴毒之为病，面目青，身痛如被杖，咽喉痛。五日可治，七日不可治，升麻鳖甲汤去雄黄、蜀椒主之"。本证由于病邪内伏，毒滞血凝，脉阻不通，血流不畅，故面目发青，身痛如被仗；疫毒上壅，结于咽喉，则咽喉疼痛。治法宜解毒散瘀。方用升麻鳖甲汤去雄黄、蜀椒。因疫毒深伏，去雄黄、蜀椒以防损其阴气。

四、黄疸病

《金匮》中所论的黄疸是各种不同的致病因素所引起的发黄证候。

（一）成因

1. 湿热发黄

"脾色必黄，瘀热以行"，"黄家所得，从湿得之"，是黄疸病的主要成因。脾胃湿热，瘀热蕴于血分，传输于体表而发为黄疸。

2. 寒湿发黄

"阳明病，脉迟者，食难用饱，饱则发烦头眩，小便必难。此欲作谷疸。虽下之，腹满如故，所以然者，脉迟故也"。即阳明病腹满，下之如故，脉迟而无力，证属脾胃虚寒，脾失健运，寒湿中阻，清阳不升，而出现胀满烦闷，水谷难消，头眩等。兼有面色萎黄，神疲乏力等。

（二）分类与证治

1. 谷疸的主症主方 "谷疸之为病，寒热不食，食即头眩，心胸不安，久久发黄为谷疸，茵陈蒿汤主之"。谷疸，即脾胃湿热内蕴，消化机能减退，湿热内蕴无从外泄，淫于肌肤，发为黄疸。治法宜清泄湿热。方用茵陈蒿汤。方中茵陈蒿清热利湿，栀子清心胃而利小便，大黄泄热逐瘀，退黄通便。

2. 酒疸的主症主方 "酒黄疸，心中懊憹或热痛，栀子大黄汤主之"。酒疸，即因饮酒过度，湿热中阻所致。由于湿热中阻，气机不利，则心中郁闷烦乱而热痛。兼有身热，心烦不眠，大便难，小便黄赤等。治法宜泄热除烦。方用栀子大黄汤。方中栀子、豆豉清心除烦，大黄、枳实除积泻热。

3. 女劳疸的主症主方 "黄家日晡所发热，而反恶寒，此为女劳得之；膀胱急，少腹满，身尽黄，额上黑，足下热，因作黑疸，其腹胀如水状，大便必黑，时溏，此女劳之病，非水也。腹满者难治。硝石矾石散主之"。女劳疸由房劳伤肾所致。肾虚内热，瘀热内着而致膀胱急，少腹满，大便必黑，时溏，身尽黄，额上黑，足下热。治法宜消瘀化湿。方用硝石矾石散。方中硝石咸寒，消瘀除热，矾石化湿利水，佐以大麦粥保养胃气，攻邪而不伤正。

4. 热盛里实黄疸的主症主方 "黄疸腹满，小便不利而赤，自汗出，此为表和里实，当下之，宜大黄硝石汤"。本证黄疸腹满，小便不利而赤，乃里热成实，即表和里实证。治法宜通腑泄热。方用大黄硝石汤。方中大黄、硝石攻下瘀热；黄柏、栀子清泄湿热。

5. 湿重于热黄疸的主症主方 "黄疸病，茵陈五苓散主之"。由于湿多热少，以黄疸为主症，兼有形寒发热，纳呆，小便短少不利等。治法宜清热利湿。方用茵陈五苓散。方中茵陈蒿清热利湿退黄，五苓散淡渗化气利水。

6. 黄疸兼表虚的主症主方 "诸病黄家，但利其小便；假令脉浮，当以汗解之，宜桂枝加黄芪汤主之"。黄疸病的治疗大法当以清热化湿，通利小便为主。若黄疸，发热恶寒，脉浮自汗，乃病邪在表。治法宜固表除湿，调和营卫，方用桂枝加黄芪汤。方中桂枝汤调和营卫，加黄芪固表除湿。

五、吐衄下血病

1. 虚寒吐血的主症主方

"吐血不止者，柏叶汤主之"。吐血日久不止，中气虚寒，血不归经，兼有面色萎黄，吐血血色淡红，神疲乏力等。治法宜温中止血。方用柏叶汤。方中柏叶清降收敛止血；干姜温中止血，艾叶温经止血，马通汁引血下行以止血。

2. 热盛吐衄的主症主方

"心气不足，吐血、衄血，泻心汤主之"。本证由于心火亢盛，扰乱心神，迫血妄行，而引起心烦不安，吐血、衄血。治法宜清热泻火止血。方用泻心汤。方中黄连清心泻火，黄芩、大黄清热泻火。

3. 虚寒便血的主症主方

"下血，先便后血，此远血也，黄土汤主之"。由于中焦虚寒，脾不摄血，血渗于下随大便而出。治法宜温脾摄血。方用黄土汤。方中灶心黄土，能温中涩肠止血，配附子、白术温阳健脾以摄血；地黄、阿胶滋阴养血以止血；甘草缓中，黄芩反佐防温燥动血。

4. 湿热便血的主症主方

"下血，先血后便，此近血也，赤小豆当归散主之"。本证湿热蕴结于大肠，灼伤血络，迫血外溢所致。治法宜清热利湿，活血止血。方用赤小豆当归散。方中赤小豆清热渗湿，当归养血活血，祛瘀生新。

六、肠痈

1. 脓未成证治

"肠痈者，少腹肿痞，按之即痛如淋，小便自调，时时发热，自汗出，复恶寒。其脉迟紧者，脓未成，可下之，当有血。脉洪数者，脓已成，不可下也。大黄牡丹汤主之"。本证肠痈由于热毒内聚，营血瘀结肠中，经脉不通，出现少腹肿痞，拘急拒按，正邪相争，营郁卫阳，故发热恶寒。脉迟紧有力，当脓未成。治法宜荡热逐瘀。方用大黄牡丹汤。方中大黄、芒硝荡涤实热，宣通壅滞，丹皮、桃仁凉血逐瘀，冬瓜仁排脓散痈。

2. 脓已成证治

"肠痈之为病，其身甲错，腹皮急，按之濡，如肿状，腹无积聚，身无热，脉数，此为肠内有痈脓，薏苡附子败酱散主之"。本证肠痈日久，营血久郁于里，不能濡养肌肤，则肌肤甲错。痈脓内结，气血郁滞，则腹部隆起如肿状，按之濡软，阳气不足，正不胜邪，则脉数无力。治法宜排脓消痈，振奋阳气。方用薏苡附子败酱散。方中薏苡仁排脓开壅，附子振奋阳气散结排脓，败酱破瘀排脓。

第七章

《金匮要略》研究新进展

第一节　《金匮要略》临床应用研究

《金匮要略》是我国第一部临床医学专著，其理法方药 1700 年来一直指导着临床实践。对《金匮要略》的临床应用研究，近年来做了较多的工作，兹从下面几个方面说一说这方面的工作。

(一)《金匮要略》病证的个案报道

古代的疾病谱与当今的疾病谱虽然略有不同，但是在《金匮要略》里所描述的病证，至今临床是能够见到绝大部分的。很多临床医师便把自己在临床中所碰到的《金匮要略》病证进行验证，把治疗过程和心得体会记录下来并升华。这方面的个案报道占临床报道相当数量，可谓不胜枚举。现举部分例子，以资说明。如魏宝永的"百合病治验一例"、阎瑞兰的"血痹治验"、李玉书的"奔豚中虚治验"、黄禾生的"肺痿一例治验"、周锦文的"脾约症治验一例"和丁文的"痰饮验案二则"等。

(二)《金匮要略》方剂临床应用个案报道

运用《金匮要略》的方剂治疗数种疾病，这些疾病包括临床各科病证，如王伯章的"麻黄杏仁薏苡甘草汤活用举隅"、胡学曾的"葛根汤的临床应用"、姜先涛的"桂枝芍药知母汤临证运用举隅"、陈寿永的"乌头汤在内妇科运用举例"等。运用《金匮要略》的方剂治疗某种病证，如张洪俊的"肾气丸治愈功能性溢泪案"、金家性的"肾气丸加味治愈咸乳 2 例"、周必胜的"苓桂术甘汤加味治疗睾丸鞘膜积液"和张贤媛的"吴茱萸汤加味治疗颅内压增高性头痛 2 例"等。

(三)《金匮要略》病证治疗的临床观察

对《金匮要略》病证治疗的临床观察做了一定的工作，但由于古今、中西病名的不同，这方面的资料相比之下显得较少。现举数例以说明这方面的工作，如王庆昌的"薏苡附子散加味治疗胸痹 62 例"、王旭初的"金匮乌头汤治疗历节病 24 例"、秦茂林的"治疗悬饮 15 例的经验体会"、李德全的"蒲灰散合茯苓戎盐汤加减治 76 例淋症"和张法成的"茵陈蒿汤加味治疗黄疸"等。

(四)《金匮要略》治法的临床应用

《金匮要略》治法一直指导着临床实践。对某种病证的治疗方法进行探讨，如常高林的

"金匮腹痛治法初探"、郝文轩的"仲景定喘十三法"、刘茂甫的"张仲景治疗妇科病十法"、王贵森的"略论张仲景的治肾六法"和高仲山的"仲景治水十五法"等对某种治疗方法的探讨，如叶进的"谈谈金匮的微汗法"、刘友梁的"谈张仲景的外治法"、蒋健的"《金匮要略》利小便法运用初探"、吴维康的"《金匮》化瘀利水法临床运用"、李敬孝的"《金匮》扶阳初探"和张雨雷等"仲景截断疗法初探"等。

（五）《金匮要略》方剂应用的临床观察

对《金匮要略》方剂治疗临床各科的疾病的观察做得较多，多数观察的病种用的是现代医学的病名，如魏伦雷的"复方葛根汤治疗婴幼儿腹泻 307 例疗效观察"、王平的"葛根汤为主治缺血性脑梗塞 58 例"、张玉荣的"大承气汤治疗胃大部切除后排空障碍的疗效观察"、江从舟的"防己黄芪汤加减治疗结节性血管炎 12 例"、马馨兰的"小建中汤治疗慢性胃炎 58 例"和王筱东的"大柴胡汤加减为主治疗急性水肿型胰腺炎 30 例"等。还有一些临床观察的疾病是用中医病名的，如徐玉芳的"白虎加桂枝汤治疗风湿热痹 48 例"和刘晨光的"黄芪建中汤治疗胃脘痛 80 例"等。

（六）《金匮要略》方剂应用的前瞻性研究

对《金匮要略》方剂的临床应用进行前瞻性研究，便临床研究更具科学性，如吴仕九的"加味白虎人参汤治疗胃热型糖尿病的临床与实验研究"、陈纪藩的"通痹灵治疗类风湿性关节炎 137 例临床研究"、和李浩澎的"加味大黄䗪虫片治疗脑动脉硬化症的临床研究"等。

第二节　《金匮要略》学术思想研究

《金匮要略》篇幅虽然不长，但是却蕴藏着丰富多彩的学术思想，兹探讨如下。

（一）重视整体观念

《金匮要略》十分重视整体观念，其整体观思想体现在基本理论和临床医学的各个方面。毛翼楷指出，在基本理论和临床医学，《金匮要略》充分体现了整体观念，以脏腑学说为基本论点，为脏腑学说的形成和发展起到了承前启后的作用，从而建立了辨证论治的根本法则。朱柏林指出，《金匮要略》以整体观为指导思想，强调"治未病"及"治病必求于本"，是内伤杂病的主要治疗方法。李克光指出，《金匮要略》普遍联系的统一整体观念，如治未病；根据五行生克制化理论，防止矛盾转化的治法；上病下取或下病上取；内病外治或外病内治等。

（二）病因学强调内因

《金匮要略》在病因学方面既有内在因素，也有外在因素，但更强调内在因素。戴玉认为《金匮要略》的主要学术思想特点是从整体观念出发，强调内因的主导作用。但《金匮》

的"内所因"与宋朝陈无择的"内因"不同。《金匮》的"内所因"是指经络受邪入脏腑，为深为内，陈无择的"内因"是指七情所伤。张家礼认为《金匮要略》丰富和发展了强调内因的发病学观点。常富林探讨了《金匮要略》中外因与内因的关系，认为《金匮要略》将自然界反常的气候变化作为人体致病的外因，正气（五脏元真）不足作为人体致病的内因。反常的气候变化必须通过正气虚衰，才能使病邪乘虚而入引起疾病。其观点与"外因通过内因而起作用"的唯物辩证法思想一致。张觉人研究仲景的"养慎"思想，认为"养慎"者，内养正气，外慎风邪之谓也。研究仲景的"养慎"思想，对养生防病有着较大的学术价值。人体生理性衰老是不可抗拒的，然而病理性衰老往往比生理衰老出现要早，其对人体寿夭起着主要作用，因此，防治病理性衰老对延年益寿无疑有积极的意义。怎样才能避免病理性衰老而尽终天年呢？张仲景立足于"治未病"的观点，提出了"养慎"的卓越思想。"养慎"之法，仲景认为主要是内调饮食，导引吐纳，勿令房劳，外避寒暑，顺应四时。

（三）辨病与辨证相结合

张仲景既重视辨病，又重视辨证，做到辨病与辨证相结合。在《金匮要略》首篇中，以脏腑经络先后病脉证作篇名。从第二篇至第二十二篇均以某某病脉证并治作篇名。在具体内容的论述中，也是辨病与辨证相结合，如《金匮·中风历节病脉证并治第五》，论述历节病的辨证论治，分为风湿历节和寒湿历节进行论述。孟如等认为《金匮要略》的学术成就和思想方法包括医药结合，自成一体；以病为纲，分门别类；病证结合，辨证施治；理法方药，有机联系等。朱柏林指出，《金匮要略》以四诊贯穿八纲和色脉诊互参的方法来诊断疾病，为中医诊断学的发展作出了巨大贡献，以辨证论治为主要内容，全书充分体现出理、法、方、药的完善一致。

（四）强调治未病的思想

《金匮要略》强调治未病的十分可贵。刘献琳指出，治未病是秦汉以前先进的医疗卫生思想。仲景在《金匮要略》中从理论和临床实践方面对此进一步阐发，使《内经》的"治未病"思想更加具体明确。对于疾病，仲景强调预防为主。未病之时要预防致病因素的侵袭，注意房室、衣食等方面的调摄；病变发生后，预防其发展和传变。这种从摄生防病到治疗医学的发展，可以说是祖国预防医学中的一大进步，值得我们重视和研究。陈国权认为，《金匮要略》不仅重视杂病的治疗，而且重视杂病的预防，在整体观念指导下，把预防思想贯穿到防病、治病、甚至立法、组方及服药的各个方面。作者论述了以下三个问题：(1)未病先防；(2)已病防变；(3)治中寓防。作者强调，《金匮要略》的预防思想有很高的实用价值，千百年来一直有效地指导着人们的防病治病实践。重视和研究《金匮要略》的预防思想，有利于发扬中医保健医疗的特色和提高治疗水平。

（五）治疗学体现辩证法思想

《金匮要略》的治疗学充分体现了辩证法思想。李克光分析了《金匮要略》治疗学中体现的辩证法思想。认为：①普遍联系的统一整体观念。如治未病；根据五行生克制化理论，防止矛盾转化的治法；上病下取或下病上取；内病外治或外病内治。②灵活运用对立统一观点。如扶正以祛邪或祛邪以扶正;顺应病机,因势利导;平调阴阳。③抓主要矛盾的观点。如急则治其标,缓则治其本;新旧同病,先治新病,后治旧病;表里同病,急者先治,缓者后治;表里同病,表里双解。④透过现象看本质的观点。如同病异治与异病同治;正治与反治。⑤具体问题具体分析的观点。如辨证求本,随证用药;紧扣病机,灵活加减等。

(六)重视体质的观点

王玉玺论述了辨证施治中的仲景体质学说。作者从辨证和论治两方面探讨仲景的体质学说。认为"证"是不同体质对病邪的不同反应类型,"证"不仅反映病因、病机、病位等,还反映病人的体质。因此,辨体质是辨证的重要方面。"证"的形成是以体质为基础的,"证"随体质而变。因此,辨证论治在很大程度上是按体质辨治。总之,根据上述理论,在辨证中既要看到病,又要看到人;既要看到病邪的损害,又要看到机体正气的抗病能力;既分析病邪的性质,又探求感邪体质的原因和部位。在治疗中,既着眼于疾病当泻之"实",又应注意体质禁泻之"虚";既看到药物治疗之利,又不可忽视药物伤害机体之弊。

(七)重视脾胃

仲景十分重视脾胃,叶玉花指出,将重脾胃的学术思想具体运用于临证,当首推仲景。主要体现在:①见肝之病,当先实脾。《金匮·脏腑经络先后病》说:"夫治未病者,见肝之病,知肝传脾,当先实脾,四季脾旺不受邪,即勿补之;中工不晓相传,见肝之病,不解实脾,惟治肝也。"高明的医生懂得肝病会传脾,在治肝时就想到调理脾胃,从而提高疗效。②诸虚不足,宜补中气。如虚劳病阴阳两虚用小建中汤调治,"虚劳里急,诸不足"用黄芪建中汤治疗。③肾着治脾,培土制水,如肾著病"腰以下冷痛,腹重如带五千钱",用甘姜苓术汤治疗。④虚寒出血,温脾以摄。如"下血,先便后血",用黄土汤治疗。

第三节 《金匮要略》诊法研究

《金匮要略》有关诊法的内容十分丰富多彩,其中腹诊、脉诊更具特色。兹从下面几方面探讨《金匮要略》的诊法。

(一)《金匮要略》强调鉴别诊断

《金匮要略》十分强调鉴别诊断。金寿山分析、归纳《金匮》中有关病症鉴别诊断的一些条文,认为其意在根据鉴别诊断定出治疗原则,区别用药,指导选方。《金匮》重视鉴别诊断的目的是要辨病、辨证,即不但要辨阴阳、表里、寒热、虚实,还要辨标本,辨主次,辨进退,测预后。郭玉兰指出,《金匮》中的鉴别诊断方法有:①数病合篇,当先辨病;①巧用插笔,意在鉴别;③一方多病,前后互斠。杨世权探讨了仲景所论有关鉴别诊断方面的内容,认为鉴别方法包括排外法、探试法、对偶比较法、宾主比较法等。临床思维与诊法运用包括:①四诊合参,尤重切诊;②着眼细微,同中求异;③详察病史,综合分析。

（二）《金匮要略》善察信息

高德从传经和脏腑生克乘侮的规律，病证变化过程的顺逆、舌象脉象及脉证的变化，反映人体正气状况的信息或证候的特殊表现，病人的反常表现及试探结果、治疗时间、效果和反映病人康复的外在信息，人体生理病理变化的时间规律等几方面论述了《伤寒》、《金匮》中的预测。据此作者得出结论：①张仲景对病证、结局进行预测的七种方法，主要根据病证过去现在的变化情况或规律所处阶段、表现特点、病证外在信息之间的关系，治疗效果等进行非数量化的分析，然后对病证的变化趋势和结局作出预测和判断。但他也十分重视对某些或个别特殊信息的分析和研究。虽然信息的数量很少，由于其"特殊"或"反常"，正反映了人体状况的变化动向，故亦是进行预测重要依据。②张仲景的医学预测活动，为医学家个人判断预测，与古代唯心主义或带宗教色彩的预卜活动截然不同。③《伤寒论》、《金匮要略》二书中的预测学内容，确有不少符合现代预测学认识论的因素（如可知性原理、可能性原理、连续性原理、反馈性原理、系统性原理等），祖国医学传统的预测活动与现代预测学有那样多吻合之处，绝非偶然巧合。

（三）《金匮要略》重视四诊

《金匮要略》十分重视望闻问切四诊。望五色诊病，如"问曰：病人有气色见于面部，愿闻其说。师曰：鼻头色青，腹中痛，苦冷者死；鼻头色微黑者，有水气；色黄者，胸上有寒；色白者，亡血也，设微赤非时者死"。望呼吸以辨别病位之上下，病情之虚实，并判断其预后吉凶，如"师曰：吸而微数，其病在中焦，实也，当下之即愈；虚者不治。在上焦者，其吸促，在下焦者，其吸远，此皆难治"。闻语声诊疾病，如"师曰：病人语声寂然喜惊呼者，骨节间病"。切脉，如"师曰：病人脉浮者在前，其病在表；浮者在后，其病在里"；切局部，如"病者腹满，按之不痛为虚，痛者为实"。问诊最为常见，因大多数的症状是向病人询问而得出的，不再列举。（本段引文均见《金匮要略》）

（四）《金匮要略》注重脉诊

《金匮要略》对脉诊颇为注重，后人把其脉诊内容归纳为脉学，可见其内涵之丰富。时振声指出其脉诊运用特点有五：①有的脉象是与其它脉象对比而言；②一病可见多脉；③一脉可见多病；④脉象与病机结合；⑤寸口、趺阳、少阴三部脉法。伍炳彩指出，《金匮要略》的诊脉部位有四种：①寸口三部法；②趺阳法；③少阴诊法；④少阳诊法。其运用的规律是：诊全身性疾患用独取寸口法；病涉脾胃，常用趺阳诊法；有关妇人病变，兼诊少阴脉；对一些复杂的病象，兼诊两处以上的脉象；上下阻隔的病分寸关尺以候之。至于少阳脉的位置一般多指绕耳前后之少阳经脉。蔡会元从十个方面理解《金匮》的脉法：①脉分阴阳；②指出某一病证主脉；③借脉象说明病因病机；④用脉象说明病位；⑤用脉象指导辨证；⑥用脉象指导治疗；⑦凭脉象判断预后；⑧一脉主数病和一病见数脉；⑨舍脉从证和舍证从脉；⑩知常达变。岳在文从脉象探讨《金匮要略》的辨证施治，《金匮》全书二十五篇，前二十二篇上，皆冠以"病脉证并治"，表明各种病是以脉证合参，证不离脉为原则。而脉又列于证之前，足见仲景在诊治疾病过程中对脉象变化极为重视。作者从几方面论述：①据脉测因，以脉析机；②同脉异治，异脉同治；③凭脉示治，以脉代证；④险证据脉，以测预后。

（五）《金匮要略》重视目诊

《金匮要略》很重视目诊。李润洪分析了《金匮要略》有关目诊的内容，论目共达40余处，其描述目的变化有目润、目正园、目如脱状、目不能闭、目赤、目赤如鸠眼等。作者认为《金匮》目诊有揭示病机、鉴别病证、决定治则、预测病势等作用。李浩澎论述了《伤寒》、《金匮》中的审目诊疾及其临床意义，从三方面进行论述：①审目周变化以辨病；②别目色变化以辨病；③察目神形态以辨病。

（六）《金匮要略》注重舌诊

注重舌诊是《金匮要略》的特点之一。李浚川总结了《伤寒论》和《金匮要略》两书中的舌诊内容。两书在《内经》舌诊的理论基础上，结合"平脉辨证"，使舌诊成为辨证论治的重要内容。《内经》舌诊中论述舌质多，观察舌苔少。两书在清、下法方面，颇重视观察舌苔的变化，如"舌黄未下者，下之黄自去"。陈泽霖探讨张仲景对舌诊的贡献，认为张仲景对舌诊的研究深有心得和发明，不仅能据察舌所得而审知病因，且能审舌辨证、辨舌论治用药、判断预后等。

（七）《金匮要略》推崇腹诊

《金匮要略》十分推崇腹诊。文棣探讨了仲景腹部切诊的运用。主要探讨了切腹的意义和切腹的运用。认为：①仲景书中腹部切诊的适应证是很广泛的；②切腹的运用涉及整个腹部是很全面的；③切腹运用的手法也是非常系统丰富的；④切诊的目的主要在辨病的虚实，以测邪正的盛衰，辨病的寒热，以知病情的性质。郭家襄论述了仲景腹诊法的重要性，认为《伤寒》、《金匮》共用方240余首，提出腹证的有80余首，占三分之一强。《金匮》22篇重视论述腹证的就有10篇之多，足见腹证在诊断中之重要性。仲景腹诊的作用，主要是鉴别证候，阐述病因病机，确定治疗原则以及判断预后。梅国强对仲景胸腹切诊作了分辨，认为胸腹是五脏六腑之外廓，研究胸腹切诊，对脏腑疾病的辨证及立法处方，具有十分重要的意义。仲景胸腹切诊的特点，是着眼于疾病的发生发展，由概念到具体，由具体到概念，由局部及整体，由整体及局部，以明辨各证候之胸腹状态，为了进一步开展"腹诊"研究，作者将《伤寒》、《金匮》二书中有关胸胁、心下、大腹、少腹切诊的内容分别贯串，加以分辨。曹永康认为应重视腹诊，腹诊是祖国医学诊法中的重要部分，临床应予重视。腹诊有其一定的适应范围。一般在病情隐晦复杂、虚实难以决诊的情况下，借助腹诊，以发现特殊症情，探索疾病本质，为治疗开拓进一层思路，实大有裨益。

第四节　《金匮要略》辨证研究

《金匮要略》是我国最早的一部临床医学著作之一，其所创立的脏腑经络辨证体系，一千多年来一直指导着临床实践。现从几方面探讨《金匮要略》的辨证。

（一）创立脏腑经络辨证

《金匮要略》创立了脏腑经络辨证。李克光指出，《金匮要略》以整体观念为指导思想，以脏腑经络学说为基本论点，认为疾病证候的产生，都是整体功能失调，脏腑经络病理变化的反应。从这一基本论点出发，提出了根据脏腑经络各病机和四诊八纲进行病与证相结合的辨证方法。这一主要精神充分地从《脏腑经络先后病篇》体现出来。例如：在病因、发病和病理传变方面，以脏腑经络分内外，提出了"千般灾难，不越三条"的病因分类；从整体观念出发，根据正与邪、人体内部各脏腑间的相互关系，提出了"若五脏元真通畅，人即安和"，以及"见肝之病，知肝传脾"等有关发病和病理传变的理论。在诊断方面，通过四诊举例，结合八纲，把疾病的各种临床表现，都具体地落实到脏腑经络的病变上，示范性地运用了病与证相结合的辨证方法。这一主要精神，还贯穿于全书各篇，在具体病证上也得到体现。例如《中风历节病篇》，对中风病根据其脏腑经络的产生的病理变化，以在络、在经、入腑、入脏来进行辨证。

（二）辨病与辨证相结

《金匮要略》很注重辨病与辨证相结合，从第一篇至第二十二篇均在篇名注明某某病，并注明脉证治，如《金匮要略·腹满寒疝宿食病脉证治第十》。该篇内腹满病又分虚实和实热等证型。刘献琳指出，祖国医学关于病的论述早在《内经》就有记载。《伤寒论》的六经病，体现了病与证及其差别。《金匮要略》更是论述内科疾病的专著，先根据病因病理，临床症候诊断辨病，然后辨证论治。病是客观存在的脏腑经络的具体损害，症是病反映于外的表现，而目前中医辨证的研究重于辨病，后者是一个薄弱环节。这是不符合疾病的发展规律的。任何疾病的存在都是具体的，有具体的病因病理，具体的损害脏腑，具体的症候特征，诊断与鉴别诊断标准，辨证提纲，治则处方及预防措施。只要按照疾病的发展规律，一个病一个病的去认识、观察、分析、总结其各个具体问题，中医的诊断辨病学就能建立，辨病的认识也就会逐渐深入发展。

（三）开创卫气营血、三焦辨证的先河

刘献琳认为，卫气营血和三焦，在《内经》中均有论述，但以其说明病理演变和用于临床辨证，却始于张仲景的《金匮要略》。其后叶天士完成了卫气营血辨证体系，吴鞠通完成了三焦辨证体系，所以我们说《金匮要略》开创了卫气营血和三焦辨证的先河。

（四）善于辨别"水类"证

《金匮要略》善于辨别"水类"证。崔华夏指出，湿、水、饮、痰都是水液代谢失常引起的病证。它们之间相互影响，交杂致病，因而治疗上也互为因果。为了反映它们的共性和相互关系，统称之为"水类证"，并就它们之间的区别陈述如下：①水与湿：湿证病位浅，责在腑，多实证，其小便不利，多短少；水证病位深，责在脏，多虚中夹实证，其小便不利可致尿闭。②饮与痰：痰饮本自不同，然历代医家有将水饮混称者，其实亦有区别，如：水证外有肿形，积在肌肤间，多暴发；而饮证外无肿形，积在肠胃、胸膈间，多缓积而成。③

痰证与水湿比较：痰证没有小便不利，常有神志证候；湿证有小便不利，多无神志证候。

（五）重视探病法

马建三认为，在疾病过程中，利用有关的方药以探测疾病的方法，叫做探病法。《伤寒》、《金匮》总结失治、误治之证，占全书 1/3，非常重视治疗中失败的病例，其中就介绍了大量的探病法。探病法的原则和方法，分已治后病证之探病法和未病前病证之探病法。前者又分做四种情况，即定量失误，定性失误，定位失误，和治法上的先后失误。马氏强调，在研究仲景学术思想时，必须重视治疗过程和病案记录，重视对无效病例的讨论和研究，对于提高辨证论治水平是很有实际意义的。

（六）主张以脉论证

欧阳铸指出，《金匮》中有不少条文是采取"以脉论证"形式写作的，"以脉论证"诸条的精神实质，是要求脉证合参，而非凭脉诊病。因此，解释"以脉论证"诸条，不可就脉论脉，而是必须结合本条及本篇有关辨证及治疗等内容相互参证，始能明其意义所在。①以脉论证，体现病脉证并治，并有表达病因、病机之意；②辨证当注意兼见脉，兼见脉不相类，表示脉象同中有异，证亦同中有别；③不同脉部先后出现几种兼见脉，表示病情更为复杂，当根据这些脉象结合辨证，撇开表面现象，揭示疾病的真实本质。

（七）对病证分型辨证

《金匮要略》对病证常用分型辨证的方法进行论述。如孟琳升总结仲景论悸，分为寒饮痰实、胃饮逆膈、水邪犯心、水蓄下焦、心阳不振、阳虚水停、肝胆不宁、心阳外浮、中气不足、阴阳俱虚等十个类型。关庆增认为，引起眩晕的原因很多，《伤寒论》、《金匮》中所出现的眩晕，大体分为阳虚水泛、热扰清空、浊气上攻、阴竭阳脱、阳气被郁、清阳不升、精血亏虚、风邪上犯等八类。袁世华对《金匮》中的痛证作了归纳分析，可从八个方面进行辨证，八个方面分别是风寒外侵、阳为湿痹、阳虚不温、血虚失养、血瘀不行、腑气不通、痰饮挤压、虫扰于中。

第五节 《金匮要略》治法研究

《金匮要略》是我国首部创立了辨证论治的专著。其对治法的论述内容非常丰富。现对《金匮要略》有关治法的内容进行探讨。

（一）八法的运用

八法是中医治病的常用基本方法，杨百茀论述了《金匮》中八法的运用，即介绍了汗、吐、下、和、温、清、补和消的运用。下面介绍八法的运用。

汗法的运用。吴远定介绍了《金匮要略》使用汗法的条文有 18 条，治疗病种十余种。其用法有几个方面：①发汗治痉，如瓜蒌桂枝汤治柔痉，葛根汤治刚痉；②发汗祛湿，如麻杏苡甘汤治湿病；③发汗治疟；④发汗蠲饮，如治疗肺胀和溢饮；⑤发汗消肿，如治疗风水、皮水；⑥发汗退黄，如治疗黄疸初起有实热，恶风寒，脉浮等表证。李心机认为，汗法是仲景广泛采用的一种治法。归纳其效用，约有：①发汗调节营卫的失稳态，如桂枝汤；②发汗振奋三焦阳气，如水气、湿痹、痰饮病势偏上偏表者，均可用汗法解之，如五苓散。

吐法的运用。吐法是通过涌吐以祛除病邪，如病即伤暑病挟湿，以一物瓜蒂汤涌吐而祛暑除湿，又如宿食即食滞在上脘，以瓜蒂散涌吐而祛邪。

下法的运用。常富林归纳《金匮要略》中有关论述泻下法的三十余条原文，二十余首方剂。《金匮要略》的泻下法可分为六种：①寒下法，包括泻热存阴、导滞通腑，通因通用；②温下法；③润下法；④逐水法；⑤攻瘀法；⑥兼用法，其中又有泻热攻瘀、导滞逐水、破瘀逐水、泻热利湿、解表攻里之别。张洪恩认为"下法"是一种攻逐体内结滞的方法，具有排除积蓄、推陈出新、泻热止痛的作用。凡邪在肠胃，燥屎积滞，热邪搏结，以及蓄血、水臌等症，均可使用"下法"。在急腹症的早、中、后期凡有可下之症均可使用。作者列举了通下法在急性胰腺炎、胆道蛔虫、急性阑尾炎、急性肠梗阻、溃疡病穿孔等急腹症中的运用。

和法的运用。和法就是通过和解调整身体机能并祛除病邪的方法。如黄疸病腹痛而呕，用柴胡汤和解少阳；又如呕吐兼发热，用小柴胡汤疏解清热，降逆止呕。

温法的运用。杨培良从温法的应用范围、配伍组方、用药剂量、药物炮制、煎服方法等五个方面分析论述了仲景运用温法的基本规律，揭示出这一规律的核心思想是善于运用朴素的辩证法的对立统一思想。抓住寒证邪正消长复杂关系中的主要矛盾和矛盾的主要方面——阳气。在治疗中始终以肾阳为根，胃气为本，温阳扶正，祛寒御邪，达到扶正培本、顾护机体阳气的目的。

清法的运用。如病用白虎加人参汤清热生津；又如下利相当于痢疾用白头翁汤清热燥湿解毒再如浸淫疮即皮肤溃烂的一种皮肤病用黄连粉清热燥湿解毒。

消法的运用。王宗柱归纳张仲景消法的运用为行气消胀、渗利水湿、涤痰化饮、消瘀破血、消痈疗疮、外消祛邪六个方面。仲景运用消法有以下特点：①行"消"于复法之中；②消痰饮侧重温化；③消瘀辅以下导；④"消"分缓急，运用切当。

补法的运用。陈国权指出，《金匮》治痛有补法，计有补阳止痛，如桂枝附子汤、甘草附子汤等；双补止痛，即双补阴阳而止痛，如小建中汤等；补血止痛，如当归生姜羊肉汤；补肝止痛，如奔豚汤、吴茱萸汤等；补中止痛，如人参汤、大建中汤等。张兆玉探讨了《金匮》补脾法的运用，计有建立中气，调和阴阳，用于虚劳；补中助阳，振奋阳气，用于胸痹；大建中气，运阳散寒，用于腹痛；温中散寒，健脾运湿，用于肾着；健脾利水，温中蠲饮，用于痰饮；健脾利水，通阳化湿，用于水气；温健脾土，统血摄血，用于下血。

（二）扶正祛邪法的运用

何焕荣介绍了运用扶正祛邪若干法则的体会，其中补阳泻下法中介绍了大黄附子汤等，对老年性肠梗阻、肠麻痹等体力衰弱者及慢性肾炎尿毒症期均有疗效。刘月林从五个方面列举了《金匮》祛邪顾护胃气的治法，计有发汗养胃、涌吐保胃、逐水健胃、清热益胃、祛瘀护胃等，足见《金匮》祛邪顾胃学术思想之一斑。

（三）分层论治法的运用

刘国晖指出，由于邪气的性质不同，侵犯的病位有别，正气有强弱，邪正有消长，所以有虚实寒热，表里阴阳各证，当然也需要分层论治。《金匮要略》中就运用了分层论治法：①如中风的论治采用了以脏腑经络分层论治；②以脏腑阴阳气血虚之多少分层论治虚劳；③以气病、血病以及气血多少分层论治积聚、肺痈；④以三焦的高下分层论治痰饮、黄疸、水气、消渴；⑤以表里、虚实、寒热分层论治痉、湿、腹满；⑥阴阳寒热分导论治百合病、肺痿、阴阳毒、疟病、肠痈。分层论治法的作用在于可以从每一个疾病的整体属性上认识、把握、治疗和预防疾病，起到执简驭繁的作用。此外，还可以使人们从定法中找到变法，从而发现新的治法。

（四）上病下取法的运用

班秀文认为上下的划分是相对的"下取"的依据是经脉的根结标本及脏腑之间的联系，疾病的具体情况。"上病下取"的临床应用广泛，既用于补法，也用于泻法；可用于外治和内治。临床以肾虚及阳明腑实较突出。"上病下取"体现了辨证论治的特点。它是以整体观察为前提的，是治病求本的反映。

（五）外治法的运用

袁世华指出仲景所论外治法主要有：

⑴摩法：包括导引、膏摩、散摩三种，①导引未具体记载；②膏摩未详载；③散摩，如头风摩散。

⑵搐鼻法：如《金匮要略·痉湿暍》："湿家身疼发热……病在头中寒湿，故鼻塞，内药鼻中则愈"。

⑶洗法：包括浴、洗、浸三法，①浴法，如百合洗方；②洗法，如苦参汤；③浸法，如矾石汤。

⑷熏法：煎汤熏如苦渗汤；烧烟熏如雄黄熏法。

⑸坐药法：如矾石丸。

⑹针灸法等：黄冬度指出，《金匮》的外治法有：针、灸、温复取汗、温粉粉之、纳药鼻中、洗浴、熨摩、药熏、阴道上药和点药烙齿诸法。

（六）治脏腑法的运用

治脏腑法是根据脏腑病变所出现的有关病证而进行调治的一种治法，此法在《金匮要略》中运用较多。钱元龙结合临床验案总结了《金匮》治脾八法，计有健脾益气，温中化饮；温脾益气，运中渗湿；补脾益气，和血养心；补脾摄血，益气养阴；健脾升清，益气补中；健脾祛湿，通阳利水，运脾和胃，清热利湿；燥湿运脾，芳香泄浊等。周林论述了温肾法，指出温肾的要旨：温肾之旨就在于肾阳能温煦中阳，阳生阴长，阳化气，阴成形，阳通而气化，气化则精生，从而从根本上改善和恢复脏腑的功能活动，以达到扶正祛邪的目的。作者并指出温肾的指征：凡脉沉小且弱，舌淡胖大，舌红而暗，舌质嫩或苍老，面色无华、黧黑、黑斑，形寒肢冷，神疲乏力，肢体虚浮气胀，腰酸膝软，少腹不仁，健忘失寐或多寐，五更泄泻，小便失禁，带下清稀，精液清冷，经事后期等。程兆胜认为《金匮》中的治肝方法有疏肝，如旋覆花汤；清肝，如奔豚汤；温肝，如大黄附子汤；养肝，如酸枣仁汤；和肝，如小柴胡汤；缓肝，如甘麦大枣汤等六法。

（七）驱邪外出法的运用

把积存于体内的病邪如水邪等驱除出体外的治法叫做驱邪外出法。如高仲山将仲景治水法归纳为十五法，计有：①发越水气法；②温经发汗法；③发汗兼清郁热法；④发汗兼化里饮法；⑤温阳化气法；⑥益气行水法；⑦滋阴利水法；⑧和胃散水法；⑨清热利水法；⑩化瘀行水法；⑪温肾利水法；⑫补肾化气法；⑬攻下逐水法；⑭前后分消法；⑮泻肺行水法等。吴维康运用《金匮》化瘀利水法治疗紫癜、血崩、输卵管积水、风心病心衰和术后粘连等病证。

（八）针对病证治疗法的运用

针对某种病证进行调治的方法叫做针对病证治疗法。单书健总结了仲景治喘十八法：①开腠宣肺法；②发汗蠲饮法；③发汗蠲饮兼清内热法；④解肌降逆法；⑤清热解表法；⑥清宣肺热法；⑦泄热通腑法；⑧温肺化饮法；⑨逐饮降逆法；⑩清热蠲饮法；⑪泻肺逐水法；⑫开壅逐痰法；⑬涌吐痰实法；⑭泻热逐水破结法；⑮温下寒实，涤痰破结法；⑯逐水通阳法；⑰补虚散饮法；⑱养阴清热法等。郭荫楠分析了仲景治疗呕吐证的手法，计有和胃治呕、和解治呕、利水治呕、降逆治呕、祛寒治呕、回阳治呕、泻下治呕、养阴治呕和驱蛔治呕等十法。

（九）针灸法的运用

除药物治疗，针灸法也常用。陈永治指出，仲景使用针刺一法，多用于阳证，施用灸法，则恒用于阴证。仲景常将针、药结合使用，往往先针后药。刘冠军认为，仲景医学是针灸辨证施治的典范：①阳证宜针，在于散邪泻实；②阴证宜灸，在于温阳救逆；③脏腑辨证，施用针刺灸法；④针药配合，随证灵活施治；⑤烧针灸，注意变证流弊。虞成英对《金匮要略》灸刺进行了探析：①针刺适时，宜治未病；②审证灸刺，把握要点；③灸刺诊断，辨别预后；④灸刺禁忌，防止误治。

第六节 《金匮要略》方药研究

《金匮要略》中载有262首方剂，156味（杂疗方三篇除外）药物。至今，这些方剂、药物仍然广泛用于临床各科。可见这是祖国医学治疗学中的宝贵财富，应当努力加以研究。

一、方剂的研究

1. 组方配伍精妙

严格的组方配伍规律。王国三总结岳美中的学术观点，认为仲景的方剂组成、药物配伍，都有严格的原则和规律，约分七个类型：①制短扬长，如瓜蒌薤白半夏汤；②相互为用，如麻杏甘石汤；③动静结合，如炙甘草汤；④药变则性变，如桂枝汤之变方；⑤大病宜大药，如四逆汤等；⑥格阳者反佐，如通脉四逆加猪胆汁汤；⑦因病用量，如龙骨、牡蛎，用以镇惊除烦者，均大其量，用以敛浮阳，摄肾精者，均小其量。吴子腾根据君臣佐使和"七情和合"的理论，概括了仲景配方的技巧和规律：①同类相从，相须为用，如附子配干姜等；②异类相使，各取所长，如白芍配甘草等；③性味相反，相反相成，如桂枝配白芍等；④作用不同，相得益彰，如小柴胡汤等；⑤一药多能，各具配伍法变，如麻黄配桂枝、石膏、杏仁、附子等；⑥润燥分明，恰中病情，如硝、黄配枳、朴等；⑦刚柔相济，动静结合如附子配白芍等。

寒温并用解决寒热错杂的复杂见证。常小荣对仲景寒温药配伍的类型及其特点作了归纳：①寒温并用，各行其道，治疗纯寒纯热之证；②寒温反佐，从阴引阳，治疗阴阳格拒之证。张笑平探讨了仲景方寒热并用的意义。寒热并治，一是并治表寒兼郁热，包括并治中风表虚兼郁热、伤寒表实兼郁热、风寒湿痹兼化热之证；二是并治少阳寒热往来；三是并治上热下寒；四是并治中焦寒热错杂，包括并治寒热并见之痞证，并治胃热肠寒，蛔虫入膈所致蛔厥；五是并治阴竭阳亡。佐使为用：一是据证取舍利弊，包括舍其寒弊、舍其热弊；二是防止过偏伤正，包括防止过寒伤阳、防止过热耗阴；三是引药直达病所；四是解除药证格拒，包括解除少阴病阴盛格阳、解除厥阴病阴寒格阳。标本兼顾。一是治本以热，治标以寒；二是治本以寒，治标以热。

针对辨证上的综合定向，进行多向调节。贝润浦学习姜春华教授的学术思想，认为仲景在治疗上合多法为一法，并数方为一方，兼证并治，杂病杂治，开拓了辨证上的综合定向，治法上的多向调节的先河。多向调节是仲景辨证调节的另一大规律，是多水平、多环节的综合性调节手段。薯蓣丸是多向调节的例子。袁世华举桂枝汤、小柴胡汤、小建中汤、肾气丸为例，分析论证其调节作用。一是药简效宏，治疗范围包括内、外、妇、儿、五官、皮肤科疾病；二是作用缓和，不干扰正常生理功能；三是双向调节；四是针对机体关键部位进行调节。

相反的配伍方法。张谷才指出凡两药以上性味功能相反配伍在一起运用者，称为相反的配伍方法。《金匮要略》中的桂枝芍药知母汤、麦门冬汤、泽漆汤等11方均属相反的配伍方法。吕允方论述了中药复方的反佐。复方中运用寒与热、止与行、散与敛、补与泻、升与降等反佐配伍的方剂，如小青龙汤中五味子、芍药之收敛以佐麻黄、细辛的发散，使其既解表化饮，又不耗散肺气，此为散敛相伍之例。又如补佐泻的方剂十枣汤，以大枣之补佐甘遂、大戟、芫花之泻，用以攻逐水饮，遂、戟、芫之药集于一方，又是生药研末，攻伐之力峻猛，用大枣十枚，意在甘缓益脾，减少药后反应。复方的反佐配伍，可达如下目的，一为制主药之偏性，二为增强主药的功效，三为消减主药的毒性，四为产生新的效用。

某药经配伍后产生不同的功效。姚真敏探讨了仲景用人参方剂的配伍，配伍不同，作用则不同：①益气生津清热，如白虎加人参汤；②益气固脱回阳，如四逆加人参汤；③养胃益气生津，如麦门冬汤；④温经扶阳，如附子汤；⑤益气滋阴复脉，如炙甘草汤；⑥回阳益阴，如茯苓四逆汤；⑦补中益气，如人参汤；⑧益气和营，如桂枝加芍药生姜各一两、人参三两新加汤。

方剂加减变化，其主治病证亦变化。吴以玲等对《金匮要略》的方剂变化规律作了简明分析，认为：①制方有基础，变化任回旋；②主药针对病，加减凭乎证；③加减惟药量，量变到质变；④治疗整体观，加减防其变。《金匮要略》的处方用药在整体观念指导下，充分注意到疾病的特殊性与证候表现的普遍性，注意到疾病演变的全过程与阶段性，把辨病和辨证、识病证和查体质结合起来，或以一基础方扩展延伸而成为诸方；或权变药量，异其主治，或虑及体质，标本兼顾，紧扣病机，变化有序。

专病（证）使用专药（方）。张笑平等认为，专病（证）专方即举凡确诊为某一病证，即可使用某一相应的方剂治疗。专病（证）专药即对于某一确诊了的病证，不论怎样分型施治，所用之方几乎不离某几味药物。此有为专病设专药和为专证设专药之二者。专病（证）专药（方）的根据是：仲景认识到不同疾病的不同病程阶段，既然出现同一症状，即有共同病理基础。同样，处于不同环境中的人体发同一疾病，必然存在几种相同的病因病理变化，据此，成就了专方专药。

2．创造多种剂型

张明淮指出，仲景吸取前人制剂之精华，集传统制剂之大成，并立意求新，创制了汤剂、散剂、丸剂、栓剂、坐药、酒剂、粉剂、洗剂、蒸熏剂、煎膏汤等多种剂型，为制剂学做出了杰出的贡献，开创了后世制剂学发展之先河。郭家襄指出，《金匮》全书178首方剂中，散剂方28首，占15.7％，认为散剂最大特点是简便效速。

3．讲究药物剂量

仲景对药物的剂量应用十分讲究。李铁君认为，东汉一两合今13.92 g，一升合今198.1 ml的结论较为可靠。仲景书中有的药味较少而剂量较重，如小半夏汤。多数处方中麻黄、附子、细辛、乌头、大黄等量大性猛，而有的药量则较小，如乌梅丸中的细辛、花椒。刘寿康发现，仲景对同一药物，在不同制剂中，用药量有较大悬殊，其原因在于：①药量轻重，取决于该药在方剂中的作用；②药量轻重，视病情轻重而定；③药量轻重，因患者体质而异；④使用不同的煎服法，调节药物剂量。

4．重视方后自注

《金匮》方后自注颇具学术价值，应予重视。陈恩论述了《金匮》方后自注的学术价值：①《金匮》方后自注的内容，包括制剂、服用方法，辅助措施与注意事项，药后反应与功效主治；②《金匮》方后自注学术思想，包括理法方药的完整性，辨证论治的延续性。③《金匮》方后自注的历史贡献，包括为药剂、护理等学科奠定基础，对后世流派学术思想的影响。④《金匮》方后自注的现代科学意义，现代药剂学实验证实了仲景制剂技术的科学性。

5．讲究煎服方法

仲景对煎药、服药和服药效果均十分讲究。彭正炎指出"去滓重煎"法之方大致可分为柴胡汤类、泻心汤类、百合汤类、治疟方类。这些方都属和剂范畴，故"去滓重煎"法是为和法而制定的煎药法。陈永治研究了仲景的变量服药法，分为：①递增服药法，包括小量递加法、缩短给药时间加量法；②递减服药法；③浮动服药法。在减少和避免毒副作用，提高药物疗效方面，变量服药法有其所长，因而在仲景药法中有不可忽视的地位。张谷才论述了仲景方后服药效果：①其知者醉状，得吐者为中病，如乌头桂枝汤；②小便当利，尿如皂角汁状，色正赤，如茵陈蒿汤；③得快下后，糜粥自养，如十枣汤；④新血下如猪肝，如下瘀血汤；⑤大便如漆状，如百合地黄汤；⑥有脓当下，如无脓当下血，如大黄牡丹皮汤。

6．注重临床应用

金匮方的临床应用研究最多，报道也最多。现举二则报道以资说明。卢良威介绍、总结了何任教授运用葛根汤治疗太阳痉证，甘草泻心汤治疗狐惑，葶苈大枣泻肺汤治疗属痰饮咳嗽之列的慢性气管炎症，乌头赤石脂丸治脘痛彻背绵绵不已者等的经验。陈可冀等整理了岳美中教授运用经方起大症的临床案例和经验。计有：①经方治疗急性热证，如白虎汤、白虎加桂枝汤等；②经方治疗肾脏病证，如防己黄芪汤、肾气丸等；③经方治疗肝脏病证，如茵陈蒿汤、大黄䗪虫丸等；④经方治疗心脏病证，如枳实薤白桂枝汤、苓桂术甘汤等；⑤经方治疗其他病证，如桂枝芍药知母汤、黄芪桂枝五物汤等。

二、药物的研究

1．研究药物的功效

研究、发掘药物的功效很有意义。杨如哲研究了大黄的补益功效。历代医家认为，大黄药力峻猛，泄热作用强烈，必须肠胃有实热者，方可用之。作者据临床观察、动物实验，对大黄的补益功效予以肯定。即使到疾病晚期出现虚实夹杂情况时，也可用大黄来祛邪补虚，因大黄有攻补的双相作用，其关键在用的剂量大小，小量大黄以补为主，大量大黄则以攻为主。沈映君等作了麻黄桂枝协同发汗作用的实验研究，作者根据中药学麻黄配桂枝能增强麻黄的发汗作用的理论，作了现代药理研究。结果表明麻黄单用与麻桂相配伍有显著性差别。

2．研究药物的相配

药物相配可出现或不出现相反的情况。董广海认为附子并不反半夏。造成附子反半夏的谬误，是因历史条件的局限，对附子缺乏全面的认识；历代医家在临证中偶尔造成医疗事故，因噎废食，列为禁条；"十八反"中说乌头反半夏，认为附子与乌头同株，牵强附会，遂以为附子反半夏。刘含堂等研究了张仲景方剂中生姜、大枣的药理作用。生姜、大枣合用以组方者，有和营卫，调阴阳；扶正散风寒；温补中焦，降逆止呕；培土抗风湿；化阳升清等作用。据现代研究，生姜含有挥发油及姜辣素等多种成分，能促进消化液的分泌及肠道气体的排出，能兴奋呼吸中枢及血管运动中枢，使血压升高并促进发汗，有抗菌及抗原虫作用；大枣果实含有蛋白质，糖类，有机酸，粘液质，维生素 A、B_2、C 及微量钙、磷、铁等成分，具有保护肝脏、增强肌力和体重的功效。

3．食物当药物的研究

药食同源，仲景常用食物当作药物。吴良德等研究了仲景用粥的意义，一助汗源，如桂枝汤服后食热稀粥；二助胃气益胃阴，如附子粳米取粥米之汤汁；三利小便，如诃梨勒散，"粥饮和"。黄红英探讨了《金匮》对蜜的运用，用蜜的作用主要有和药安中；缓和药毒；缓急止痛；润燥通便等。王思厚等研究了仲景用酒的方法：①酒水合煎法：用一定量的酒和水混合后煎煮药物；②酒送服法：用酒送服丸剂或散剂；③酒浸药法：将药物用酒浸泡，然后绞汁取用；④酒煎药法：即用酒煎煮药物；⑤酒洗药法：用酒来洗方中某一药物。程聚全研究了仲景对谷畜果菜的应用，仲景将谷畜果菜应用于治疗疾病及药后调护等方面；如谷类有粳米、白饮、浆水、米粉等，麦类有大麦、小麦，豆类有赤小豆、豆豉、大豆黄卷等；畜类有鸡子黄、鸡子清、羊肉、猪胆汁、猪肤、猪膏等；果类有大枣等；菜类有葱、薤白等。

4．给药途径的研究

张如宾、贾美华研究了仲景的给药途径，主要有：①口服给药，占大部分；②苗窍给药，均载于《金匮·杂疗方》，包括舌下给药、鼻窍给药、耳窍给药；③阴道给药，如矾石丸等；④皮肤给药，如百合洗方等；⑤口腔给药，如小儿疳虫蚀齿方等；⑥药摩法，如头风摩散；⑦含咽法，如苦酒汤；⑧点烙法，如小儿烙齿方；⑨坐浴法，如苦参汤；⑩坐药法，如蛇床子散；⑪烟熏法，如雄黄烟熏；⑫浸脚法，如矾石汤；⑬外掺法，如黄连粉；⑭搐鼻法，如皂荚末；⑮灌耳法，如薤汁灌耳；⑯灰埋法，如灶中灰埋，救治溺死方。

5．用药护理的研究

对于用药护理，仲景颇为讲究。江淑安归纳了《金匮要略》的用药护理内容，主要有服药次数、服药温度、服药时间、服药剂量、药后病情观察及调理等。张兴华总结了仲景书中所载的服药方法，主要有：①常规服药法（亦称普通服药法）；②连续服药法（亦称持续服药法）；③突击服药法（亦称冲击服药法）；④监护服药法；⑤特殊服药法，如含咽服药法、时间服药法、递增服药法、诊断服药法等。全国梁研究了《伤寒论》、《金匮要略》二书中的服药方法，计有：①服药次数因病证和药性而异，全部口服方剂平均日服 3 次；②服药时间，急证及时服，慢性病定时服，日服 2 次在两餐之间，日服 3 次一般在每餐后约半小时；③煎药一般用水，有些需加醋、或酒、或蜜共煎；④送服散、丸剂，可用水、米汤、粥、酒、浆水或蜜水；⑤有些药剂服后需食热粥，有些需温覆、慎风寒，有些禁生冷滑臭等物。

第八章

温病学的源流和历史沿革

第一节　温病学的渊源形成与发展

温病学源远流长：从胚胎，成长到成熟，走过了二千年漫长的艰难探索之路。

一、温病学的渊源（战国 – 唐代）

这个时期还没有温病学专著，仅在当时医学文献中散见一些有关温病的内容。成书于战国时代的《黄帝内经》，可说是温病学的渊源。该书最早提到了温病病名、病因和治疗原则等。如温病病名首见于《素问·六元正纪大论》："初之气，地气迁，气乃大温，草乃早荣，民乃厉，温病乃作。"最早发现了温病具有传染性和流行性："五疫之至，皆相染易，无问大小，病状相似"（《素问·刺法论》）。初步认识到温病的发病与季节有关："凡病伤寒而成温者，先夏至日者为病温，后夏至日者为病暑"（《素问·热论》）。这对后世四时温病的命名有一定的启发作用。《素问·阴阳应象大论》的温病病因："冬伤于寒，春必病温"，是后世伏气温病病因学说的最早理论依据。《素问·至真要大论》为温病确立了治疗原则："风淫于内，治以辛凉，佐以苦"，"热淫于内，治以咸寒，佐以甘苦"以及"热者寒之"，"燥者濡之"等。

汉代张仲景的《伤寒论》初步描述了温病的症状："太阳病，发热而渴，不恶寒者为温病"，即指出其与伤寒的区别在于温病初起热象偏重。《伤寒论》为温病学的萌发起了重要的作用，论中的清热方剂如白虎汤等、攻下方剂如大承气汤等。东晋葛洪《肘后备急方》，唐代孙思邈《备急千金要方》、王焘《外台秘要》等收录了一些治疗温病的方剂，如黑膏方治疗温毒发斑、太乙流金散烧烟熏蒸以预防温病、犀角地黄汤治疗温病蓄血和出血者等，这些至今也仍是治疗温病的常用方剂。

从上可看出，唐代以前对温病的认识还比较肤浅，论述比较零散，未能形成系统的理论，只是把温病纳入伤寒范围。

二、温病学的成长（宋 – 金元时代）

随着医疗实践经验的积累，人们对温病的认识逐渐加深，不断丰富温病的治法、方药和理论，开始突破伤寒的条框，为温病学体系的确立奠定了基础。如宋代朱肱首先主张：治疗外感热病不能一成不变地用《伤寒论》麻黄汤、桂枝汤等辛温发表方剂，而应该灵活变通，随证加入寒凉清热药。金元时代医学领域出现了热烈争鸣的学术氛围，有力地推动了温病学的发展，尤其是使温病治疗学有了新的突破，是温病学发展史上的一重大转折点。如金元四大医家之一的刘完素阐发火热论，认为"六气皆从火化"，对温热病的治疗提出新的观点和方药，为温病学的发展作出了不平凡的贡献。元末医家王安道更进一步从概念、发病机理和治疗原则上把温病与伤寒作了明确的区别，指出"温病不得混称伤寒"，主张治疗温病应以清里热为主。这样，使温病开始从伤寒体系中分离出来，为以后温病学自成体系创造了条件，正如清代温病学家吴鞠通对王安道学术成就中肯的评价："始能脱却伤寒，辨证温病"。

总之，这个时期对温病的理法方药有进一步认识，逐步摆脱伤寒学说的束缚，特别是在治法上有所突破，为温病学自成体系奠定基础。

三、温病学的成熟（明清时代）

这个时期对温病的认识不断深化，理论日益完善，辨证更加准确，治法灵活多样，逐步形成具有较完整辨证论治理论和方法的学术体系，使温病学成为一门独立的学科。

明末尤其是清代，是温病学家辈出和温病学逐渐成熟的时期。这是由于当时国内政治腐败，国外列强侵略，阶级矛盾、民族矛盾极其尖锐，生产力衰落，农村凋零，传染病流行，客观上的迫切需求，为医学界提供了加快研究温病学的动力和广阔的医学实践天地，从而造就了不少卓有成就的温病学家。

明代医家汪石山首先提出新感温病的观点。认为温病不独有"冬伤于寒，春必病温"的伏气温病，而且还有"不因冬月伤寒而生温者"的新感温病，充实了温病发病学内容。

明末医家吴又可，总结前人和自己的临床经验，写出了我国第一部温病学专著《温疫论》，认为自然界中的特殊物质——"疬气"是温疫病的病因，三百多年前这一观点与现代微生物学对病原微生物的认识竟然基本相符，实为难能可贵。吴氏认为温疫病是烈性传染病："无问老少强弱，触之者即病"；感染途径是从口鼻而入；治疗首先应为祛邪为主，创疏利透达法等，实为创见性的有较高临床价值的独特学术观点。

清代是温病学发展的鼎盛时期，涌现了叶天士、薛生白、吴鞠通、王孟英等一批著名温病学家，他们确立了以卫气营血和三焦为核心的辨证论治理论，标志着温病学在因证脉治方面的完整体系已全面形成。

叶桂（字天士）是清代众多温病学家中的杰出代表。由他口授，其门人顾景文整理而成的主要著作《温热论》，是温病学中学术价值很高的重要文献。在其著作中，他系统阐明了温病的发生、发展规律，确立了温病卫气营血辨证论治理论，发展和充实了温病的诊断方法，制定了温病各阶段的治疗大法等。此外，他在《临证指南医案》、《三时伏气外感篇》中还总结了治疗温病的大量临床经验，有较高的参考价值。

与叶天士同时代的薛生白的主要著作《湿热病篇》，是一篇研究湿热病证较完整和系统的文献。该书对湿热性质温病的病因、病机和辨证论治方法作了专门论述，至今仍有临床现实意义。

此后，温病学家吴鞠通编写了系统论述温病辨证施治的著作《温病条辨》，创立三焦辨证理论，与叶天士的卫气营血辨证相辅相成，共同构成了温病学的核心内容；制定三焦分证治疗大法，组创治疗温病的系列方剂，从而确立了完整的温病辨证施治体系。

王孟英汇集了当时主要的温病著作，以《内经》、《伤寒论》、《金匮要略》中有关热病的论述为经，以叶天士、陈平伯、薛生白、余师愚等温病学家的温病条文为纬，编著了《温热经纬》，对温病学的理论和经验作初步的整理，并结合自己的经验加上按语，提出自己独到的见解，成为一本优秀的温病文献汇编，为促进温病学的发展作出了重要贡献。

清代有影响的其他温病学家及其著作如陈平伯的《外感温病篇》、余师愚的《疫疹一得》、柳宝诒的《温热逢源》、雷少逸的《时病论》、俞根初的《通俗伤寒论》、戴天章的《广温热论》等，从不同侧面充实了温病学内容。

四、温病学发展受阻（民国时期）

从辛亥革命到中华人民共和国成立前，我国处于半封建半殖民地社会，政府崇洋媚外，奉行民族虚无主义，认为中医不科学，限制甚至取缔中医，使温病学和中医其他学科一样，没有得到应有的发展，使卓有成效的防治急性热病的经验，散落于民间和一些中医临床专家中，得不到正常交流和提高。另一方面，当时大量传入我国的西医学，其先进的诊疗技术，尤其是抗生素等药物的使用，大大提高了急性传染病和感染性疾病的诊疗水平，中医特别是温病学面临着前所未有的挑战。在这种困难局面下，一些中医学家挺身而出，努力探索中医温病学发展新路，并作出了较大贡献。如河北张锡纯撰写《医学衷中参西录》，记录了不少治疗温病的方剂和病案，充实了温病学。浙江何廉臣治疗温病颇有经验，编写了《全国名医验案类编》，为后人留下了大量有用的温病临床资料；《重订广温热论》是温病学文献中一部好书，书中论述温病五种辨法（辨气、色、舌、神、脉），论述温病本症、兼症、夹症、复症、遗症疗法等，确实颇有参考价值。江苏丁甘仁治疗喉痧等热病有独特经验，著写《喉痧证治概要》和《孟河丁氏医案》等。吴锡璜编著《中西温热串解》、《八大传染病讲义》等，对继承和整理温病学作出了贡献。

五、温病学获得新生（新中国成立后）

1949年中华人民共和国成立。党和政府制定了系列卫生工作方针和中医政策，大力扶持中医，中医药包括温病学事业获得了新生。1954年到1956年，国家首次组织中医医疗队赴"乙脑"流行地区，以温病学理论指导，用白虎汤加味治疗，取得满意疗效，引起了轰动，生动的事实证明中医能够治疗急性热病。从此，温病学大展身手。几十年来，中医应用温病学理论和方法，治疗多种传染性和感染性疾病如流行性感冒、急性支气管炎、病毒性肺炎、白喉、流行性腮腺炎、流行性出血热、登革热、麻疹、小儿麻痹症、败血症、流行性脑脊髓膜炎、乙型脑炎、钩端螺旋体病、疟疾、病毒性肝炎、血吸虫病、细菌性痢疾、肠伤寒、急性胆囊炎、急性盆腔炎、急性泌尿系感染等，都取得了满意的疗效。大量临床实践证明，温病学的理论和经验，在防治急性热病方面有独特的良好作用，受到党和政府的肯定，人民的信赖和欢迎。

第二节 卫气营血和三焦辨证的研究现状

一、卫气营血辨证的研究

（一）传统理论研究

1.《内经》的卫气营血 《内经》在"本脏"、"卫气"、"邪客"、"调经"、"六节藏象"、"决气"、"经脉"、"刺热"等九篇文章中，都对卫气营血作了零散论述，但没有列一专门篇章中对卫气营血作系统论述。其所论述的卫气营血，概括起来主要是属于生理功能的范畴，卫是附于气的，营是附于血的，卫气有卫护和调节机体功能的作用，营血起营养和补充机体营养物质的作用。

2.《伤寒论》的卫气营血　《伤寒论》的第50、53、54条等原文中，分别有"营气不足"，"卫气不共营气谐和"、"卫气不和"等病理变化的论述。并继承了《内经》六经理论，将热病的病变过程概括为六经传变，创立六经辨证，为后世卫气营血辨证体系的确立打下了基础。随着临床医学的发展，外感热病辨证理论趋向统一，有人认为：六经辨证的是卫气营血辨证的基础，卫气营血辨证又是六经辨证的发展与补充；而且，六经辨证的理法方药还广泛用于各种内伤杂病，提出了综合外感内伤病的辨证方法，建立对外感病与内伤病都能适用的比较完整的辨证体系—卫气营血阴阳辨证。

3.《温热论》的卫气营血　研究者应该首先区分清楚的是：《温热论》与《内经》所论卫气营血各有不同含义。《温热论》用卫气营血以阐述温病过程中的病机演变，进而作为区分证候类型，确定治则的依据。故此作为温病的辨证纲领，辨别温病发生、发展，传变深浅不同的四个阶段。确立了卫气营血辨证体系。

（二）现代理论研究

在病理生理学、病理解剖学等方面：认为卫分阶段主要是机体的防御代偿功能失调；气分阶段出现机能或代谢障碍，临床症状明显，机体的代偿功能良好，病变是可逆的，病因消除后可以恢复正常。营分阶段则病情恶化，组织损伤加重，症状和体征恶化，甚至部分脏器损伤明显；血分阶段脏器及组织严重损伤，免疫防御功能下降，水、电解质和酸碱平衡紊乱，乃致脏器功能衰竭，弥漫性血管内凝血等发生。卫气营血划分了病变发展过程和传变深浅的四个阶段，卫分是人体的外围，包括皮肤、肌肉、上呼吸道和头部等，病变首先影响这些部位而出现卫分证，属于感染性疾病的初期；气分主要是胃、肠、胆、脾、肺等脏腑机能的病变，属感染性疾病的中期或极期；营分的病变开始波及心而影响血液循环、精神神经的功能，属于感染性疾病的极期与晚期；血分证亦多见于感染性疾病的极期，但比营分病变更深入一层，毒血症状严重，以出血、抽搐等为主要表现。

有学者从临床病理组织学观察研究中提出，温病卫气营血传变规律，与现代医学关于急性传染病的发展规律是共通的，卫气营血各期之临床见证，是可以用现代病理学加以验证的。如在对乙脑、流脑、钩端螺旋体病、败血症的死亡患者，进行尸体病理解剖中发现：卫分证主要表现为发热、恶寒、咳嗽等，主要病理学改变，属于急性传染病的前驱期或症状明显期之早期，以上呼吸道炎症与体表神经—血管反应为主，局部病理变化为充血、水肿；气分证的主要表现为发热、便秘、伤津等，属急性传染病的症状明显期，出现毒血症状及由高热所致体液、电解质代谢紊乱为主，实质脏器混浊肿胀及功能紊乱，可见于各种传染病的特异性病变，即以某一组织或脏器的某部分病变为显著，这些改变往往是可逆的；营分证有神昏、斑疹、出血等，为极盛期，除各种传染病的特殊病变进一步加重外，还以显著的中枢神经系统变性、坏死，凝血功能紊乱及血管壁的中毒性损害进一步发展为特征；血分证突出表现为痉厥、伤阴，属衰竭期，多种重要组织和器官如肝、肾、肺、心、中枢神经等损害更严重，机体反应性与抵抗性降低，出现弥漫性血管内凝血，暴发型病例往往伴有急性肾上腺皮质机能不全及广泛出血。不少研究资料也都表明，邪在卫气分阶段，以组织器官的机能和代谢改变为主，病理变化以充血水肿的实质细胞变性为主；邪在营血分阶段，其病理变化以某些实质脏器或组织的变性坏死为主，同时伴有相应的机能紊乱与失调。

在血液流变学方面，经过测定，显示了卫气营血病变过程，其血液流变学指标大部分增高，而且其改变的程度符合卫气营血的演变过程。即卫气分阶段血液流变学指标的改变较少较轻，营血分阶段血液流变学指标的改变较多较重。

其他方面，如免疫学方面的研究显示，在卫气分阶段，患者的免疫功能还基本正常，说明这时"正气"尚盛，营血分阶段的免疫功能已低下，处于邪盛正衰状态。实验性动物模型的复制：四川医学院温病理论研究室成功地复制了实验性温病卫气营血证候的动物模型。动物模型的病因、症状、体征，均与人体大肠杆菌暴发性败血症温病相似。经不同时相的连续性病理变化观察，证明卫气营血证候的不同时相中，其病理变化的连续性和阶段性的理论，是有实验依据的。

（三）临床运用研究

临床运用范围已扩大：卫气营血辨证在临床上的运用，现在已不局限于急性传染病的范围，而扩大到许多内科发热性疾病的辨证治疗。既应用于多种传染病，也应用于许多感染性疾病，其他如免疫性疾病（风湿病、系统性红斑狼疮、变应性亚败血症等），都有应用卫气营血辨证治疗的报道。其他学科如妇科、儿科、外科、五官科，也有运用卫气营血辨证指导治疗发热性疾病，并取得良好疗效。说明在临床已广泛应用卫气营血辨证。

辨病与辨证的统一：在临床实践中，尝试以西医的检测手段寻找病因，以西医病种作为病名诊断，用卫气营血辨证等中医理论，对该病进行辨证施治，即辨病与辨证相结合，以病带证，以证带方。这样，取长补短，则诊断明确而客观，也有利于中西医的相互交融。这种思路和方法值得继续探索。

为进一步揭示卫气营血辨证的实质，更好地运用于临床，今后的研究重点应放在：①紧密结合临床：温病包括的病种较多，而不同的病种其卫气营血的病理变化各有其特殊性。因此，必须紧密结合临床，结合具体病种进行研究，才可能找到卫气营血证候带有普遍性的客观指标。②研究传变规律：温病卫气营血证候传变的规律如何，传变的条件怎样，研究卫气营血证候传变规律，对于揭示其本质有着积极的意义。③整体研究：卫气营血证候是体内多系统、多器官病理改变的反应，任何单指标均难以揭示其本质，因此必须注重多系统、多指标的观察，在此基础上进行综合分析和统计处理，从中揭示规律。

二、三焦辨证的研究

（一）三焦辨证的基本内容

吴鞠通在《温病条辨》中将三焦辨证作为温病的辨证纲领，后世医家对三焦辨证作了较深入和系统的研究。"焦"有热的含义，这种热来源于命门之火，通过气化的作用来体现的。张镜人认为三焦："意味着它的解剖位置与生理现象，'三'是概括上、中、下焦三部而言，'焦'即具有温热的意思。"概括起来，三焦主要有三种含义：一是指部位：如《难经》关于三焦解剖位置，认为膈之上为上焦，膈至脐之间为中焦，脐至二阴之间为下焦。二是指功能：如《内经》对三焦生理功能的论述："上焦如雾，中焦如沤，下焦如渎"。三是指辨证：吴鞠通等以上、中、下三焦作为温病辨证纲领。

关于三焦实质，近代提出了脂膜说、胸腹腔说、消化系说、神经系说、淋巴说、整体代谢说、胰腺说、受体说等各种假说，但尚未能拿出令人信服的证据来证明其中某种假说是完全成立的。

总之，三焦学说源于《内经》，以其说明人的某些生理功能和病理变化。经历代医家不断充实和发挥，直到清代温病学家把三焦发展为温病的辨证纲领，用来划分病期，确定病位，辨别证型，确定治则。

（二）三焦辨证的临床意义

三焦辨证在温病临床实践中有重要意义：

1.划分病期 温病早期阶段多为上焦病变，温病中期阶段多为中焦病变；温病后期阶段多为下焦病变。

2.区分病位 上焦病证主要是胸部包括肺卫与心包的病变；中焦病证主要是上腹部包括脾、胃、肠的病变；下焦病证主要是下腹部包括肝、肾、膀胱等的病变。

3.辨别证型 温热、湿热两类温病在病因、病机、证候、治疗等方面均各有异，归类后易于掌握：上焦病证，温热证候分邪在肺卫与邪入心包；湿热证候亦分邪在肺卫与邪入心包。中焦病证，温热证候分阳明胃热与热结肠腑；湿热证候病变主要在脾胃。下焦病证，分心肾阴虚与肝肾阴伤。另附下焦湿热证候，病变部位主要在膀胱及大、小肠。

4.确定治则 上焦温病，邪在肺卫，治宜轻清宣透；邪入心包，治宜清心开窍。中焦温病，温热证候，选用清热或通下；湿热证候，治宜清热与祛湿。下焦温病，以滋补肝肾阴液为主。

（三）卫气营血辨证与三焦辨证的关系

两者都是温病的辨证纲领。有学者认为：卫气营血辨证是温热病的辨证纲领，三焦辨证是湿热病的辨证纲领；卫气营血辨证从横的方面，说明温热病由浅入深的传变层次，三焦辨证从纵的方面概括湿热病由上至下的传变途径。也有学者认为，卫气营血证候是温邪伤阴程度浅深不同的层次分类，三焦证候是湿温湿气阻滞气机的部位区别。温邪伤阴并阻滞气机，则卫气营血病变涉及三焦；湿热之邪日久化热伤阴，则三焦病变涉及卫气营血。卫气营血证治疗重点为清热养阴以达邪外出，三焦证治疗重在宣畅气机以泄化邪热。所以，一般主张临床运用时，宜两者互参，相辅相成，互相补充，相得益彰。

第九章

温病卫气营血三焦辨证辑要

第一节　温病的病因与发病

温邪是引起温病的主要原因。温病与伤寒、内科杂病，最根本的区别就在于温病的致病因素主要是外感温邪。温邪可使人体卫气营血和三焦所属脏腑功能失调甚至实质损害而发病。但人体感邪以后发病与否，还取决于人体正气的强弱，并与自然、社会因素等有密切关系。

探讨每一病因的致病特点和发病后的演变规律，对正确辨治温病有重要作用。

一、病因

温病的病因同样有内因和外因，外因是外感六淫，内因是人体正气虚弱。用"审证求因"法有助于寻求病因，意即通过审察证候，可推断出其病因。温病的发生大多有着明显的季节性。古代医家在长期的临床实践中，根据四时不同的气候变化，联系季节性外感病的临床特点，对病因从理论上概括为"六淫"，即外邪中具有温热性质的一类病邪，包括风热、暑热、湿热、燥热、温热病邪，以及疠气、温毒都属于温邪的范围。这些病邪均具有从外感受，性质属热，致病迅速，病位不同等特性。六淫病因学说阐明了温病的发生原因，指导着临床治疗。它已经成为中医指导临床辨证施治的理论基础之一。它贯串了人与自然相适应的观念和"辨证求因，审因论治"理论的精神。因此掌握"六淫"病因理论，明确每一病因的特异性及其致病规律，临床上就可以通过分析不同病候的特点，正确推断其致病原因。进而针对病因采取相应的治疗方法。

现代观点认为，温病的发生主要是病原微生物的感染所致，包括多种急性传染病和感染性疾病。

根据四时温病发病后的临床特点，其致病之邪主要有：

（一）风热病邪

产生于春季具有风热性质的温邪称为风热病邪。感受风热病邪而引起的温病称为风温。风为春令主气，此时阳气升发，气候温暖多风，故易形成风热病邪。但如冬令气候反常，应寒反暖，亦可形成风热病邪而发为风温，因其于冬季致病，故亦称为冬温。风热病邪具有如下特点：

1. 多从口鼻而入，先犯上焦肺卫　肺居人身高位，风性升散疏泄，所以风热病邪致病初起多犯上焦肺卫，见发热，微恶风寒，少汗，咳嗽，头痛，口微渴，苔薄白，舌边尖红，脉浮数等风热表证。

2. 易于化燥伤阴 风热相搏极易劫灼津液，所以风温病过程中极易出现耗伤津液的变化。由于风温病位以上焦肺系为主，故以肺胃阴伤为甚，症见干咳、口渴、舌红少苔等。

3. 变化迅速 风邪还有善行数变的性质，所以风热病邪致病大多来势较急，传变较速，病程中易出现"逆传心包"的险恶变化。但是病程经过顺利者，其病邪消退亦快，一般病程不长。

（二）暑热病邪

发生于夏季具有暑热性质的病邪称为暑热病邪，其所致的温病称为暑温。暑为夏令主气、性属火热。所以其致病有着明显的季节性。暑热病邪有下述特点：

1. 先入阳明 暑性炎热酷烈，传变极速，其伤人往往不拘表里渐次。所以暑温初起一般无卫分过程而直犯阳明，临床以壮热大汗、头晕面赤、心烦口渴、脉象洪大等暑热盛于阳明的证候为主，即如叶天士所谓"夏暑发自阳明"。

2. 易闭窍动风 暑属火，心主火，同气相求，故暑热易直犯心包，或暑热动风，出现痉厥等症。

3. 易伤津气 暑性酷热，易伤津耗气，故暑温病程中每易出现神疲、汗出、口渴、齿燥、脉虚等暑伤津气、甚或津气欲脱的严重变化。

4. 多兼挟湿邪 暑邪虽属火热之邪，但其致病每易兼夹湿邪，暑热夹湿邪称为暑湿病邪。这是因为炎夏之季，天暑下迫，地湿上蒸，暑热既盛而湿气亦重，所以暑热为病，往往挟有湿邪而成暑湿之证。又因夏暑季节，人们喜食生冷，贪凉露宿、以致暑邪常夹湿兼寒而成暑湿兼寒之证。

（三）湿热病邪

具有湿热性质的温邪称为湿热病邪，由湿热病邪引起的温病称为湿温。湿热病邪四季均可产生，但以长夏季节为甚。因长夏之季暑气犹盛，湿易蒸腾，且雨水较多，湿偏重，故易致湿热为病。其他温病兼夹湿邪者则属兼证，如风温夹湿、暑温兼湿等。湿热病邪具有如下特点：

1. 病势缠绵，传变较慢 湿性黏腻淹滞，侵入人体后多滞着难化，传变较慢，所以湿温病大多病程较长，缠绵难愈，且瘥后易于复发。

2. 困阻清阳，郁阻气机 湿性重浊阴凝，极易困阻清阳，郁阻气机。所以湿温初起热象一般不显著，而以恶寒、身热不扬、身重、头重如裹、神情呆顿等症为主。同时由于湿浊内蕴、气机被阻，而伴有胸闷、脘痞、腹胀等湿阻气机的见证。若湿邪较盛或素体阳气不足，可出现湿胜阳微的表现，如形寒肢冷、舌淡苔白等症。

3. 以中焦脾胃为病变中心 胃为水谷之海，脾为湿土之脏。湿土之气同类相召，故湿热之邪始虽外受，但好犯中焦脾胃，所以湿温病的病变多以脾胃为主，出现湿困脾胃，运化失职的表现如脘痞、腹胀、恶心、便溏等症。

（四）燥热病邪

发生于秋季具有燥热性质的温邪称为燥热病邪。由燥热病邪引起的温病称为秋燥。燥为秋令主气，性干燥。其性质亦有属寒属热的不同，一般晚秋气候偏凉，多为凉燥；初秋多为温燥。凉燥不属温病范畴。燥热病邪特点如下：

1. 病变以肺为主 燥金之气内应于肺，侵袭人体多从口鼻上受犯于肺经。所以秋燥初起见发热、微恶风寒、咽干舌燥等肺卫见症。

2. 易燥伤津液 燥胜则干，消耗肺胃津液，所以温燥初起必有明显的津液干燥见症，如唇干鼻燥，咽喉干燥，口干而渴，干咳无痰或少痰，舌苔少津等。

3. 易从火化 燥热过亢时易化火，上干清窍，表现为口干咽痛、耳鸣目赤等。

（五）温热病邪

产生于春季具有温热性质的温邪称为温热病邪。由温热病邪引起的温病称为春温。古人认为春温是由寒邪内郁化热而发。温热病邪的致病特点是：

1. 邪气内伏，病自里发 如由内蕴之里热激发，则起病急骤，初起即里热炽盛，见高热，烦渴，尿赤，舌红苔黄等气分证；若病邪亢盛，患者素体阴虚火旺，则起病更急骤，即见身热夜甚，心烦不寐，斑疹，神昏，舌绛等营分证。如由新感引发则可兼表证。

2. 里热炽盛，易动血煽风 郁热内炽，易损伤血络，迫血妄行，出现斑疹等；热盛易煽动肝风和壅闭心窍，出现痉厥、神昏等。

3. 易耗伤津液，虚风内动 热邪亢盛，燔灼津液，尤在后期，阴精耗伤，水不涵木，出现身热，颧赤，口燥咽干，脉虚，神倦，或手足蠕动，舌干绛而萎等症。

温热病邪是近几年温病学者提出的一种新的病因概念。要注意温热病邪与温邪的概念不同，温热病邪是温邪中的一种，温邪是广义的，是所有温病病邪的总称。

二、发病

发病是指疾病发生的机理和发展的规律。温病发病学的内容包括温病的发病因素、感邪途径及发病类型等。

（一）发病因素

温病是否发生和流行，除了取决于是否存在着温邪之外，还取决于人的体质、环境因素、社会因素。

1. 体质因素 温邪侵入人体后是否发病，取决于人体正气的强弱及邪正力量的对比，若人身正气强盛，则能抵御温邪的侵袭而避免发病，若人体正气不足，防御力低下，或病邪亢盛，超过人的防御能力，则易发生温病甚至流行。

2. 环境因素 包括地域和气候等自然因素，以及环境保护等因素。如气候异常，非其时而有其气，乍寒乍暖，超过人体适应能力，则易感邪而发病。温病的发生与流行常表现出一定的地域性。我国领地广阔，拥有从寒带到热带的经纬度，地理和气候差别悬殊，对温邪的形成和致病的影响不同。而地域不同的人，其体质类型、生活习惯、卫生条件等均有差异，对温邪的易感性不同，从而影响了温病病种发生和流行程度的差异。这是温病产生及流行具有地域性的原因。在某一地域较易发生某些温病，如东南沿海地区气候炎热潮湿，较易发生湿热类温病。此外，不重视环保，空气污染，电磁辐射或其他有害物质等，均可使人体防邪抗病能力降低，容易感染温邪而发病。

3. 社会因素 包括经济条件，卫生条件，防疫制度，营养状态，体育运动，生活习惯等。在旧中国，人民生活贫困，严重营养不良，人体体质差，抗病力弱，且经济文化落后，卫生及防疫设施缺少，使人群易染性增加，温病频繁发生和流行。解放后，我国确立"预防为主"的方针，对传染病采取了一系列防治措施，计划免疫等预防制度，使多种急性传染性温病的发生与流行明显减少，有些已基本消灭了。

（二）感邪途径

温邪感染于人的途径主要有：

1. 从呼吸道而入 即空气传播，人经呼吸道吸入受污染的空气就可能感邪发病。通过空气传播的温病有风温、烂喉痧等。由于鼻气通于肺，所以从呼吸道入侵的温邪，初起病变多在上焦手太阴肺。

2. 从消化道而入 口腔、食道、胃等是人体摄取营养之脏器，与外界相通，若进食受污染之不洁食物，温邪从口腔而入，侵犯脾胃、大肠等而发病。这一类型多为湿热性质的温病，如湿温、霍乱等。

3. 从皮毛而入 即接触性传染。健康者与具有传染性的某些温病患者接触，温邪即可从皮毛侵入而传染。虫媒传染如"乙脑"、斑疹伤寒、恙虫病、疟疾等以及动物源性传染如流行性出血热、钩端螺旋体病等，均相当于从皮毛而入的温病。

（三）发病类型

发病类型是指发病后在证候上的不同类型。根据温病发病后的证候，将温病分为病发于表的新感温病及病发于里的伏邪温病两大类别。

1. 新感温病 简称"新感"，指感受当令温邪即时而发的温病。相对于伏邪温病来说，新感温病病情较轻，病程较短。其特点为初起以发热，恶寒，头痛，咳嗽，苔薄白，脉浮数等肺卫表证为主。一般的传变规律是自表入里，由浅入深。属新感温病的有风温、暑温、秋燥、大头瘟、烂喉痧等。初起治疗以解表透邪为大法，若治疗得当，邪自外解，预后较好。

2. 伏邪温病 也称伏气温病，简称"伏邪"，指感邪后邪气伏藏，逾时而发的温病。阴虚体质者易患伏邪温病。相对于新感温病，伏邪温病病情较重，病程较长。其特点为初起即见里热证，如灼热烦躁，口渴尿赤，舌红苔黄等。一般的传变规律为：伏邪由里透表为病情向好的征兆，若伏邪内陷深入，则为病情加重的表现。伏邪温病有春温、伏暑等。初起治疗以清泄里热为主。

以上两种发病类型，主要根据初起病发于表或发于里以及病情轻重来划分。但要注意特殊情况，如暑温虽属"新感"，但初起即多见里热证，且病情也较重；而"伏邪"若由外感激发，初起也可兼有表证。

第二节 温病的辨证

辨证就是辨别和分析疾病的证候。温病的主要辨证理论是卫气营血辨证和三焦辨证。温邪侵犯人体后所产生的病理变化，主要是卫气营血及三焦所属脏腑功能失调及实质损害，卫气营血辨证及三焦辨证是温病学的核心内容。因此，牢固掌握，灵活运用卫气营血辨证及三焦辨证方法，对分析研究温病病因，判断病情轻重、病位深浅、病变性质、证候类型、邪正消长，以及病变发生、发展、传变规律等有重要作用。

一、卫气营血辨证

卫气营血辨证理论是温病辨证论治纲领，为清代温病学家叶天士所确立。他根据《内经》、《伤寒论》理论和前人有关卫气营血论述，结合自己的丰富临床经验，高度概括温病病机变化和病程进展等一般规律，总结并确立了卫气营血辨证理论。

卫气营血的概念首见于《内经》。它有两层含义：一是指构成人体的营养物质，二是指人体活动的生理功能。卫敷布于肌表，气输布于全身，营运行于血脉，血为气和营注于脉中所化生。由此可知，卫、气分布的层次较浅，营、血分布的层次较深，各有不同的功能：卫有捍卫肌表、抗御外邪入侵、控制腠理开合、调节体温等作用；气是生命活动的动力，是整体防御机能的体现，凡外邪入侵，气必聚积病所，与病邪作斗争；营为精微物质，有营养全身的作用。血与营的作用相似，起着营养和滋润作用。叶天士借卫气营血的生理功能来概括病位浅深、病情轻重和病程进展等，以此来指导温病的辨证治疗。

一般说来，卫、气分的病变偏于功能失调，营、血分的病变偏于实质损害。

（一）卫气营血的证候与病理

1．卫分证 卫分证是温邪初袭人体肌表，引起肺卫功能失调的一组证候。

（1）主要临床表现：发热，微恶风寒，微汗，头痛，咳嗽，口微渴，舌边尖红，舌苔薄白，脉浮数等。

发热与恶寒并见，是邪在卫分的证据。口渴与否是判断卫分证寒热属性的重要依据之一，口渴说明所感为温邪。所以，发热微恶风寒并见，口微渴是卫分证的辨证要点。

（2）病理特点：温邪袭表，肺卫失宣。肺合皮毛，主肌表。"温邪上受，首先犯肺"，肺卫首当其冲。卫受邪郁，肌肤失于温养则恶寒。温邪袭表，阳热上扰清空而头痛。热郁肺经，清肃失司则咳嗽。温邪伤津则口渴。正气抗邪，邪正相争而发热，虽然温邪抑郁卫阳而恶寒，但因温邪属性为阳热之邪，故恶寒较轻而短暂。所以，卫分证的病理特点是温邪袭表，肺卫失宣。

（3）转归：温邪犯卫，病变层次最浅，一般病情较轻，正气尚盛，积极和恰当的治疗，一般可以从表而解。若感邪过重，或失治或误治，损伤正气，温邪可从卫入气，或径传营（血）分，或逆传心包，变生危重证候。

2．气分证 指温邪在里，气机受郁所致的一组证候。凡温邪不在卫分，又未传入营

（血）分，皆属气分范围，受影响的脏腑有：肺、胃、脾、肠、胆、膜原、胸膈等。

（1）主要临床表现：气分阶段所涉及的脏腑较多，故气分证的病变较广泛，但以热盛阳明为最常见，症见壮热，不恶寒，但恶热，汗多，口渴喜冷饮，舌苔黄燥，脉洪大等。气分证一般以但发热，不恶寒，口渴，苔黄为辨证要点。其他病变部位的临床表现，分别在下面有关章节介绍。

（2）病理特点：正邪俱盛，抗争剧烈，热伤气津。气既是人之营养物质，也是人之防御功能。温邪自卫分传入或径犯气分而形成气分证，必定影响气机功能。阳明为经脉之海，多气多血，抗邪力强，故邪入阳明，正邪俱盛，抗争剧烈，必见全身壮热。温邪在里不在表，故仅发热而不恶寒。里热蒸迫，津液外泄则多汗，热灼津伤而口渴喜凉饮等。若湿热流连气分，则见发热、胸闷脘痞、苔腻等表现。

（3）转归：邪在气分，病位较卫分为深，病情较重，但正气也未虚，此时若及时正确的治疗，病可向愈。若邪气太重，或正气不足，或有失治、误治，温邪可内陷营血分，病情进入危重凶险阶段。

3．营分证　指热邪深入，灼伤营阴，扰乱心神的一组证候。多由气分之邪内传而成，偶有温邪直入营分者。

（1）主要临床表现：症见身热夜甚，口干不甚渴饮，心烦不寐，时有谵语，斑疹隐隐，舌质红绛、脉细数等。其中身热夜甚，心烦不寐，舌质红绛为辨证要点。

（2）病理特点：营分热盛，营阴受灼，心神被扰。营属阴，入夜人身阳气行于阴分，与入营分之邪相争，故身热夜甚。营阴受灼，故口干不甚渴饮。心营相通，邪热入营，心神被扰，故心烦不寐甚则时有谵语。营热及血，热窜血络故斑疹隐隐，舌质红绛。

（3）转归：营分证比气分证深、重，相对血分证较浅、轻。营分证初期，若治疗得当，"犹可透热转气"，若营热久留或阴伤较甚，或失治误治，则温邪深入血分，病情转危。

4．血分证　指温邪深入血分，动血耗血所致的一组证候。此阶段是温病的极盛期，病情危重，须积极抢救。

（1）主要临床表现：身热，躁扰不安，或神昏谵语，各种出血，斑疹密布，舌质深绛。其中各种出血，斑疹密布，舌质深绛为辨证要点。

（2）病理特点：血分热盛，动血耗血，热瘀交结。血分证是营分证的进一步发展，或温邪不经营分而直入血分。热邪入血，对脏腑经络造成严重的器质性损害。心主血，藏神，热入血分，扰乱心神故躁扰不安，甚至神昏谵语。热盛伤络，迫血妄行，故见吐血、衄血、便血、斑疹密布等。

（3）转归：血分证病情已极危重，稍为延误治疗，病情可进一步恶化而死亡，积极和正确的抢救，病情仍有向愈的可能。

（二）卫气营血证候的相互传变

传变是指疾病的发展和变化。卫气营血代表了温病病变过程中各个不同证候类型，也反映了病变过程中轻重浅深四个不同层次的病理变化。但是卫气营血证候之间又是密切联系，不可截然分开的，它们代表着疾病传变过程中的四个不同阶段，可作为温病发展过程的一般传变顺序。它们之间传变的一般规律是：

1. 由表及里，由浅入深　循卫、气、营、血依次传变，即病情逐渐加重，这种传变也称"顺传"。

2. 由里达表，由深转浅　如若正气未衰而治疗得当，病邪亦可逐渐外解。如营血分证转出气分而解，病情由重变轻。

3. 不循表里浅深渐次　若病邪猖獗而正不胜邪，则亦可不按表里浅深次第传变。如温邪由肺卫直传心包，这种邪由肺卫不经气分，径传心包者，又"逆传"。或起病即犯气营，病情迅速加重等。临床上，温病的证候是错综多变的，往往是前一个层次病证未已，下一层次病证又起；或两个以上层次病证同时并见，如卫气同病，气营两燔等。但总不离卫气营血证候及其之间的相互传变。只有掌握卫气营血辨证，才能分析证候、病位、病理、轻重、预后，才能达到正确治疗的目的。

二、三焦辨证

三焦辨证理论源于《内经》、《难经》，发展于温病学派，为清代医家吴鞠通所倡导。《内经》、《难经》首用三焦概念将胸腹腔分为上、中、下三部，同时论及了三焦功能，至金元时代，随着温病学的发展，对三焦病机的研究更加广泛深入，例如金元四大家之一的刘完素，不仅从多方面论述了外感、内伤疾病的三焦病机变化，还以三焦病变作为外感热病的分期，即上焦为初期，中焦为中期，下焦为后期。如在《素问病机气宜保命集》中称斑疹"首尾不可下者，首曰上焦，尾曰下焦"，首曰上焦者，指疾病的初期，尾曰下焦者，指疾病的后期。时至清代，喻嘉言强调温疫的三焦病机定位，他在《尚论篇》中说："然从鼻从口所入之邪，必先注中焦，以次分布上下。"且指出"此三焦定位之邪也"。对温病学作出杰出贡献的叶天士，在创立卫气营血理论阐明温病病机的同时，并论及了三焦所属脏腑的病理变化及其治疗方法。继叶氏之后，著名温病学家吴鞠通系统论述了三焦所属脏腑的病机及其相互传变的规律，同时依据病机确立了三焦辨证纲领和总结出了相应的治疗方药。至此，三焦辨证理论臻于完善。

三焦辨证虽然在于阐明三焦所属脏腑的病机变化、病变部位、证候类型及性质等，但与脏腑辨证是有区别的，这就是三焦辨证能反映温病的发生、发展及传变规律，也就是说，能基本反映温病初期、中期、末期（后期或晚期）的病机变化规律。

（一）三焦的证候与病理

三焦的病变范围，上焦主要包括手太阴肺与手厥阴心包；中焦主要包括阳明胃、肠及足太阴脾；下焦主要包括足少阴肾及足厥阴肝。

1. 上焦温病　一般属于发病初期，感邪轻者，因正气抗邪，邪气受挫则不传变，邪从表解。感邪重者，温邪由表入里，使肺气受伤，严重者可导致化源欲绝而危及患者生命。若患者心阴心气素虚，肺卫温邪可内陷心包，甚至内闭外脱而死亡。常见的证候类型有：

（1）温邪犯肺：温邪上受，首先犯肺。肺合皮毛而统卫，故温邪犯肺，外则卫受邪郁，内则肺气失宣。症见发热，微恶风寒，咳嗽，头痛，口微渴，舌边尖红赤，舌苔薄白欠润，脉浮数等。

温邪入侵，正气抗邪，故发热；肺受邪乘，清肃失司，故咳嗽；肺气不宣，卫气不布，肌肤失于温煦，故微恶风寒；热则伤津，故口渴。其中以发热，微恶风寒，咳嗽为辨证要点。若温邪由表入里，邪热壅肺，肺气闭阻，则症见身热，汗出，咳喘气促，口渴，苔黄，脉数等。邪热壅盛，耗伤津液，则身热、汗出、口渴。肺气闭郁，故咳喘气促。苔黄脉数是里热偏盛征象，其中以身热，咳喘，苔黄为邪热壅肺的辨证要点。

（2）湿热阻肺：湿热病邪（或暑湿病邪）犯肺，使卫受邪郁，肺失肃降，症见恶寒发热，身热不扬，胸闷，咳嗽，咽痛，苔白腻，脉濡缓等。湿郁卫表则恶寒，热为湿遏而身热不扬；湿热郁肺，肃降失司，则见胸闷、咳嗽、咽痛等。湿热病邪犯肺，为病程的初期，多为湿邪偏盛，故见舌苔白腻，脉濡缓等。其中以恶寒，身热不扬，胸闷，咳嗽，苔白腻为辨证要点。

本证严重者，可导致化源欲绝。化源欲绝是肺不主气，生气之源衰竭的病理变化，症见喘促鼻煽，汗出如涌，脉搏散乱，甚则咳唾粉红色血水，面色反黑，烦躁欲绝等。本证病情变化迅速，严重危及生命，病死率高。

（3）邪陷心包：指邪热内陷心包，使心主神明及运行营血的功能失调的病理变化。症见神昏，肢厥，舌蹇，舌绛等，其中以神昏、肢厥、舌绛为辨证要点。邪陷途径，有肺病逆传心包者，有从表及里，渐传心营者，有邪热直中，径入心包者。热陷心包，扰乱神明，则见神志异常，如神昏谵语，甚或昏愦不语；邪闭心窍，郁阻气血，不能运行并温养四肢，故四肢厥冷；心主血属营，邪乘心包，营血受病，故舌质红绛。热陷心包常夹痰兼瘀，症见神昏痰鸣，舌绛苔垢等；其夹瘀者，多系血为邪瘀，气为血阻，瘀热互结所致，表现为神志如狂，唇黑甲青，舌质紫晦等。

（4）湿蒙心包：指气分湿热酿蒸痰浊，蒙蔽心包的病理变化。症见神志昏蒙，时清时昧，舌苔垢腻，舌质不绛等。痰湿蔽窍，困扰心神，故神志昏蒙，邪留气分，未入营血，故舌质不绛，四肢不厥冷。湿热上泛，故舌苔垢腻。湿蒙心包以神志时清时昧，舌苔垢腻为辨证要点。

2. 中焦温病 一般为温病的中期或极期。邪在中焦，邪热虽盛，正气亦未大伤，尚可驱邪外出而解。但若腑实津伤，真阴耗竭殆尽，或湿热秽浊偏盛，困阻中焦，弥漫上下，阻塞机窍，均可危及生命。常见证型有：

（1）阳明热炽：指邪热入胃，里热蒸迫的病理变化。症见壮热、大汗出、心烦、面赤、口渴引饮、舌红、苔黄燥、脉洪大而数等，其中以壮热，汗多，渴饮，苔黄燥，脉洪大为辨证要点。因熏蒸之热未曾里结成实，故也称这种病理变化为"无形热盛"，足阳明胃为燥热之经，多气多血，喻为十二经之海，五脏六腑皆从其禀受。因其阳气旺盛，故抗邪力强。邪热入胃，正气奋起抗邪，邪正剧争，里热蒸迫，故见大热，大渴，大汗，脉洪大等症。

（2）阳明热结：又称热结肠腑，指邪热结聚与糟粕相博，耗伤阴津，肠道传导失司的病理变化。症见日晡潮热，神昏谵语，大便秘结，或热结旁流，腹部硬满疼痛，舌苔黄黑而燥，脉沉实有力等，其中以潮热，便秘，苔黄黑而燥，脉沉实有力为辨证要点。里热结聚，故发热日晡益甚；邪热扰乱心神，故神昏谵语；热结津伤，传导失职，故大便秘结不通，或热迫津液从燥结旁流而下利稀水；肠道燥热博结，气机受阻，故腹部硬满疼痛；腑实津伤，则舌苔老黄而干燥。脉沉实有力系肠腑热结的征象。热结肠腑日久不愈，可导致津气欲竭，则预后极差。

若邪结肠腑日久而损伤肠络，血溢肠间，而致肠腑蓄血，症见身热夜甚，神志如狂，大便色黑等。

（3）湿热中阻：指湿热病邪困阻中焦脾胃的病变，有湿与热偏轻偏重之别。湿重热轻者，症见身热不扬，胸脘痞满，泛恶欲呕，舌苔白腻，或白厚，或白苔满布，或白多黄少等。湿渐化热，热重湿轻者，症见高热不退，烦躁不安，脘腹痛满，恶心欲呕，舌苔黄腻或黄浊。以身热不扬，脘痞，呕恶，苔腻为辨证要点。

（4）湿热积滞搏结肠腑：指肠腑湿热积滞相搏，传导失司的病变，症见身热，烦躁，胸脘痞满，腹痛不食，大便溏垢如败酱，便下不爽，舌赤，苔黄腻或黄浊，脉滑数等。以身热，腹痛，大便溏垢，苔黄浊腻为辨证要点。

3. 下焦温病　此多为温病的后期，一般为邪少虚多。若正气渐复，正能敌邪，尚可驱邪外出而向愈。但若阴精耗尽，阳气失于依附，则因阴竭阳脱而死亡。常见证型有：

（1）肾精耗损：指邪热深入下焦，耗伤肾精，机体失养的病变，症见神疲乏力，口燥咽干，耳聋，手足心热甚于手足背，舌绛枯萎，脉虚等。以手足心热甚于手足背，口干咽燥，舌绛枯萎，脉虚为辨证要点。

（2）虚风内动：指肾精耗竭，肝风内生的病变，症见神倦肢厥，耳聋，五心烦热，心中憺憺大动，手指蠕动，甚或瘛疭，舌干绛而萎，脉虚弱等。以手指蠕动，或瘛疭，舌干绛而萎，脉虚为辨证要点。

第三节　温病的常用诊法

温病也是以望、闻、问、切四诊作为常用的诊断方法。本节着重介绍辨舌验齿、辨斑疹白痦及辨发热、出汗、昏谵、痉厥等一套对温病的诊断有特殊意义的独特诊断方法。温病常用诊法，为确定温病病因、性质、部位、邪正消长、病名和病证诊断提供依据，是温病卫气营血辨证、三焦辨证的基础。正确的治疗有赖于正确的诊断，因此熟练而正确地运用温病的常用诊法有重要意义。

一、辨舌

辨舌，又称舌诊，是诊断温病最有价值的方法之一。在温病过程中，舌象的变化既迅速又明显，较客观地反映了脏腑虚实、气血盛衰、津液盈亏、邪正消长、病情轻重、病位浅深、预后好坏等。"杂病重脉，温病重舌"，即说明舌诊对温病诊断的重要性。舌诊的内容主要是辨舌苔和辨舌质。

（一）舌苔

舌苔由胃气熏蒸而成。由于温病发热、伤津和脾胃功能失常等原因，舌苔可能出现很多变化。临床上主要观察其色泽、厚薄、润燥等情况。舌苔的变化主要反映卫分和气分的病变，尤其能反映出病邪的性质和津液的盈亏。

1. 白苔　有厚薄润燥之别，总的来说，薄者主表，属卫分，一般见于温病初起，病尚轻浅；厚者主里，属气分，病渐加重，多见于湿热为患，如湿温之湿重热轻证。润者津伤不甚，燥则提示津液已伤。温病白苔主要有以下几种：

（1）苔薄白欠润，舌边尖略红：为温病初起邪在卫分之象，多见于风温初起。风寒表证也见薄白苔，但舌面润泽、舌色正常或偏淡。

（2）苔薄白而干，舌边尖红：较薄白欠润苔更干燥，舌边尖更红。为温病邪未解，肺津已伤之象。此舌象可从薄白欠润苔发展而来，有三种可能：①风热较盛且津液已伤，但病仍在卫分；②或素体液亏又外感风热者；③或外感燥热，邪在肺卫者。

（3）苔白厚而粘腻：其苔白厚布满全舌，垢腻润泽，其上多有粘涎附着，多伴口吐涎沫，为湿热相博、浊邪上泛的征象，多见于湿温病湿阻气分而湿浊偏盛的阶段。

（4）苔白厚干燥：脾湿未化，胃津已伤之象。也可见于胃燥肺气受伤之证，即胃津不足以上承，肺气也伤，气不化液，故舌苔白厚而干。

（5）苔白腻而舌质红绛：为湿遏热伏之象。一般属气分病变，即湿热性质的温病邪在气分，湿邪阻遏而致热邪内伏。也可见于热毒入营分兼湿邪未化者，临床上可视其他表现加以区别。

（6）白苔滑腻厚如积粉而舌质紫绛：苔如白粉堆积，满布全舌，滑润粘腻，刮之不尽，舌质则呈紫绛色。为湿热秽浊郁闭之象，病多凶险，多见于温疫邪伏膜原者。

（7）白苔如碱状：苔垢白厚粗浊而板滞，为温病兼有胃中宿滞夹秽浊郁伏之象，多见于湿热性质温病。

（8）白砂苔：又名水晶苔，苔白燥干硬如砂皮，扪之糙涩。为邪热迅速化燥入胃，苔未及转黄而津液已亏之象。

（9）白霉苔：满舌生霉状白衣，或生糜点，或如豆腐渣样，或如饭粒样，刮之易去。为秽浊之气内郁，胃气衰败之象，预后不良。湿温、伏暑等湿热性质温病，或温病久治不愈，胃气已亡者均可见此舌象。

概括起来，苔薄者主表，厚者主里；润者津未伤，燥者津已伤。白苔多为初病，病情轻，预后良。但要注意特殊的白苔，如白砂苔、白霉苔、苔白如积粉又见舌质紫绛者，却均为危重证之象。

2. 黄苔 多由白苔转化而来，为邪入气分的重要标志。亦有厚薄润燥及有否兼白苔之别。温病黄苔主要有以下几种：

（1）薄黄苔：不燥者为邪热初入气分，津液未伤；干燥者为气分热甚，津液已伤。

（2）黄白相兼苔：其黄苔微带白色或有部分白苔未转黄色，为邪入气分，但表邪尚未尽解之象，其苔一般较薄而干燥。若苔较厚腻，则白色主湿盛，非表邪未除之征。

（3）苔黄干燥：其苔不甚厚而干燥，为气分邪热炽盛，津液受伤之象。

（4）苔老黄燥裂：其苔色深黄，焦燥起芒刺并有裂纹，为阳明腑实之象。

（5）黄腻苔或黄浊苔：主湿热内蕴，湿温等病湿热流连气分未解多见此舌象。

总之，黄苔主里、属实、属热，为邪在气分的主要舌苔象。薄者病变较轻浅，厚者则较深重，润者津未伤，燥者为津液已伤。但也要注意素体内热较重者，或湿热素盛者，平时也见黄苔或黄腻苔。

3. 灰苔 灰而燥者多从黄燥苔转化而来，主热盛阴伤；灰而润滑者多从白腻苔或黄腻苔转化而来，主痰湿或阳虚。温病灰苔主要有三种：

（1）灰燥苔：多伴有舌苔焦燥起刺，为阳明腑实而阴液耗伤之象。

（2）灰腻苔：为温病兼夹湿邪内阻之象，若伴有胸痞脘闷、渴喜热饮，或吐痰浊涎沫等，则为痰湿内盛的表现。

（3）灰滑苔：较少见于温病。为湿温病等后期阳虚有寒之象，多伴有舌淡、肢冷、脉细或吐泻等症。

总之，灰苔主病，有寒热虚实及痰湿之别，可结合其润燥及全身情况加以区分。

4. 黑苔　大多数由黄苔或灰苔发展而来，往往是病情危重之兆。

（1）黑苔焦燥起刺，质地干涩苍老：其苔黑而干，中心较厚，焦燥起刺，扪之糙涩无津。系阳明腑实，肾阴耗竭之象。多见于热结肠腑，应下失下，阴液耗竭之重证。

（2）黑苔薄而干燥或焦枯：其苔黑干燥无津，但较薄而无芒刺，舌体色绛而枯萎不鲜。为温病后期，邪热深入下焦，肾阴耗竭之象。如见苔黑干燥而舌质红，兼有心中烦不得卧，为真阴欲竭而壮火复炽，即"津枯火炽"征象。

（3）遍舌黑润：其舌遍体黑润而无明显苔垢，为温病兼夹痰湿之征象。每见于胸膈素有伏痰而复感温邪者，多伴有发热、胸闷、渴喜热饮等症。

（4）舌苔干黑，舌质淡白无华：当湿温病热入营血，灼伤阴络，大量下血，气随血脱危证时可见此种舌象。这是由于病变发展迅速，舌苔未及转化而苔色仍黑，舌质淡白无华为气随血脱所致。

（5）黑苔滑润而舌淡不红：其舌苔色黑而润滑多津，舌淡不红，为湿温病后期湿胜阳微，转化为寒湿证之象，为灰滑苔发展而来。

总之，黑苔多主重危病证，但所主病证有寒热虚实之别，除了热盛阴竭证外，痰浊及寒湿证也可见到黑苔。

（二）舌质

舌由血液荣养，在温病过程中，当邪热深入营血、耗血动血时，舌质必有变化。舌质的变化主要反映营血分的变化。所以通过对舌体色泽、形态等方面的观察，可以辨热入营血的病候，尤能反映出邪热的盛衰和脏腑、营血、津液的盈亏。

1. 红舌　舌色比正常人稍深，呈满舌红赤，多为邪热亢盛或渐入营分的标志。温病邪在卫分、气分时，舌质亦可变红，但多局限于舌的边尖，罩在苔垢之下，与热入营分后全舌发红无苔者有别。温病红舌主要有：

（1）舌尖红赤起刺：为心火上炎之象。多见于红绛舌之早期。

（2）舌红中有裂纹如人字形，或舌中生有红点：为心营热极之象。

（3）舌质光红柔嫩，望之似润，扪之干燥：为邪热初退而津液未复之象。

（4）舌淡红而干，其色不荣：舌色反淡于正常舌。多为心脾气血不足，气阴两虚之象。多见于温病后期邪热已退而气阴未复之证。

总之，温病过程中见红舌大多为邪热内盛之象，若无苔垢则属邪热深入营分之象，其色红赤鲜明；如色淡红不荣，则为气阴不足之表现。

2. 绛舌　绛为深红色。绛舌多由红舌发展而来，其所反映的病变比红舌更为深重，标志邪热已入心营。温病绛舌有：

(1) 纯绛鲜泽：多为热入心包之征象。

(2) 绛而干燥：为邪热入营，营阴耗伤之征象。

(3) 绛而舌面上有大红点：为心火炽盛，热毒攻心之象。

(4) 绛而有黄白苔：为邪热初传入营而气分之邪未尽之象。

(5) 绛舌上罩黏腻苔垢：为热在营血兼有痰湿或秽浊之气。此时每易痰浊蒙蔽心包，出现神志异常。

(6) 舌绛光亮如镜：又称镜面舌。舌上无苔，色绛而光亮如镜面，干燥无津，为胃阴衰亡的征象。

(7) 舌绛枯萎：为肾阴耗竭之象，病情危重，多见于温病后期。

总之，绛舌标志病情深重，有虚实之分：色鲜绛者多主实证；干燥、光亮，甚至干枯不荣者为阴液耗伤的表现。

3. 紫舌 舌色比绛舌更深暗。温病中出现的紫舌大多是从绛舌发展而来，所以反映的病候更为深重。但也有因其他原因而形成紫舌的。温病紫舌有：

(1) 舌焦紫起刺：因其舌体紫红而有点状颗粒突起于舌面，状如杨梅，故又称杨梅舌，为血分热毒极盛之征象。常为热盛动血或动风的先兆。

(2) 紫晦而干：其色如猪肝，故又名猪肝舌，为肝肾阴竭之象。属危重病候，预后多不良。

(3) 紫而瘀暗，扪之潮湿：为内有瘀血之象。常见于素有内瘀又感受温邪者。可伴有胸胁或腹部刺痛等症状。

注意：若舌色淡紫而青滑者，多属阴寒之证，伴有恶寒、肢冷、脉微等虚寒症状，与温病紫舌不同。

总之，紫舌在温病中出现，多属危重病证，但注意与素有瘀血和素体阴寒之紫舌相鉴别。

（三）舌态

舌态即舌体的形态，其变化可以反映出邪正虚实情况，在温病的辨证中具有一定的参考价值。与温病有关的主要舌态有：

1. 舌体强硬 为气液不足，络脉失养所致，每为动风惊厥之兆。

2. 舌体短缩 为内风扰动，痰浊内阻舌根之象。

3. 舌卷囊缩 指舌体卷曲，兼有阴囊陷缩，为病已深入厥阴的危重征象。

4. 舌体萎软 指舌体萎弱无力，不能伸缩或伸不过齿，为肝肾阴液将竭之危象。

5. 舌斜舌颤 肝风内动之兆。

6. 舌体胀大 若布满黄苔垢腻者，属湿热蕴毒上泛。舌体肿大，其色紫晦，无温病表现者，则系酒毒攻心所致。

以上介绍了温病舌诊主要内容。实际运用时要注意舌苔和舌质的动态变化，并参照全身情况，才能做出正确的诊断。

二、验齿

验齿是温病中独特的诊断方法。叶天士对温病验齿很有见地："再温热之病，看舌之后，亦须验齿。齿为肾之余，龈为胃之络，热邪不燥胃津，必耗肾液。"说明验齿对判断病情轻重，津液盈亏有一定的参考意义。

1．齿燥 见于津液消耗或津不上承，牙齿失却濡润之证。

(1) 光燥如石：齿面干燥，尚有光泽。为胃热津伤，肾阴未竭之象；或温病初起，卫表郁闭，津不上布之证。

(2) 燥如枯骨：齿面枯燥无光泽，为肾阴枯竭，预后不良之象。

(3) 齿燥色黑：为邪陷下焦，肝肾阴竭，虚风欲动之象。

2．齿衄 指牙缝流血，有虚实之分：

(1) 兼牙龈肿痛：齿衄鲜红，为胃火亢盛之象，属实证。

(2) 牙龈无肿痛：齿衄略淡量少，为肾火上炎，属虚证。

三、辨斑疹、白㾦

斑疹、白㾦是温病的常见体征，它们的色泽、形态、分布以及伴随情况，是感邪轻重、病位浅深、气血津液盛衰等的客观表现。故辨斑疹、白㾦是温病重要的独特诊法之一。

(一) 斑疹

斑疹是温病的重要体征，斑和疹的形态和病机等均不同，但因两者常同时出现，故统称为斑疹。

1．形态 斑为点大成片，不高出皮肤，抚之不碍手，压之不退色，消退后皮肤不脱屑；疹为点小呈琐碎小粒，形如粟米，高出皮肤，摸之碍手，压之退色，消退后皮肤有脱屑。

2．分布 斑多先发于胸腹，向四肢扩散；疹一般先发于上腭、口腔，顺序向耳后、头面、背、胸腹、四肢扩散。

3．成因 "斑为阳明热毒，疹为太阴风热"（陆子贤）。斑因胃热炽盛，内陷营血，迫血妄行，血从肌肉外溃而成；疹为邪热郁肺，内窜营分，从肌肤血络而出所致。可知斑与疹的形成，在病位有肺胃之异，在病变上有浅深之别。

4．诊察要点 叶天士说："斑疹皆是邪气外露之象"，斑疹的色泽、形态、分布状况与邪正的盛衰消长有密切的关系，所以通过对斑疹的诊察，可为治疗提供依据。

(1) 色泽：凡斑疹色泽红活荣润者为顺，提示血行顺畅，正气尚盛，邪热有外透之机；若斑疹色艳红如胭脂，为血热炽盛之象；色紫赤如鸡冠花，为热毒深重之象；色紫黑则为火毒极盛所致，病多凶险。但色黑而光亮者，虽属热毒亢盛，但气血尚充，治疗得法，尚可救治；色黑隐隐，四旁赤色，为火郁内伏，气血尚活，大用清凉透发之剂，也有转为红色而成可救者；但若黑色而晦暗，则为元气衰败而热毒锢结之象，预后甚差。所以总的来说，斑疹色泽愈深，其病情愈重，正如雷少逸所说："红轻、紫重、黑危。"此外，若见斑疹色淡红，则多为气血不足、无力透发之象，病情也多较危重。

(2) 形态：斑疹的形态可以反映病情轻重、预后，尤其是热毒能否外泄。如见斑疹松浮色鲜，洒于皮面，为邪毒外泄之象，预后大多良好，属顺证；若紧束有根，从皮里钻出，如履透针，如矢贯的，则为热毒深伏、锢结难出之象，属逆证，预后大多不良。

(3) 分布：斑疹的分布情况可反映热毒的轻重与正气的盛衰。如分布稀疏均匀，为热毒轻浅，一般预后良好；分布稠密，甚至融合成片者，为热毒深重之象，预后不佳。故叶天士称斑疹"宜见不宜见多"。所谓"宜见"是指斑疹的透发提示邪热得以外透；所谓"不宜见多"是指斑疹过于稠密，为热毒深重的表现，提示病情危重。

(4) 脉证：辨别斑疹应结合全身脉证。发斑前每见身壮热，烦躁不安，舌红绛，手足发冷，闷瞀，耳聋，脉伏等症状。出疹前则每见发热，烦躁，面红目赤，胸闷，咳嗽等症状；斑疹透发之后，热势每随之而下降，神情转为清爽，这是邪热通过斑疹透发而外达，属外解里和的佳象。如斑疹透发后热势不退，或斑疹甫出即隐，神志昏愦、四肢厥冷、脉微或伏者，为正不胜邪，毒火内闭的凶兆，其证属逆，预后多不良。

(5) 变化：斑疹的色泽、形态、分布与全身症状随着病情的演变而变化，从其动态变化可推断邪正、病机等变化。如斑疹由红变紫，甚至变为紫黑，提示热毒逐渐加重，病情转重，反之则为病情渐轻之象。如其形态由松浮而变得紧束有根，为热毒渐深，毒火郁闭之兆，反之则为热毒外达之象。斑疹分布由稀疏朗润而转为融合成片，为热毒转盛之象，如急现急隐，或甫出即隐，亦为热毒内陷之兆。

(二) 白㾦

白㾦是出现于皮肤上的细小白色疱疹，见于湿热性温病中。

1. 形态和分布　白㾦为出现于皮肤上的细小疱疹，形如粟米，表面隆起，内含白色透明浆液，一般多分布于颈、胸、腹部，头面部和四肢较少见。白㾦在消退时有细小的皮屑脱落。

2. 成因　白㾦是湿热郁阻气分，蕴蒸于肌表所造成，所以只见于湿热性质温病中。其虽透发于肤表，但病变部位并不在卫分而在气分，每随发热与出汗而透发。因湿性黏滞，一次难以透尽，所以常随着发热汗出而透发一批，如此反复多次。透发前因湿郁热蒸而有胸闷不舒之感。透发之后，病邪外达，胸闷等反可缓解。

3. 临床意义

(1) 辨病证性质：白㾦为诊断湿热证的重要体征之一，因而有助于判断病证的性质。白㾦多见于湿温、暑湿等湿热性质温病。

(2) 辨津气盛衰：如㾦出晶莹饱满，颗粒清楚，透发后热势递减，神清气爽，为津气充足，正能驱邪之佳象；如㾦出空壳无浆，如枯骨之色，并见身热不退，神志昏迷等症，则为津气俱竭，正不胜邪，邪气内陷之危象。

四、辨常见症状

温病过程中因卫气营血和脏腑的病理变化，可以产生多种症状，而同一症状又可由不同的病因、病机引起，反而，同一病因或病机可出现不同的症状。因此准确辨别温病的常见症状，是准确辨证治疗的前提。

（一）发热

发热是各种温病必有的主要症状。感受温邪是温病发热的主要原因，即机体对温邪的一种全身性反应，是正气抗邪的必然现象。如正能胜邪则热退；正邪俱盛，则热势持续；发热过甚，可耗气伤律，甚至导致阴竭阳脱而危及生命。与内伤杂病发热不同，温病发热急骤，热势较盛，初起多发热恶寒并见，或见寒战壮热；有卫气营血各阶段的证候变化。与伤寒发热比较：同为外感发热，不同之处为伤寒发热系外感风寒，初起属表寒证，发热轻恶寒重，多按六经传变。

温病初期，正气较盛，病变尚轻浅，多属实证发热；温病中期，正盛邪实，阴液也伤，属虚实相兼；温病后期，真阴亏损，多为虚证发热。

1. 发热恶寒　指发热与恶寒同时存在。为温病初起，邪在肺卫之特征。症见发热重恶寒轻，口微渴、咳嗽、咽痛、苔薄白舌边尖红、脉浮数等。

注意伤寒之发热恶寒表现为恶寒重发热轻，口不渴，舌色正常，脉浮紧，与温病初起的表热证不同。

2. 寒热往来　指恶寒与发热定时或不定时交替出现，为热郁半表半里，少阳枢机不利之象。另有寒热起伏，多为湿热秽浊郁闭膜原之象。

3. 壮热　全身热势炽盛，不恶寒但恶热，为邪在阳明气分，邪正剧争，里热蒸迫之象。

4. 日晡潮热　指发热以下午明显。日晡即申时，相当于午后 3~5 时。日晡潮热是热结肠腑之征；若潮热伴口干不欲饮，下腹硬痛，舌瘀斑或青紫，脉细涩等，则属瘀热蓄积于下焦；若午后低热，五心烦热，心烦盗汗，舌红而光，脉细数者，当属阴虚内热。

5. 身热不扬　指身热稽留而热象不显，为湿温病邪在卫气，湿重于热，热为湿遏，湿蕴热蒸之象。

6. 发热夜甚　指发热以夜间为甚，为热灼营阴之象。

7. 夜热早凉　指入夜发热，天明时无汗而热退身凉，为温病后期，余邪留于阴分之象。

8. 低热　指持续低热，手足心热甚于手足背，为温病后期肝肾阴虚，邪少虚多之证。如见口渴欲饮、知饥不食、舌绛光亮者，为胃阴消竭，虚热内生之象。

（二）出汗

出汗一般是正常的生理现象，具有润泽肌肤，调和营卫，调节体温，排除有害物质等作用。在温病过程中由于正邪交争，阴阳失调等，可致汗出之异常。

1. 无汗　见于温病初起，为邪在卫分，肌表郁闭之象，伴发热恶寒、头痛、苔薄白等；见于温病极期者，则为邪劫营阴，津液不足之象，伴身热夜甚、烦躁、舌绛、脉细数等。

2. 时有汗出　指汗随热势起伏而时出，一般表现为汗出热减，继而复热，为湿热郁蒸之象，多见于湿温病和暑湿之证。

体虚外感风寒也可见时有汗出，但兼恶风、周身酸楚、舌苔薄白、脉浮缓等。

3. 大汗　指汗出过多、温病过程中每可见大汗，如伴有壮热，大渴，脉洪大等，此为阳明气分热炽之象。如兼见背微恶寒，脉洪大而芤等，为热盛阳明而兼气阴不足。若汗黏如油，淋漓不止，伴气短神疲，甚则喘喝欲脱，唇干齿燥，舌红无津，脉散大等，为津气外脱之亡阴证。若冷汗淋漓，四肢厥冷，面色苍白或青惨，神志恍惚，语声低微，舌淡无华，脉微为气脱亡阳之证。

4. 战汗　指病人先寒战，继则高热并大汗，汗后热降。为邪气留连气分，邪正相持，正气奋起驱邪外出之象。战汗前常见四肢厥冷、爪甲青紫、脉沉伏等先兆。若战汗后热退身凉、脉象平和，为正能胜邪，病情向愈之佳象。如战汗后，身热不退，烦躁不安，为病邪仍盛。战汗后身热骤退，但冷汗淋漓，肢体厥冷，躁扰不卧，或神情萎顿，脉急疾微弱，此为正不敌邪，邪气内陷，阳气外脱之象。

（三）头身痛

温病头身痛的原因主要是邪热上干，经气不利，或邪郁肌表，气血周行受阻；或邪热化火，上干清窍所致。头痛和身痛可单独出现，也可同时并见。应注意疼痛的部位、性质、程度以及伴随症状等。

1. 头胀痛　多因风热袭表所致，多见于温病初期，伴发热恶寒，无汗或少汗，咳嗽等。

2. 头昏痛　多见于风热上干清窍所致，常伴目赤流泪，咽痛等。

3. 头重痛　指头重如裹、昏胀如蒙。为湿邪蒙蔽清阳所致，多见于湿温初起。

4. 头痛欲裂　指头痛剧烈，如斧劈刀裂。因毒火内炽，充斥表里、循经上攻所致。多伴身痛如杖，骨节烦疼，壮热，口渴，狂躁等。

5. 身重酸痛　指肢体困倦重痛，酸软乏力。多为湿热阻滞，经络不畅之象。

（四）口渴

口渴是温热性质温病的必有症状。由津液耗损或阴津不布所致。通过对口渴的辨别，有助于判断热势盛衰、津伤程度等。

1. 口渴欲饮　为热盛津伤之象，多因阳明热盛，胃津受损所致，伴壮热，大汗等。

2. 口渴不欲饮　多为湿郁不化，或津液不布之故。可见于①湿温初起湿邪偏盛之时，伴身热不扬，胸脘痞满，舌苔白腻等；②温病兼夹痰饮，伴胸闷脘痞，苔黄黏腻等；③邪热入营，营阴被灼，伴身热夜甚，舌绛无苔等。

（五）胸腹不适

指全胸至全腹某部位胀痛等感觉。诊察胸腹是温病的重要诊法之一。诊察时应四诊合参，注意异常的部位、性质、持续时间、动态变化等方面。

1. 胸部疼痛　多为邪热郁肺，肺气不利所致，兼见发热，咯痰，咳嗽或深呼吸时胸痛加剧等，主要见于风温邪热壅肺证。也有因胸部素有瘀血，复感温邪而触发或加剧胸痛者。

2. 胸胁疼痛　因胆腑邪热炽盛或痰热郁阻少阳所致。兼见发热或寒热往来，口苦，脉弦等。

3. 胸闷脘痞　为湿热阻遏气机之象，兼见身热不扬，纳呆，口不渴或渴不喜饮，舌苔白腻等。

4. 胃脘胀痛　多由湿热痰浊或食滞内阻，气机郁滞所致。见舌苔白腻者，为痰湿郁阻；见舌苔黄浊者，为湿热或痰热所结；胃脘硬满疼痛，按之痛甚者则为结胸证。

5. 脘腹胀痛 多为邪阻中焦，脾胃升降失司，气机郁滞所致。如腹胀满不甚，身热不扬，呕恶，舌苔厚腻等，多为湿热中阻；满腹胀痛、按之痛甚者多为有形实邪内结。

6. 腹痛阵作 多因肠腑气机不畅之故。因湿热与宿滞相搏，肠腑阻滞者，则伴便溏不爽，或如败酱，或如藕泥，或大便闭结、舌苔黄腻或黄浊等；因热邪与食积搏结者，则见腹痛欲便，便后稍觉松缓，伴有嗳腐吞酸，恶闻食气等。

7. 腹胀硬痛 多为热结肠腑之象，其腹痛拒按，伴潮热便秘，神昏谵语，舌苔焦黄，脉沉实等。

8. 少腹硬满疼痛 多为下焦蓄血证之征，伴大便色黑、神志如狂，漱水不欲饮，舌质紫绛等症。若在温病中适逢月经来潮，热入血室，瘀热相结，也可出现少腹硬满疼痛，并可见寒热往来，神志异常等。

（六）神志异常

心藏神，故一般认为温病神志异常多因邪入心包，扰犯心神所致，多为病情危重之征。

1. 神志昏蒙 为湿热酿痰蒙蔽心包，扰乱心神之象，症见表情淡漠，意识模糊，时清时昧，似醒似寐，时有谵语，苔垢腻等。

2. 神昏谵语 简称昏谵，即神志不清，意识丧失，胡言乱语。为热陷心包或邪热闭窍，扰乱心神之象。见于①营热扰心：心烦不安，时有谵语，伴身热夜甚，或斑疹隐隐，舌绛无苔等；②血热扰心：昏谵似狂，身灼热，斑疹显露，吐血、便血等；③热陷心包，扰乱神明：神昏，体热肢厥，舌蹇语涩，舌纯绛鲜泽等；④热结肠腑，胃热扰心：神昏谵语，口臭声重，日晡潮热，腹满硬痛，便秘或热结旁流，苔黄焦燥等。

3. 昏愦不语 指意识完全丧失，昏迷不语，呼之不应，甚至对各种刺激毫不反应，呈深昏迷状态，多为热闭心包，或痰热或瘀热闭阻心包之象。如兼外脱者则可见身热肢厥，面色灰惨，舌淡无华、脉微欲绝等，此种神昏又称为神散，系心神失养，神无所倚而致神志异常。本证也可见于汗、泻、亡血太过，阴竭阳脱而神散，属危重证。

4. 神志如狂 指神志昏乱，躁扰不安，妄为如狂。多为下焦蓄血，瘀热扰心所致，伴少腹硬满疼痛，大便色黑，舌质紫暗等症。

（七）痉厥

痉是指肢体拘挛强直或手足抽搐，温病痉证多为肝风内动所致，也是病情危重的标志。在动风发痉时常伴厥的表现如神昏肢厥，所以常并称为痉厥。本节应与"神志异常"相互参阅。

1. 痉证

温病热盛熏灼筋脉，或阴液亏损致筋脉失养时，均可造成筋脉拘急或抽搐而成痉证，即肝风内动。温病痉证有虚实之分。

（1）实证动风 即热盛动风之证，表现为发痉急骤，手足抽搐，频繁有力，两目上视，牙关紧闭，颈项强直，甚则角弓反张，同时有壮热，神昏，脉洪数或弦数有力等热盛表现。本证可见于气、营、血分热盛阶段，如阳明气分热盛动风：兼壮热、渴饮、有汗、苔黄燥等；营（血）分热盛动风：兼身体灼热，斑疹或吐血便血，神昏谵语等。

邪热内陷足厥阴肝经而致肝风内动时，常伴热陷手厥阴心包经而见神昏谵语，此时痉厥并见，则统称其病机为热陷厥阴。

（2）虚证动风　此为水不涵木、虚风内动之证，多见于温病后期真阴耗竭，筋脉失养所致。表现为发痉无力，手足徐徐蠕动，兼神疲消瘦，五心烦热，口干咽燥，失语耳聋，舌绛枯萎，脉细无力等。

2．厥证

厥证是因人体阴阳气血离决所致，一是突然昏倒、不省人事，称为昏厥；二是四肢冰冷，称为肢厥。

（1）热厥　胸腹灼热而四肢厥冷，兼见气促汗多，尿赤便秘，烦躁谵语甚至昏迷，喉间痰鸣，牙关紧闭，舌红或绛，苔黄燥，脉沉实或沉伏而数。为热毒郁闭，气机逆乱，阴阳离决，阳不外达所致。

（2）寒厥　身热骤降，全身湿冷，面色苍白，冷汗淋漓，或下利清谷，气短息微，精神萎靡，舌淡，脉沉微欲绝。为阳气大伤，虚寒内生，全身失于温煦所致。

以上仅列举了温病几个较常见又较有代表性的症状，温病其他诊断内容如辨脉象、辨神色、大小便等，可参考中医诊断学的有关内容。

第四节　温病的治法

温病的治疗，是在温病辨证论治理论的指导下，根据其病因病理，制订相应的治疗大法，选用恰当的方药，以驱除病邪，扶助正气，从而促使患者恢复健康。

由于温病多具有一定的传染性和流行性，所以应贯彻预防为主的方针，重视对温病的预防。本章主要介绍温病的治则和治法。

一、温病治疗的立法依据

1．审病因　即是明确引起各种温病发生的病邪性质。温病的病因有风热、暑热、湿热、燥热等区别。不同性质的病邪有不同的致病特点。根据温病的临床表现，并结合发病季节等因素，寻求温病的病因种类，这就是"辨证求因"。在此基础上才能"审因论治"。

2．辨病机　温病过程主要表现为卫气营血和三焦所属脏腑功能失调和实质损害，因此掌握了温病卫气营血和三焦辨证，就可以明确病变的部位、性质等情况，据此而确立治则、治法。

3．察邪正　温病的治法亦不外祛邪与扶正二法，因而必须根据温病中的邪正消长情况，或侧重于祛邪，或侧重于扶正，或扶正祛邪并施。

二、温病的主要治法

由于温病的病机有其特点，根据卫气营血、三焦辨证和"审因论治"的理论，针对温病较常出现的证候，以下讨论温病的几种主要治疗大法，如解表、清热、和解、祛湿、清营、凉血、通下、开窍、滋阴、固脱等。

（一）解表法

是疏泄卫表，透邪外出，以治温病邪在卫分的治法。适用于温病初起，邪在卫表者。作用有发汗、解表、透疹以解除表证。现代研究认为本法有促进汗腺分泌和血管舒张，加快人体散热、促使体温下降；增强人体免疫功能，有利于祛除病原微生物及其毒素；改善全身和病变局部的循环功能，有利于局部炎症的消退和人体功能的恢复等作用。

1. 疏风泄热　即通常所说的"辛凉解表"，也称"辛凉解肌"。即用辛散凉泄之剂以疏散在卫表的风热病邪。主治风温初起，风热病邪袭于肺卫者，症见发热，微恶风寒，无汗或少汗，口微渴，或伴咳嗽，咽痛，苔薄白，舌边尖红，脉浮数等。代表方剂如桑菊饮、银翘散等。

2. 散寒清暑　用清暑化湿之品以祛在里暑湿。主治夏月感受暑湿，复受寒邪束表者，症见恶寒发热，头痛，无汗，身形拘急或酸楚，口渴心烦等。代表方如新加香薷饮。

3. 宣表化湿　以芳香透邪之品宣化肌表湿邪。主治湿温初起，湿热病邪侵袭卫表者，症见恶寒重发热轻，头重身困，四肢酸重，少汗，胸闷脘痞，苔白腻，脉濡缓等。代表方剂如藿朴夏苓汤。

4. 疏表润燥　以辛凉清润之品疏解肺卫燥热。主治秋燥初起，燥热病邪伤于肺卫者，症见发热，咳嗽少痰，咽干喉痛，鼻干唇燥，头痛，苔薄白欠润，舌边尖红等。代表方剂如桑杏汤。

运用解表法时注意：①必须注意患者的体质和病邪兼夹。如素体阴虚外感表邪用滋阴解表法；素体气虚外感温邪者用益气解表法。其他如卫分证夹有痰、食、气、瘀、湿等邪者，均应随证加减化裁。②温病邪在卫表者忌辛温发汗，宜凉解透表。③使用本法应中病即止，避免过汗伤津。

（二）清热法

也称"清气法"。本法属于八法中"清法"的范围，以清热药物解除气分无形邪热的治法。适用于温病气分里热亢盛，但尚未与燥屎、食滞、痰湿、瘀血等有形实邪相结的病证。清热法的作用是使气分邪热或从外泄或从里解。在临床上，温病气分证较多，故温病较多运用本法。气分证是温病过程中邪正交争最激烈的阶段，如果邪在气分而失治或误治，病邪可能内传营血，甚至出现液涸窍闭动风等危证，所以把好气分关对于提高温病疗效，改善温病的预后至关重要。现代研究认为本法的作用有：部分药物对细菌、病毒等病原微生物有一定的抑制、杀灭作用，或对细菌的内毒素、外毒素有中和解毒作用；可降低毛细血管的通透性，具一定的抗炎、抗渗出作用，减轻病理损害；增强白细胞等的吞噬功能，提高血清溶菌酶活力，提高人体淋巴细胞转化能力，促进抗体生成等调整免疫功能的作用；有的还具有解热、镇静、升压、强心、止血和修复机体组织器官等作用。

1. 轻清宣气　用轻清之品透泄热邪，宣畅气机。主治邪在气分，热郁胸膈，热势不甚而气失宣畅者。本证可见于温病热邪初传气分，或里热渐退而余热扰于胸膈者。症见身热微渴，心中懊恼不舒，苔薄黄，脉数。代表方剂如栀子豉汤加味。

2. 辛寒清气　用辛寒之品透热外达，大清气分邪热。主治邪热炽盛于阳明气分，热势亢盛者，症见壮热，汗出，心烦，口渴欲得冷饮，苔黄燥，脉洪数等。代表方剂如白虎汤。

3. 清热泻火 用苦寒之品直清里热，泻火解毒。主治邪热内蕴，郁而化火者，症见身热，口苦而渴，心烦不安，小便黄赤，舌红苔黄，脉数等。代表方剂如黄芩汤加减。

清解气热法适用范围较广，上述三法仅是其中较有代表性者，在具体运用时还应灵活化裁或配合他法。如邪初入气分而表邪未尽，须轻清透表；如气分邪热亢盛而阴液大伤，则须清热养阴；如邪热壅肺致肺气闭郁者，须清热宣肺；如热毒壅结而化火，兼见红肿热痛者，应清热解毒等。

运用清热法的注意点：①如邪热已与有形实邪相结，须去其所依附的有形实邪才能解除邪热。②如病邪未入气分，不宜盲目早用本法，用之不当反能凉遏邪气，不利于病邪的透解。③素体阳虚者在使用本法时，应中病即止，以免寒凉过度而伤阳。

（三）和解法

属于八法中的"和法"，是通过和解、疏泄、分消，治疗半表半里证的方法，适用于温病邪不在卫表，又非完全入里，而是处于少阳、三焦、膜（募）原等半表半里者。本法的作用有透解邪热，宣通气机等。现代研究提示，和解法的方药具有解热、抗菌、消炎、疏泄利胆、调整胃肠功能和人体免疫功能等作用。

1. 清泄少阳 是清泄半表半里邪热，以和降胃中痰湿。主治邪郁少阳，胃失和降者。本证多见于某些湿热性质温病，症见寒热往来，口苦胁痛，烦渴溲赤，脘痞呕恶，舌质红，苔黄腻，脉弦数等。代表方剂如蒿芩清胆汤。

2. 分消走泄 是宣展气机、泄化三焦邪热及痰湿的治法。主治邪热与痰湿阻遏于三焦而气化失司者。本证见于各种湿热性温病，症见寒热起伏，胸痞腹胀，尿短，苔腻等。代表方剂如温胆汤加减，或以叶天士所说的杏、朴、苓之类为本法的基本药物。

3. 开达膜原 是用疏利透达之品以开达盘踞于膜原的湿热秽浊之邪。主治邪伏膜原者。本证多见于湿温或湿热性质温疫的早期，症见寒甚热微，脘痞腹胀，身痛肢重，苔腻白如积粉而舌质红绛甚或紫绛。代表方剂如雷氏宣透膜原法。

4. 和解截疟 是和解表里，截疟化痰之法。主治疟疾，症见寒战壮热，休作有时，先寒后热，继则大汗后热退，隔周或隔一、二月一发，舌红苔白或黄腻，脉弦等。代表方剂如柴胡截疟饮。

运用和解法时注意：①清泄少阳法虽有透邪泄热作用，但重在和解，故适用于少阳湿热夹痰者。②分清走泄与开达募原二法清热之力较弱，其作用侧重于疏化湿浊，故湿已化热，热象较甚及热盛津伤者，则不宜用。

（四）祛湿法

通过祛湿清热以清除湿热病邪的治法，具有宣通气机、运脾和胃、通利水道以化湿泄浊的主要作用，用于湿热性质的温病。现代研究认为，祛湿清热法的方药多具有抗感染、调整胃肠功能、利尿等作用。

1. 宣气化湿 用芳香宣散之品以宣通气机，透热化湿。主治湿温初起，湿蕴生热，郁遏气机者，症见身热午后为甚，汗出不解，或微恶寒，胸闷脘痞，小便短少，苔白腻，脉濡缓。代表方如三仁汤。

2.燥湿清热 用辛开苦降之剂以燥湿清热。主治湿渐化热，湿热俱盛，遏阻中焦者，症见发热，汗出不解，口渴不欲多饮，脘痞腹胀，恶心欲呕，小便短赤，苔黄滑腻。代表方剂如王氏连朴饮。

3.分利湿邪 以淡渗之品利尿渗湿，使湿热之邪从小便下泄。主治湿热郁阻下焦者，症见热蒸头胀，小便短少甚至不通，渴不多饮，苔白腻，代表方剂如茯苓皮汤。

在实际运用上述三法时，经常相互配合，如淡渗分利之品虽然主要用于下焦湿热，但上中二焦有湿邪时，亦多配合在其他祛湿法中使用，故有治湿不利小便非其治之说。

运用祛湿法注意点：①素体阴液亏虚者应慎用，或适当配合养阴清热之品。②若湿已化燥，不可再用祛湿之品。

（五）通下法

通过攻逐泻下，以通导里实和泄热清毒之治法。属于八法中下法的范围，适用于温病有形实邪内结的病证，如热结肠腑、湿热积滞交结胃肠、热瘀互结下焦等，通下逐邪法的主要作用是通腑泄热、荡涤积滞、通瘀破结等，若能适时恰当运用通下法，则迅速见效。现代研究认为，通下法的作用有：抗菌、消炎；增强胃肠蠕动，改善肠管的血液循环，降低毛细血管通透性；排除肠道及全身的毒素，促进新陈代谢；通过对肠道的局部刺激作用，引起全身性反应，增强机体免疫力；有的还具有利胆、利尿、抗血栓等。

1.通腑泄热 以苦寒攻下之剂泻下肠腑热结之法。主治热结阳明，内结肠腑者，症见潮热，时有谵语，腹胀满，甚则腹硬痛拒按，大便秘结或热结旁流，苔老黄或焦黑起刺，脉沉实等。代表方剂如调胃承气汤、大承气汤。

2.导滞通便 通导肠胃湿热积滞之法，有导泄实热积滞，泻下郁热的作用。主治湿热积滞交结肠胃者，症见身热，脘腹痞满，恶心呕逆，便溏不爽，色黄赤如酱，舌苔黄浊等。代表如枳实导滞汤。

3.增液通下 以通下剂配合滋养阴液之品以泻下热结、滋养阴液之法。主治肠腑热结而阴液亏虚证，即热结液亏者，症见身热，便秘，口干唇裂，舌苔干燥等。代表方剂如增液承气汤。

4.通瘀破结 用通瘀攻下之剂以破散下焦瘀血蓄结。主治温病热瘀互结蓄于下焦者，症见身热，少腹硬满急痛，大便秘结，小便自利，或神志如狂，舌紫绛，脉沉实等。代表方剂如桃仁承气汤。

通下法在具体运用时应根据病证灵活化裁，如兼正虚者应攻下扶正并举；兼肺气不降者，应攻下兼宣肺；兼热蕴小肠者，应攻下兼清泄肠腑火热；兼邪闭心包者，攻下当配合开窍；兼阳明邪热亢盛者，攻下清热并举。

运用通下法时注意：①里实未成或无郁热积滞者，应慎用下法。②在温病后期津枯肠燥而大便秘结者，忌用苦寒攻下。③体虚见实邪里结者，应攻补并用。

（六）清营凉血法

通过清营泄热，凉血解毒，滋养阴液，活血通络以清除营、血分瘀热之治法。也属于八法中"清法"之范围，适用于温病邪入营、血分，营热或血热亢盛的病证。清营凉血法的作用主要是清营分或血分的邪热，具体地说，清营法为清营泄热、滋养营阴，而凉血法为凉血、清火、解毒、滋阴、养液、活血、通络。虽然邪在营在血，病位有浅深、病情有轻重之异，但病变机理相近，治法亦多有联系，所以二法合并论述。现代研究认为，清营凉血法有抗感染、消炎、中和内毒素、增加外周血管血流量、改善微循环、减轻血管内弥散性微血栓形成、镇静、强心等作用。

1. 清营泄热　清营养阴，透邪外达，以祛除营分邪热。主治邪热已入营分，症见身热夜甚，心中烦扰，时有谵语，斑疹隐隐，舌质红绛等。代表方剂如清营汤。

2. 凉血散血　凉解血热、祛瘀通络以清散血分瘀热之邪的治法。主治血热炽盛、热瘀交结、迫血妄行者，症见身灼热，躁扰不安，甚或狂乱谵妄，斑疹密布，尿血便血或吐血衄血，舌质深绛或紫绛等。代表方剂如犀角地黄汤。

3. 气营（血）两清　用清营或凉血法与清解气热法互相配合应用，以双解气营或气血之邪热。主治气热炽盛而营、血分邪热亦甚的气营两燔或气血两燔证。症见壮热，口渴，口秽喷人，烦躁，甚至神昏谵妄，两目昏瞀，身痛如被杖，斑疹，或有尿血便血、吐血衄血，苔黄燥或焦黑，舌质深绛或紫绛等。代表方剂如加减玉女煎、化斑汤、清瘟败毒饮等。

运用清营凉血法时注意：①热在气分而未入营、血分者，不可早用。②因本法所用方药有凉遏滋腻之弊，故营、血分证兼有湿邪者，应慎用本法，必要时酌情配伍祛湿之品。③热入营、血分，病情较为危重，每合并有闭窍、动风之变，故本法常与开窍、息风等法配合运用。

（七）开窍法

开窍法是开通心窍以使神志苏醒之法。用于热陷心包或痰浊蒙蔽心包致神志异常之证。有清泄心包邪热、芳香透络利窍、清化湿热痰浊等作用。现代研究提示，开窍法具有解热、减轻脑水肿、降低颅内压等作用机理。

1. 清心开窍　用清心泻热、透络开窍之品以促进神志清醒之法。主治温病邪热内陷心包神志异常者，症见身热，神昏谵语，或昏愦不语，舌謇肢厥，舌质红绛，或纯绛鲜泽，脉细数等。代表方剂有安宫牛黄丸，或至宝丹、紫雪丹，也可用醒脑静注射液、清开灵注射液等。

2. 豁痰开窍　用清热化湿、豁痰开窍之品以通窍醒神之法。主治湿热郁蒸，酿生痰浊，蒙蔽机窍者，症见发热，神识昏蒙，时清时昧，时有谵语，舌质红，苔白腻或黄腻，脉濡数等。代表方剂如菖蒲郁金汤，也可用石菖蒲注射液。

运用开窍法时注意：①未出现神志不清者，不宜早用本法。②心阳暴脱之神昏，禁用开窍方药。

（八）息风法

用清热凉肝、滋肾养阴之品以平息内风，制止痉挛的治法。具有镇惊止痉的作用。用于温病热盛动风，或真阴亏损，虚风内动之证。现代研究提示，息风法有纠正电解质紊乱、调节体温、镇静、强心、调整血压等作用机理。

1. 凉肝息风 　用清热凉肝之品以息风止痉之法。主治温病邪热亢盛引动肝风者，症见身热肢厥，抽搐，甚或角弓反张，口噤神迷，舌红苔黄，脉弦数等。代表方剂如羚角钩藤汤。

2. 滋阴息风 　用育阴潜阳之品以平息肝风之法。主治温病后期真阴亏损，肝木失养，虚风内动者，症见手指蠕动，甚或瘛疭，肢厥神倦，舌干绛而萎，脉虚细等。代表方剂如大定风珠。

运用息风法时注意：①治疗实风重在凉肝，虚风重在滋潜，注意不可混淆。②应根据病情灵活化裁，如实风多兼神志不清，可配合清心开窍之品；兼阳明热盛者配合清气泄热之品；营、血分热盛者应配合清营或凉血之法。

（九）滋阴法

用滋阴养液之品以滋养阴液之治法，有滋补阴液、润燥降火等作用。温邪易耗伤阴液，病程后期尤为明显。吴鞠通"留得一分津液，便有一分生机"，说明保护阴液的重要性。所以在温病初期，即应保护阴液，一旦阴液耗伤明显，便应以救阴为务。现代研究提示，本法有直接补充电解质及多种营养素；抑制病原微生物，中和毒素；调整神经系统功能，兴奋垂体–肾上腺皮质功能，提高免疫功能，促进损伤修复；改善微循环和凝血功能，防治血管内弥散性凝血等作用。

1. 滋养肺胃 　用甘凉滋润之品以滋养肺胃阴液之法。主治肺胃阴液耗伤较著而邪热已基本消退者，症见干咳少痰，口咽干燥，干呕不食，舌苔干燥，或舌光红少苔等。代表方剂如沙参麦冬汤、益胃汤。

2. 增液润肠 　用甘寒、咸寒之品滋润肠液以通大便之法。主治温病后期阴伤未复，津枯肠燥，邪热已退者，症见大便秘结，咽干口燥、舌红干等。代表方剂如增液汤。

3. 填补真阴 　用甘寒、咸寒、酸寒之品以填补肝肾阴液之法，主治温病后期，肝肾真阴耗竭，邪少虚多者，症见低热面赤，五心烦热，神倦欲眠，口干咽燥，或心中憺憺大动，舌绛少苔，或干绛枯萎，脉虚细或结代等。代表方剂如加减复脉汤。

滋阴法在温病治疗中的运用较多，前述的增液通下、滋阴息风、滋阴解表、益气敛阴等，也配合了滋阴法。

运用滋阴法时注意：①虽有阴伤但邪热仍亢盛者，不可纯用本法。②兼湿邪未化者，治疗时应注意化湿而不伤阴，滋阴而不碍湿。

（十）固脱法

通过大补元阴、元阳以固敛气阴或阳气，抢救气阴欲脱或阳气欲脱的治法。本法属于八法中"补法"的范围，主要有益气敛阴和回阳固脱两方面的作用，适用于素体亏虚，或汗下太过，阴液耗竭，阴伤及阳，气阴外脱或亡阳厥脱之危急证候。现代研究提示，固脱法具有一定的强心、抗休克等作用。

1. 益气敛阴 　用益气生津、敛汗固脱之品补益气阴、收敛汗液以救虚脱之法。主治气阴两伤，正气欲脱者，症见汗多气短，体倦神疲，舌光少苔，脉细弱或散大无力等。代表方剂如生脉散。

2．回阳固脱 用辛热、甘温之品峻补阳气，救治厥脱之法。主治阳气暴脱者，症见四肢逆冷，冷汗淋漓，神疲倦卧，面色苍白，舌淡润，脉微细欲绝等。代表方剂如参附龙牡汤。

若阴津与阳气俱脱者，应将上述两法配合运用。如其人正气欲脱又见神昏等邪闭心包的症状，为内闭与外脱并见之候，当固脱与开窍并用。现代研制了一批固脱的注射液作为急救之用，如参附注射液、丽参注射液、生脉注射液等。实践表明，这些新制剂不仅使用方便，而且疗效较好。

运用固脱法时注意：①根据病情变化，随时调整给药次数、间隔时间、用药剂量等。②阳回脱止后，应注意有无火复炽、阴欲竭的现象，并根据具体病情辨证施治。

三、温病兼夹证的治疗

1．兼痰饮 温病过程中出现痰饮的原因，一是患者素有停痰宿饮，一旦感受温邪，即出现引动宿痰，阻遏气机的兼夹证；二是在温病过程中由于热邪亢盛，熬炼津液而化为痰热；或由于肺、脾、肾、三焦等脏器功能失调，津液不能正常布化而酿为痰饮。温病痰饮兼夹证的治疗有：

（1）行气化痰：用化痰燥湿行气之品治疗兼夹痰湿中阻者，症见胸脘痞闷，泛恶欲吐，渴喜热饮，胃脘拒按，舌苔黏腻。其治法为配合化痰燥湿行气药物，或配合温胆汤之类。

（2）清化痰热：是用有清化痰热作用的药物治疗兼夹痰热者，症见发热，咳喘、咯吐黄稠浓痰，胸闷胸痛，或肢体抽搐，甚则角弓反张，喉间痰声漉漉，或胸下按之痛，苔黄黏腻等。代表方剂如小陷胸汤。

2．兼食滞 其原因一是发病前已有食滞，二是在发病后勉强进食，以致食滞内停，尤其多见于温病的恢复期。食滞兼夹证的治法有：

（1）消食和胃：用消化食滞及和胃之品治疗食滞于胃者，症见胸脘痞闷胀满，吞酸嗳腐，厌闻食味，苔厚垢腻，脉骨实。代表方剂如保和丸。

（2）导滞化食：用消化食滞、通导肠腑之品治疗食滞于肠而腑气不通者，症见腹胀肠鸣，矢气多而臭秽，或大便稀溏腐臭，苔浊腻，脉沉涩或滑。代表方剂如枳实导滞丸。

3．兼气郁 可因邪热壅滞、痰湿内阻、情志失调等所致。症见胸胁满闷或胀痛，叹息或嗳气，泛恶，不思饮食，脉沉伏或细弦。治疗应在主治方中加入理气解郁、疏肝理脾之品，代表方剂如四逆散。

4．兼瘀血 温病过程中，瘀血产生后又与热邪互结而形成热瘀。"温病常用治法"中论及的凉血散血、通瘀破结等法实质也针对热瘀而设。另一些相应的治法：

（1）清营化瘀：用清营凉血、化瘀活血之品以治疗体内原有瘀伤宿血而又有邪热传入营血者，症见身热，胸胁或脘腹刺痛或拒按，舌质有瘀斑或紫晦，扪之湿润。可在清营凉血方中加入活血化瘀之品，如桃仁、红花、赤芍、丹参、归尾、延胡、山楂等治疗。

（2）清化血室瘀热：用凉血化瘀之品以治疗热入血室者。症见小腹胀满，昼日明了，暮则谵语，壮热或寒热往来。可用小柴胡汤加延胡、归尾、桃仁等治疗。

第五节　常见温病的辨治

一、风温

风温是感受风热病邪所致的急性外感热病。本病一年四季均可发生，但多发于春冬两季，发于冬季的也称为冬温。初起以发热，微恶风寒，咳嗽，口微渴，苔薄白，脉浮数等为主要症状，继则出现邪热壅肺等气分证候，后期多表现为肺胃阴伤。这是本病特点之一。

现代医学中的流行性感冒、上呼吸道感染、急性支气管炎、大叶性肺炎、病毒性肺炎等，可参考本病辨证治疗。

（一）病因病机

本病的病因是感受春季或冬季的风热病邪。春季风木当令，气候温暖多风，阳气升发，若人体素禀不足，卫外不固；或起居不慎、寒温失调，即可感受风热病邪而致病。冬季虽属寒气当令，但若气候反常，应寒反暖，或冬初气暖多风，亦可导致风热病邪形成，在人体正气不足时，风热病邪即可入侵而发病。

风热病邪属阳邪，其性升散、疏泄，多从口鼻而入。肺位居高，首当其冲，所以本病初起以邪犯肺卫，病在上焦手太阴肺经者为多见。肺主气属卫，风热外袭，肺卫失宣，则起病即见发热、恶风、咳嗽、口微渴等肺卫证候。病变发展通常有两种：一是顺传于胃，二是逆传心包。凡邪热由卫入气，顺传于胃，多呈阳明邪热炽盛表现；如邪热逆传心包，则必见神志异常表现。在病变中，常有因邪热壅肺而出现痰热喘急，或因热入血络而外发红疹。病至后期，则多呈肺胃阴伤之象。

（二）诊断

1.本病一年四季均可发生，但以春季及冬季为多，故发生于春、冬两季的外感热病，应首先考虑为风温病。

2.发病急骤，初起即见发热、恶风、咳嗽、口微渴、舌苔薄白、舌边尖红、脉浮数等表现者，应考虑是风温病。

3.初起为邪郁肺卫表现，继则为邪热壅肺等气分证，后期呈现肺胃阴伤证候者，为诊断本病的主要依据。

4.实验室辅助检查对本病的诊断有一定的参考价值。

5.风温病应与春温、麻疹等疾病相鉴别，可参考后面有关章节。

（三）辨证论治

风温初期多以实证为主，但也有邪气太盛或正气素虚，迅即出现正虚邪实的变化，预后较差。风温后期，邪热渐解，阴液耗伤，一般以正虚为主，但也有虚中夹实者。

初起邪在肺卫，宜辛凉宣解以驱邪外出；如邪传气分，宜辛寒清热或苦寒攻下；内陷心包，宜清心开窍。本病后期，邪热已退而肺胃阴液未复，治宜甘寒清养肺胃之阴。

1．邪袭肺卫

【证候】发热，微恶风寒，无汗或少汗，头痛，咳嗽，口微渴，苔薄白，舌边尖红，脉浮数。

【分析】此为风温初起邪袭肺卫之证。风热病邪侵袭肺卫，卫气被郁，开合失司，可见发热，微恶风寒，无汗或少汗。头为诸阳之会，卫气郁阻，经脉不利则见头痛。肺主气属卫，卫气被郁，肺气失宣则咳嗽。病初津伤不甚，故仅口微渴。舌苔薄白，舌边尖红，脉浮数，均为风热袭表之征。

【治疗】辛凉解表，宣肺泄热。

【方药】银翘散（《温病条辨》）

银花　连翘　桔梗　竹叶　生甘草　荆芥穗　淡豆豉　牛蒡子　鲜芦根　薄荷

本方以辛凉为主，稍佐辛温之品，以增强疏散力度。吴鞠通称本方为辛凉平剂，适用于风热客表而发热恶寒、无汗者。若恶寒已解，则可去荆芥、豆豉；如口渴较甚者，则加花粉、石斛以清热生津；若热势较高，邪热化火者，可加入青蒿、虎杖、鸭跖草等清热泻火；兼夹温毒而颈肿咽痛者，可加玄参、岗梅根、土牛膝等以解毒消肿；咳嗽较甚者加杏仁、橘红、川贝、瓜蒌等以宣肺利气、化痰止咳；咯痰浓稠者，可加黄芩、鱼腥草等以清肺化痰；鼻衄者去荆芥、豆豉，加侧柏叶、白茅根；若见胸膈满闷者，可加藿香、郁金；如热盛津伤而小便短少者，宜加知母、黄芩、栀子之苦寒与麦冬、生地之甘寒，以清热养阴。

若风热病邪侵袭肺卫出现以咳嗽为主要表现者，宜用辛凉轻剂桑菊饮。

桑菊饮（《温病条辨》）

杏仁　连翘　薄荷　桑叶　菊花　苦桔梗　生甘草　芦根

兼见热入气分而气粗似喘者加生石膏、知母以清气分之热；如肺热甚则加黄芩以清肺热；如热盛伤津口渴者，可加花粉以生津。

桑菊饮与银翘散均为辛凉解表方剂，皆可用于风热侵犯肺卫之证。但银翘散中有荆芥、豆豉辛温透发之品，其解表力强。而桑菊饮大多为辛凉之品，且药量较轻，其解表之力较逊于银翘散，故称为"辛凉轻剂"，但桑菊饮中用杏仁以降肺气，其止咳功能较银翘散为优。

2．邪入气分

（1）邪热壅肺

【证候】身热，汗出，烦渴，咳喘，咯痰黄稠，或带血，或痰呈铁锈色，胸闷胸痛，舌红苔黄，脉滑数。

【分析】此为风热之邪入里，邪热壅肺的气分证。邪热入里，里热蒸迫则出现身热，汗出，烦渴欲饮。邪热壅肺，气机不畅故胸闷。肺热气滞，脉络壅阻故胸痛。肺热炼液为痰则咯痰黄稠。舌红苔黄，脉数为里热征象。

【治疗】清热宣肺平喘。

【方药】麻杏石甘汤（《伤寒论》）、千金苇茎汤（《备急千金要方》）

麻杏石甘汤：

麻黄（去节）　杏仁（去皮尖、碾细）　石膏（碾）　甘草（炙）

千金苇茎汤：

苇茎　薏苡仁　冬瓜仁　桃仁

麻黄辛温，宣肺平喘；石膏辛寒，清泄肺热。麻黄得石膏寒凉之制，则其功专于宣肺平喘，而不在解表发汗；石膏得麻黄，则其功长于清泄肺热。通常石膏用量多于麻黄5～10倍，并可根据肺气郁滞及邪热之轻重程度，调节其药量比例。方中用杏仁降肺气，以助麻黄止咳平喘；甘草生津止咳，调和诸药。

如热毒炽盛者，可加银花、连翘、黄芩、鱼腥草、知母、金荞麦等以助清肺化痰之力。如胸膈疼痛较甚者，可加桃仁、郁金等以活络止痛；痰多者可加葶苈子、苏子等以降气平喘；咯血者加茜草炭、白茅根、侧柏炭、仙鹤草等以凉血止血。如属咯吐腥臭脓痰者，则合用千金苇茎汤。

对已形成肺痈而咳吐大量脓痰者，可加入银花、连翘、黄芩、败酱草、鱼腥草、贝母、赤芍等，以增强清热法痰、逐瘀排脓之效。

(2) **肺热腑实**

【证候】潮热便秘，痰涎壅盛，喘促不宁，苔黄腻或黄滑，脉右寸实大。

【分析】本证为痰热壅肺，肠腑热结，肺肠同病之证。痰热阻肺，则喘促不宁、右脉实大，舌苔也多见黄腻或黄滑。阳明腑实热结，腑气不通则潮热、便秘。由于肺与大肠相表里，肺气不降则腑气亦不易下行，所以本证实系肺与大肠之邪互相影响所致。

【治疗】宣肺化痰，泄热攻下。

【方药】宣白承气汤（《温病条辨》）

生石膏　生大黄　杏仁粉　瓜蒌皮

方中以生石膏清肺胃之热；杏仁、瓜蒌皮宣降肺气、化痰定喘；大黄攻下腑实。腑实得下，则肺热易清；肺气清肃，则腑气易通。所以本方为清热宣肺、泄热通腑、肺肠合治之剂。本方有宣肺通腑之功效，所以称为宣白承气汤。

(3) **肺热移肠**

【证候】身热，咳嗽，口渴，下利色黄热臭，肛门灼热，腹不硬痛，苔黄，脉数。

【分析】本证为肺胃邪热下移大肠所致。热在肺胃，肺失清肃，胃阴受灼，则见身热咳嗽，口渴；邪热未内结成实，而是下迫大肠，津液渗下，故下利色黄热臭，肛门灼热。苔黄、脉数均为里热之征。本证与热结旁流之腑实证的区别：本证为热移大肠，下利多为黄色稀便而不是稀水。本证内无燥屎，所以无腹部硬痛。热结旁流的腑实证则为燥屎内结，粪水从旁而流下，所以下利多恶臭稀水，腹部必按之作痛。

【治疗】苦寒清热止利。

【方药】葛根黄芩黄连汤（《伤寒论》）

葛根　甘草（炙）　黄芩　黄连

若肺热较甚，可加入银花、桑叶、桔梗等以清热宣肺；如腹痛较甚，可加白头翁以清热止利；如呕吐恶心者，可加藿香、姜竹茹以化湿止呕。

(4) **肺热发疹**

【证候】身热，咳嗽，胸闷，肌肤发疹，疹点红润，苔薄白，舌质红，脉数。

【分析】本证为肺经气分热邪波及营络所致。邪热内郁于肺，肺气不宣则见身热、咳嗽、胸闷；肺热波及营分，窜入血络，则可外发皮疹，这种红疹多粒小而稀疏，按之可暂退。

【治疗】宣肺泄热，凉营透疹。

【方药】银翘去豆豉，加细生地、丹皮、大青叶，倍玄参方（《温病条辨》）

银花 连翘 桔梗 薄荷（后下） 竹叶 生甘草 荆芥穗 牛蒡子 生地 大青叶 玄参

本方为银翘散加减而成。因本证邪不在表，故去解表之豆豉；又因肺热波及营分，窜入血络而发疹，所以加入生地、丹皮、大青叶、玄参以凉营泄热解毒。诸药合用，共奏宣肺泄热，凉营透疹之效。

（5）热在阳明

①阳明经热

【证候】壮热，恶热，汗大出，渴喜冷饮，苔黄而燥，脉浮洪或滑数。

【分析】此为阳明里热亢盛之候。里热蒸腾，故身热壮盛，恶热，苔黄而燥，脉浮洪或滑数。里热迫津外泄，故汗大出。胃热津伤，故渴喜冷饮，苔燥乏津。总之，壮热、大汗出、渴饮、脉大，为阳明热炽的"四大主症"，即本证的辨证关键。

【治疗】清热保津。

【方药】白虎汤（《伤寒论》）

生石膏（研） 知母 生甘草 白粳米

热毒盛者，加金银花、连翘、板蓝根、大青叶等清热解毒之品。里热化火者，加黄连、黄芩等以清热泻火。如津伤显著者，加石斛、天花粉、芦根等以生津。如热盛而津气耗损，兼有背微恶寒，脉洪大而芤者，加人参以益气生津。

②阳明腑实

【证候】日晡潮热，时有谵语，大便秘结，或纯利恶臭稀水，肛门灼热，腹部胀满硬痛，苔老黄而燥，甚则灰黑而燥裂，脉沉有力。

【分析】此为热邪与积粪相结之阳明腑实证。邪热内结，里热熏蒸则日晡潮热；邪热与肠中糟粕相结，传导失职，所以大便秘结不通。或见利下纯水，即"热结旁流"，恶臭异常，肛门灼热。燥屎内结，腑气不通，故腹胀硬痛，或按之作痛，热结于内，里热熏蒸，神明被扰，则时有谵语；高热伤津则苔老黄而燥，甚则灰黑而燥裂。里热迫津外泄则汗出。脉沉有力亦是里实气滞之征。

【治疗】软坚攻下泻热。

【方药】调胃承气汤（《伤寒论》）

芒硝（后下） 大黄（去皮，清酒洗） 甘草（炙）

方中以大黄苦寒攻下泻热，芒硝咸寒软坚润燥，甘草以缓硝黄之峻，使其留中缓下，则燥结郁热俱可从下而解。本方既攻大肠热结，也泄胃热以调胃气，故称为调胃承气汤。方中有甘草而不用枳实、厚朴，是三承气汤中攻下力最缓者，为缓下热结之方。

若腹胀满较甚，可加枳实、厚朴以行气破坚，但其性偏温燥，津伤甚者当慎用。如见苔灰黑而燥，则为津伤已甚，可合增液汤等以攻下泄热，增液生津。

③胃热阴伤

【证候】身热面赤，气短自汗，烦渴欲饮，神迷多睡，或躁扰难眠，舌红苔干，脉细数。

【分析】此为胃热未清，气津耗伤之证。胃热未清，故仍身热，胃热上扰则面赤。气津已伤，故气短自汗。胃热上扰心神则神迷多睡，或躁扰难眠。

【治疗】清热生津，益气养胃。

【方药】竹叶石膏汤（《伤寒论》）

生石膏　麦冬　半夏　甘草　粳米　人参

方中竹叶、石膏、麦冬、粳米清热生津；半夏性虽辛温，但能降逆解郁，并能和胃，在寒凉滋润药中少量用之，既防麦冬之滋腻，又合甘草以保胃气。人参益气生津。气阴耗伤较重者，方中人参可用西洋参替代以益气阴；痰热内阻者，可加竹沥清热化痰，以防痰热阻络闭窍。

3．邪入心包

（1）热陷心包

【证候】神昏谵语，或昏聩不语，身热肢厥，舌謇，舌色鲜绛，脉细数。

【分析】本证的形成，多由于邪热太盛，从肺卫直陷心包，或因失治、误治，或因心气素虚，致邪热内陷，逆传心包而成。本证发生急骤，来势凶险，属危重之证。邪热内陷，扰乱神明，则见神昏，或昏愦不语。心包热盛，窍机不利则舌謇，舌色鲜绛。营阴耗损则脉象细数；邪热内闭，阻滞气机，阳气不达于四肢，故见四肢厥冷。

【治疗】清心凉营，泄热开窍。

【方药】清宫汤、醒脑静注射液、安宫牛黄丸、紫雪丹、至宝丹等。

清宫汤（《温病条辨》）：

玄参心　莲子心　竹叶卷心　连翘心　水牛角屑　连心麦冬

方中水牛角能清心凉营；玄参心、莲子心、连心麦冬可清心滋液；竹叶卷心、连翘心则清心泄热。诸药合用，共奏清心泄热、凉营滋阴之功。

醒脑静注射液：

牛黄、黄连、黄芩、山栀、广郁金、麝香、冰片等制成。每毫升含生药1g，可供肌肉、静脉注射及穴位封闭。肌肉注射每次2～4ml，每日1～3次；静脉注射每次10～20ml加入等渗葡萄糖注射液内点滴，每日1～2次。

清宫汤亦可配合安宫牛黄丸或至宝丹或紫雪丹等，以清心凉营，透络开窍。安宫牛黄丸、至宝丹、紫雪丹三方皆有清热解毒、透络开窍之功，属凉开之剂，是传统治疗温病神昏之急救要药，俗称为"三宝"。三方药物组成不同，其功效也各有差异。安宫牛黄丸长于清热兼能解毒，紫雪丹长于止痉息风、泻热通便，至宝丹则长于芳香辟秽。

（2）热入心包兼阳明腑实

【证候】身热，神昏，舌謇，肢厥，便秘，腹部硬痛，舌绛，苔黄燥，脉数沉实。

【分析】此为手厥阴心包与手阳明大肠俱病之证。热陷心包，闭阻经络，扰乱心神而身热、神昏、舌謇肢厥、舌绛。阳明腑实，燥屎内结，故腹部按之硬痛。苔黄燥，脉数沉实，则为热结肠腑之征。

本证所见的身热、神昏、肢厥等症，在一般的阳明腑实证亦能出现，但单纯的阳明腑实证不致舌謇而言语不利，神昏程度亦较轻，此为辨证的关键。

【治疗】清心开窍，攻下腑实。

【芳药】牛黄承气汤（《温病条辨》）

牛黄承气汤即用安宫牛黄丸二丸，以水化开，调生大黄末9g，先服一半，未效再服。燥结津伤甚者，可加入芒硝、玄参等以增液软坚。

（3）心阳虚衰

【证候】发热骤退，汗多肢厥，虚烦躁扰，心悸气促，面色苍白，脉微细欲绝。

【分析】本证为心阳虚衰，气脱亡阳之危候。正气虚脱，失于温煦则发热突降而四肢厥冷；气失固摄，津不内守则汗出不止。气虚不足以息，则呼吸短促。心失所养，心神浮散则虚烦躁扰；心阳虚衰，心血不能上荣则面色苍白；脉微细欲绝为心阳虚衰、正气暴脱之征。

【治疗】益气回阳，敛阴固脱。

【方药】参附汤合生脉注射液。

参附汤（《校注妇人良方》）

人参（另炖）　熟附子

方中以人参大补元气，附子温壮真阳，二药合用，大补大温，具有回阳、益气、固脱的功效，适用于阳气暴脱之证。

临床运用时加姜、枣水煎。见汗出淋漓者，可加龙骨、牡蛎以止汗固脱。

生脉注射液有益气敛津固脱之效。用时以10～30ml加入50％葡萄糖注射液20ml作静脉推注，每隔15～30分钟1次，直至厥脱挽回。

4．余邪未净，肺胃阴伤

【证候】低热或不发热，干咳或痰少而粘，口舌干燥而渴，舌干红少苔，脉细。

【分析】本证多见于风温病恢复期。因尚有余邪未净，所以有低热，但也可不发热。肺阴耗伤，不能滋养肺金，则咳嗽不已而无痰，或痰少而黏；胃津损伤则出现口舌干燥而渴。舌干红少苔，脉细均为肺胃阴伤、阴液不足的征象。

【治疗】滋养肺胃阴津，清涤未净余邪。

【方药】沙参麦冬汤（《温病条辨》）

沙参　玉竹　生甘草　冬桑叶　麦冬　天花粉

如肺经热邪尚盛，可加知母、地骨皮；胃阴伤损明显者，可加石斛、芦根；咳嗽重者加杏仁、贝母；纳呆者则加谷麦芽、神曲等。

二、春温

春温是感受温热病邪所致的一种急性热病。一般以发病急、病情重，变化快，起病即见高热、烦渴、舌红苔黄等里热证候为发病特征，甚则见神昏痉厥等症。部分患者在抢救脱险后，可留有后遗症。本病多发于春季。

历代医家认为本病属伏气温病，如《素问·阴阳应象大论》："冬伤于寒，春必病温。"后世医家不断深化其认识，如宋代郭雍《仲景伤寒补亡论·温病六条》"然春温之病，古无专治之法，温疫之法兼之也"，首次提出了春温的病名。明初王安道认为本病是热邪自内达外所致，确定了的"清里热"为主的治疗原则。叶天士提出以黄芩汤为主方，苦寒直清里热的治法。

重型流感、流行性脑脊髓膜炎及其他化脓性脑膜炎、败血症等可参考本病辨证论治。

（一）病因病机

本病外因是温热病邪，内因是阴精先亏，正虚邪袭，病邪入里。故起病即见里热炽盛诸证。即使有兼见表证，也为时短暂。根据本病初起的不同表现，分为两种发病类型：一为初起即呈里热炽盛者，称为"伏邪自发"；二是兼有恶寒、头痛等卫表证者，称为"新感引发"。本病以邪郁内发、里热炽盛为特点。人体感邪有轻重，人体正气有强弱，所以起病之初有病发自气分和病发于营分之别。病发于气分者，邪虽盛，正亦强，其病情较发于营分者轻，如病势发展，则可向营血分深入。热郁营分，为热邪深伏，营阴亏耗，病情较郁发气分者为重。其病势发展，如兼见气分证，说明邪有向外透达之机，则转归较好；如深入血分，或耗伤下焦肝肾之阴，预后较差。里热亢盛，极易侵犯心包而发生神昏，也易耗损阴液，故本病多见热盛动风，至病变后期，多见肝肾真阴耗伤而成邪少虚多之候。

（二）诊断

1. 发于春季前后的急性外感热病，表现为里热外发，具有发病急、病情重、变化快的发病特点者，应首先考虑为本病。

2. 初起即见里热炽盛，如突然高热、头痛、呕吐、项强、甚至斑疹、痉厥、或躁动不安、神昏等神志改变，后期多见肝肾阴虚，虚风内动。少数病例初起亦可见恶寒头痛、无汗或少汗等短暂的卫表证。

3. 应与风温、暑温等病鉴别：

（1）风温是新感风热病邪而致病，初起以邪在肺卫之表热证为主；春温是温热病邪伏里外发，初起以里热伤阴证为主。

（2）发于夏至之前者为春温，发于夏至之后者为暑温。暑温初起多见阳明里热炽盛证候，而春温初起多表现为热毒化火盛于气分或营分之证候。

（三）辨证论治

本病初起即表现为里热炽盛，呈现高热烦渴之象，故其治疗当以清泄里热为主，并注意透邪外出、顾护阴精。若热在气分则予苦寒清泄里热；若热在营分则予清营解毒，透热外出；若兼表邪则同时佐以疏表透邪。如为热盛动血，迫血妄行，见斑疹或出血者，治宜清热凉血解毒；如为热盛动风而为抽搐者，则宜凉肝息风；一旦邪陷正衰，热毒内陷，气阴耗竭，导致亡阳虚脱，当扶正固脱。后期肝肾阴损者宜滋养肝肾阴精。

1. 发于气分

（1）表寒里热

【证候】发热恶寒，无汗或有汗，头项强痛，肢体酸痛，腹胀，大便干燥，唇焦，舌苔黄燥，脉象滑数或弦数。

【分析】新感风寒引发伏邪，而成表寒里热之证。寒邪困表，腠理闭塞，则见发热恶寒，无汗或有汗。经脉为寒邪所阻，则身痛头痛；伏邪入里，升降失常，气机不畅，故腹胀。舌苔黄燥，脉滑数或弦数为邪热炽盛之征。

【治疗】疏解表寒，清热通腑。

【方药】增损双解散

防风　炙僵蚕　姜黄　薄荷叶（后下）　黄连　炒山栀　生石膏　生大黄（后下）　芒硝（冲服）　滑石（包）　炙甘草　黄芩　桔梗　蝉蜕　荆芥　当归　白芍　连翘

本方是双解散加减而成。方中荆芥、薄荷叶、蝉蜕疏解表寒，僵蚕、姜黄、当归、白芍通络和营；黄连、黄芩、山栀、连翘、石膏清透里热；大黄、芒硝通腑泄热。桔梗升降气机，合滑石使热从小便而去，甘草和中。

（2）热郁胸膈

【证候】身热不甚，心烦懊憹，坐卧不安，舌红苔微黄，脉数。

【分析】此为邪热入于胸膈之证。里热郁于胸膈，则心烦懊憹，坐卧不安，脉数；若里热炽盛，则身热不已，烦躁不安；热炽上焦，津液已伤，则口唇干焦，咽燥；如邪热炽盛于胸膈，腑气不通，则见便秘；舌红苔黄或黄白欠润，脉象滑数，均为里热炽盛之象。

【治疗】清宣郁热。

【方药】栀子豉汤（《伤寒论》）

栀子　淡豆豉

方中以山栀子清解膈热，豆豉宣郁达邪，合之以清宣胸膈郁热。若津伤口渴者，可加天花粉以生津止渴；里热渐盛者，可加黄芩以苦寒清热；气逆呕吐者，可加枇杷叶、竹茹以降逆止呕。

（3）热郁胆腑

【证候】身热，口苦口干，干呕心烦，小便短赤，胸胁不舒，舌红苔黄，脉弦数。

【分析】邪热郁于胆腑，胆火上扰，则口苦心烦。胆热犯胃，胃失和降，则发干呕，里热伤津，故见口渴而小便短赤。胸胁为肝胆经脉所循之处，邪郁胆腑，经脉不畅，故两胁不舒。舌红苔黄，脉象弦数为里热郁于胆经之征。

【治疗】苦寒清热，宣郁透邪。

【方药】黄芩汤加豆豉玄参方（《温热逢源》）

黄芩　淡豆豉　玄参　赤芍　甘草（炙）　大枣（劈）

本方以苦寒之品直折里热，兼佐宣郁透邪。柳宝诒认为："用黄芩汤加豆豉、玄参，为至当不易之法。"若兼夹表邪见头痛恶寒，无汗或少汗者，可加葛根、荆芥以解表；若兼胆经郁热，见寒热往来，胸胁胀闷，心烦明显者，可酌加柴胡，山栀以疏解胆经郁热；若胆热呕吐较甚者，可加龙胆草、竹茹、生姜、黄连以降逆止呕。

（4）热灼胸膈

【证候】身热不已，烦躁不安，胸膈灼热如焚，唇焦咽燥，口渴或便秘，舌红苔黄，脉滑数。

【分析】热盛于胸膈，则身热不已，烦躁不安；热炽上焦，津液已伤，则口唇干焦，咽燥；如邪热炽盛于胸膈，腑气不通故便秘，舌红苔黄，脉象滑数，均为里热炽盛之象。

【治疗】清热凉膈。

【方药】凉膈散（《温病条辨》）

炒山栀　条黄芩　大连翘　薄荷叶（后下）　生大黄（后下）　竹叶　甘草　芒硝（冲）

　　(5) 阳明热炽

　　【证候】壮热，面赤，心烦，汗多，渴喜凉饮，舌红苔黄燥，脉洪大或滑数。

　　【分析】伏热盛于阳明气分，正邪剧争，故见壮热。邪热循经上蒸于面，故见面赤；热盛逼津外泄则汗多；热盛扰乱心神则心烦；热盛津伤故渴喜凉饮；苔黄燥，脉象洪大或滑数也为热盛津伤之征。

　　【治疗】清热生津。

　　【方药】白虎汤（方见风湿章）。

　　可加石斛、芦根、增液汤等以助增液生津。若阳明热炽化火，兼见烦躁、口苦口渴、小便黄赤、舌红苔黄、脉象滑数者，可合黄连解毒汤以清热泻火解毒。

　　(6) 热盛动风

　　【证候】高热头痛，烦渴，手足躁扰，甚则狂乱或神昏痉厥。或见颈项强直、角弓反张，舌红苔黄，脉弦数，或舌红绛，脉细弦数。

　　【分析】阳明热盛，内外俱热，扰乱心神，损伤津液则为高热、烦渴、神昏、狂乱。热盛引动肝风，筋脉挛急，故手足躁扰，发痉。或为颈项强直，角弓反张。如热盛动风未伤及营血则见舌红苔黄，脉象弦数，而伤及营血时可见舌红绛，脉细弦数。

　　【治疗】清热凉血息风。

　　【方药】羚角钩藤汤（《通俗伤寒论》）

　　羚角（先煎）　川贝　桑叶　鲜生地　钩藤（后下）　菊花　生白芍　鲜竹茹　生甘草　茯神

　　羚角、钩藤凉肝息风止痉，菊花、桑叶轻清宣透，以助息风透热；生地养阴，白芍、甘草酸甘化阴柔肝，濡润筋脉以缓挛急；茯神安神镇惊，川贝、竹茹清热化痰通络。可加石膏、知母以大清气热。如陷入营血时，则合清营、凉血方药运用。

　　(7) 热结肠腑

　　①热结液亏

　　【证候】身热，腹满便秘，口干唇裂，舌苔焦燥，脉象沉细。

　　【分析】伏热内盛，热结津伤，甚则阴液亏损，故见身热、口干唇燥，舌苔焦燥；阳明腑实，热邪内结则腹满便秘。脉沉细乃腑实阴亏之象。

　　【治疗】增液攻下。

　　【方药】增液承气汤（《温病条辨》）。

　　鲜生地　玄参　麦冬　生大黄（后下）　芒硝（冲）

　　方内玄参滋水降火，生地、麦冬滋阴润燥，大黄、芒硝泻热软坚，攻下腑实。

　　②热结气液两亏

　　【证候】身热，腹痛，便秘，口干咽燥，倦怠少气，或撮空摸床，肢体震颤，目不了了，苔干黄或焦黑，脉沉弱或沉细。

　　【分析】热结腑实，应下失下，气阴耗损而出现本证。热结腑实故身热、腹痛便秘、苔焦黑，阴液亏损，故口干咽燥、唇裂舌焦，元气虚衰则见倦怠少气、撮空摸床、目不了了、脉沉弱或沉细。

　　【治疗】攻下热结，益气养阴。

【方药】新加黄龙汤（《温病条辨》）

生地　麦冬　玄参　当归　海参　生大黄（后下）　芒硝（冲）　人参　甘草　姜汁（冲）

方内麦冬、玄参、生地、当归、海参养阴滋液、和营润燥，大黄、芒硝泻热通腑，人参、甘草益气生津扶正，姜汁宣畅气机、鼓舞胃气。

③阳明腑实，小肠热盛

【证候】身热，便秘，尿赤，尿急，尿痛，心烦，口渴，舌红，脉数。

【分析】腑实内阻故身热、便秘；小肠热盛，下注膀胱，则小便短赤、涩痛。热盛津伤，无水上承，则心烦口渴，舌红脉数乃伏热内盛之象。

【治疗】通腑泄热。

【方药】导赤承气汤（《温病条辨》）。

生地　赤芍　黄连　黄柏　生大黄（后下）　芒硝（后下）

方内生地、赤芍滋阴凉血清心，黄连、黄柏清小肠热，大黄、芒硝攻下大肠热结。

2．热在营（血）

(1) 卫营同病

【证候】发热，微恶风寒，咽痛，咳嗽，口渴、肌肤斑疹隐隐、心烦躁扰，甚或时有谵语，舌红绛，苔白黄，脉浮弦数。

【分析】新感温邪，卫表失常，故发热，微恶风寒；邪热犯肺，肺气失宣，则咽痛、咳嗽；伏热伤及营阴则口渴心烦，损伤脉络则肌肤斑疹隐隐；舌红绛苔白黄，脉浮弦数为卫营同病之象。

【治疗】疏卫透营。

【方药】银翘散去豆豉，加细生地、丹皮、大青叶，倍玄参方（《温病条辨》）

银花　连翘　荆芥穗　炒牛蒡子　生地　玄参　丹皮　大青叶　薄荷叶（后下）　生甘草　桔梗　竹叶　鲜芦根

方内银花、连翘、荆芥穗、薄荷、牛蒡子、竹叶、鲜芦根合为疏卫透表，生地、玄参、丹皮、大青叶凉营泄热解毒，甘草调和诸药。

(2) 气营（血）两燔

【证候】壮热，头痛、口渴、烦躁不安，肌肤发斑，甚或吐衄血，舌绛苔黄，脉数。

【分析】此为伏热内发，燔炽于气营（血）之证。气热炽盛则壮热、头痛、口渴、苔黄；营血热盛，扰及心神，故见烦躁不安；灼伤血络，迫血妄行，故见发斑、吐衄、舌绛、脉数。

【治疗】气营（血）两清，即辛寒清气合凉营（血）解毒。

【方药】玉女煎去牛膝、熟地加细生地、玄参方，或用化斑汤，清瘟败毒饮。

玉女煎去牛膝、熟地加细生地、玄参方（《温病条辨》）

生石膏　知母　玄参　细生地　麦冬

方中石膏、知母清气泄热；玄参、生地、麦冬清营滋阴。

化斑汤（《温病条辨》）

生石膏　知母　生甘草　玄参　水牛角（先下）　白粳米

本方即白虎汤合犀角（水牛角代）、玄参而成。斑属胃，胃主肌肉，阳明热毒内陷营血、外郁肌表，故用白虎汤清气解肌，泄热救阴；水牛角、玄参清营凉血，解毒化斑。

清瘟败毒饮（《疫疹一得》）

生石膏　生地　水牛角（先下）　黄连　山栀　桔梗　黄芩　知母　赤芍　玄参　丹皮　连翘　竹叶　生甘草

本方系白虎汤、凉膈散、黄连解毒汤及犀角地黄汤四方组合而成。方内石膏、知母大清气热，水牛角、生地、玄参、丹皮、赤芍清营凉血解毒；黄连、黄芩、栀子、连翘泻火解毒，竹叶清心除烦，甘草、桔梗解毒利咽。

（3）热盛动血

【证候】身体灼热、躁扰不安，甚或昏狂谵妄，斑疹密布，色深红甚或紫黑，或吐衄便血，舌深绛，脉数。

【分析】此为热毒炽盛于血分，迫血妄行之证。血分热炽故身体灼热，伏热内扰，则躁扰不安，甚或昏狂谵妄；热伤血络，故斑疹密布，吐衄血，便血，溺血。舌质深绛，脉数为热毒已入血分之象。

【治疗】凉血散血，清热解毒。

【方药】犀角地黄汤（《备急千金要方》）

犀角（以水牛角代）　干地黄　生白芍　丹皮

方内水牛角清心肝之热而凉血解毒，干地黄清血热且可生津益阴，芍药养阴和营泄热，丹皮凉血散血。热毒重而热势高者，加知母、大青叶以增强清热解毒之功。神昏谵妄明显者，加服安宫牛黄丸。斑疹色紫黑者，可加大青叶、玄参、丹参、紫草以增强解毒活血之功。衄血者加侧柏叶、牛膝；咯血者加仙鹤草、藕节；尿血者加小蓟、茅根、蒲黄；便血者加地榆、茜草、槐花。

（4）热与血结

【证候】少腹坚满，按之疼痛，小便自利，便结或大便色黑，神志如狂，时清时迷，口漱水不欲咽，舌绛紫或有瘀斑，脉涩沉实。

【分析】此为热毒内陷血分，瘀热交结，蓄于下而扰于上之证。因热与血结，瘀蓄于下故见少腹坚满，按之疼痛，大便结或便黑，小便自利；瘀热上扰心神，则神志如狂；邪实血瘀，运行不畅，故见舌绛紫或有瘀斑，脉涩或沉实。

【治疗】泻热通结，活血祛瘀。

【方药】桃仁承气汤（《温病条辨》）

生大黄（后下）　芒硝（冲）　桃仁　赤芍　丹皮　当归

方内大黄、芒硝泻热通结逐瘀，丹皮、赤芍、桃仁清热凉血祛瘀，当归和血养血。桃仁承气汤是从《伤寒论》中桃核承气汤化裁而来，因本证热盛故去辛温之桂枝、甘缓之甘草，意在逐邪，加丹皮、芍药、当归增强其凉血散血之功。

3．热入心包

（1）伏热内闭

【证候】身灼热，神昏谵语，或昏愦不语，痰壅气粗，舌謇肢厥，脉弦数或弦滑数。

【分析】此为营分伏邪热毒内闭心包之证。里热壅塞，阳闭不宣，故身热肢厥；痰热内盛，故痰壅气粗；邪热闭塞清窍故神昏谵语或昏愦不语，舌謇。

【治疗】清心开窍

【方药】清宫汤送服安宫牛黄丸或紫雪丹、至宝丹。

(2) 内闭外脱

【证候】身热骤降，神昏谵语或昏愦不语如尸厥，或躁扰不安，气短息促，冷汗淋漓，四肢厥冷，二便不通或失禁，舌绛色暗，欲伸无力，苔燥起刺，脉细疾或沉弱。

【分析】此为邪热内闭，津气耗竭，真阳外脱之证。因津气损伤、阳气外脱，故身热下降；热毒内陷，心窍郁闭则神昏谵语或不语如尸厥。气虚欲脱则气短息促，冷汗出，脉弱或细疾；热毒炽盛津伤故见舌绛苔燥起刺。此为热毒内闭而正气外脱之危候。

【治疗】开闭固脱。

【方药】生脉散或参附汤送服安宫牛黄丸或至宝丹。

内闭外脱证每常兼有瘀血阻塞心窍的病理变化，临床表现为甲青唇黑，舌质紫暗等症，治疗除开闭固脱外，还应加用活血化瘀之品，如丹参、赤芍、桃仁、红花等。

4. 热灼真阴

(1) 真阴亏损

【证候】身热不甚，日久不退，午后面部潮红颧赤，手足心热甚于手足背，咽干齿黑，或心悸，或神倦耳聋，舌质干绛，甚则紫暗萎软，脉虚软或结代。

【分析】伏热久羁，耗伤肝肾真阴，已成邪少虚多之候。阴虚不能制阳，虚热内生，故身热不甚，日久不退。虚热上浮则午后面部潮红颧赤，虚热外迫则手足心热甚于手足背。阴液枯涸，故咽干齿黑。真阴亏耗，不能上养心神故心悸。肾精亏损，不能上滋清窍则神倦耳聋。阴血亏虚，血脉不畅，故舌干紫暗萎软，脉虚软结代。

【治疗】滋补肝肾，润养阴液。

【方药】加减复脉汤（《温病条辨》）

炙甘草　大生地　生白芍　麦冬　阿胶（烊冲）　麻仁

此方辛甘温热与甘咸凉润并用，以滋阴养血、益气通阳。因真阴亏损，虚热内生，无需温通阳气，故去参、桂、姜、枣、酒之辛甘温热药物，入酸甘敛阴养液之白芍，而成加减复脉汤。在此基础上尚可以随证加减：因误汗等而耗伤心气，兼见汗自出，心无所主，震震悸动者，宜本方去麻仁，加生牡蛎、生龙骨，名救逆汤，以敛汗摄阳固脱。下之不当而阴液下泄，兼见大便溏者，宜本方去麻仁，加生牡蛎，名一甲复脉汤以滋阴固摄。

(2) 阴虚风动

【证候】手指蠕动，甚或瘈疭，口角颤动，两目上视或斜视，心中憺憺大动，甚则心中作痛，时时欲脱，形消神倦，齿黑唇裂，舌干绛少苔或光绛无苔，或焦干紫晦如猪肝样，脉虚弱或细促。

【分析】此系伏热久耗真阴所致的水不涵木、虚风内动证候，多见于春温后期。伏热深入下焦，灼烁肾阴肝血，筋脉失于濡养而拘挛不舒，以致出现手指蠕动，甚或瘈疭，口角颤动等虚风内动表现。而阴虚水亏，不能上济心阳，故心悸动甚剧，甚则心络失养，拘急挛缩，而致心中作痛，等等。

【治疗】滋阴养血，潜阳息风。

【方药】方用三甲复脉汤或大定风珠。

三甲复脉汤（《温病条辨》）

炙甘草　生地　白芍　麦冬　阿胶　麻仁　生牡蛎（先下）　生鳖甲（先下）　生龟甲（先下）

本方为加减复脉汤加生牡蛎、生鳖甲、生龟甲而成，在滋养肝肾的基础上，同时加三甲以潜阳息风，养心安神。

若阴竭至极而出现时时欲脱，纯虚无邪者，用大定风珠以敛阴留阳，以免出现虚脱。

大定风珠（《温病条辨》）

生龟甲（先下）　生地　麻仁　五味子　生牡蛎（先下）　生鳖甲（先下）　鸡子黄（冲）　白芍　阿胶　麦冬　炙甘草

本方为治疗肝肾阴虚，虚风内动重证之主方。方中三甲滋阴潜阳息风，加减复脉汤滋补真阴养液，鸡子黄滋补心肾，以增滋阴息风之效，五味子敛阴留阳，防止虚脱。本方味厚滋补，有恋邪之弊，仅用于纯虚无邪的患者。

若肺气将绝而兼见喘息气微者，急加人参，与方中麦冬、五味子，合成生脉散以益气生津，养阴潜阳息风，敛阳固脱之功。此乃阴阳俱脱危重证候的急救方。如果气虚不能固表将成阴阳两脱之势，兼见自汗者，宜加龙骨、人参、浮小麦以益气敛汗固脱。

（3）阴虚火炽

【证候】身热，心烦不得卧，舌红苔黄或薄黑而干，脉细数。

【分析】此为热伤肾阴，心火亢盛之证。肾阴亏损，水不制火，虚火内炽则身热，阴液亏损则咽干，虚火内扰故心烦不得卧，舌红苔黄，脉象细数乃阴虚火炽之征。

【治疗】清热降火，滋阴安神。

【方药】黄连阿胶汤（《温病条辨》）

黄连　黄芩　炒白芍　阿胶　鸡子黄（冲）

本方即《伤寒论》中黄连阿胶汤，仅缩减了用量。其中黄连、黄芩泻心火，坚真阴；鸡子黄补精血，通心肾；阿胶、白芍滋肝肾，抑亢阳。

5．邪留阴分

【证候】夜热早凉，热退无汗，能食形瘦，舌红苔少，脉沉细略数。

【分析】此为春温后期，伏邪留伏阴分的证候。伏邪久留，阴液亏损，故见夜热早凉，热退无汗。精血亏损，失于充养则形瘦；伏邪内留，阴精亏乏，故舌红苔少，脉沉细略数。

【治疗】滋阴清热，搜邪透络。

【方药】青蒿鳖甲汤（《温病条辨》）

青蒿　鳖甲（先下）　细生地　知母　丹皮

方中青蒿气味芬芳，透络清热，导邪从阴分而出，鳖甲咸寒滋阴，入络搜邪，两药相配，既滋阴又透邪，阴复则虚火自降，邪透则热自退。生地滋阴养液，清解阴分邪热，丹皮凉血透热，知母清气分之邪热，合而用之使邪热得以透解。《温病条辨》中焦篇的青蒿鳖甲汤，治疗疟病，方中有桑叶、花粉而无生地，虽与本方（下焦篇）同名，但药证不同，应予区别。

三、暑温

暑温是暑热病邪引起的一种急性外感热病。有较明显的季节性，一般发生在夏至至立秋季节。其特点为发病急骤，初起即见壮热、汗多、烦渴、面赤、脉洪大等阳明热盛表现，传变迅速，病情较重，易出现闭窍动风和津气欲脱等重证。若暑热病邪兼湿邪为患，则出现暑湿证候，其证治可参阅"暑湿"一章。

早在《内经》中就有暑病的病名、发病时令、症状等描述，并认为暑病乃冬季寒邪伏藏体内，至夏而发的伏气温病。汉代张仲景所称中暍、中热，即为暑病，并对病因、临床证候、治法、方药有所论述，元代戴思恭在《丹溪心法》中把暑病分为冒暑、中暑、伤暑。张元素以动静分阴暑和阳暑，至清代对暑病的认识更加深化，喻嘉言认为暑病概属新感，而非伏寒化热所致。吴鞠通《温病条辨》认为热与湿搏而为暑，且将暑病之偏热者另立名为"暑温"，从而确立了暑温的病名。

根据暑温的发病季节和临床表现，流行性乙型脑炎，应属本病范畴，其他发生于夏季的传染病如登革热和登革出血热、钩端螺旋体病、流行性感冒等亦可参考本病辨证论治。

（一）病因病机

暑热病邪侵袭是引起暑温的外因，人体正气不足是致病的内因。夏令天气炎热，若出汗过多，津气耗伤，或因劳倦过度，正气亏虚，机体抗御外邪能力低下，暑热病邪乘虚侵入人体而发病。

暑性酷烈，传变迅速，故病邪侵犯人体多径入气分，初起即见壮热、汗多、口渴、脉洪大等阳明气分热盛证候。暑热易伤人正气，尤多耗伤津气，常出现耗气伤津，甚则津气欲脱等危重证象。若气分暑热不能及时清解，最易化火，深入心营，迅速出现痰热闭窍、风火相煽，引动肝风等危重病证。也有起病即可见到暑热病邪直中心包，侵及肝经者，见神昏、痉厥等表现，此即所谓暑厥、暑风。

暑温后期，暑热渐退而津气未复，多表现为正虚邪恋证候，如偏于气阴亏损者，可见低热久留、心悸、烦躁，甚或因虚风内动而见手指蠕动；在病程中曾出现闭窍、动风，而神昏、痉厥时间较长的病例，其瘥后每因痰热留伏包络、使机窍不灵而见痴呆、失语、耳聋等症；若痰瘀阻滞经络，筋脉失利，则可见手足拘挛、肢体强直或瘫痪等后遗症。

（二）诊断

1. 有明显的季节性，多发病于夏季。但应注意各地气候差异，不可一概而论。

2. 起病急，初起即见壮热、烦渴、汗多等阳明气分热盛表现，少见卫分表现。

3. 病情变化快，部分严重病例，可见化火、生痰、生风等病机变化，易见津气欲脱、直入心包、动风频作等危重证候。

4. 实验室辅助检查，对本病诊断有重要参考意义。乙型脑炎多数临床表现符合暑温特征，若有可疑流行性乙型脑炎的患者，应做脑脊液检查、血液补体结合试验、血细胞凝集抑制试验、IgM 早期抗体及微量免疫荧光法检查，以便迅速确诊，做好传染病疫情报告。

5. 应与暑湿、湿温、中暑等相鉴别。

（三）辨证论治

本病初起多见高热、汗多、口渴、脉洪大等阳明气分热盛表现，即使有卫分表现也较短暂，且多因兼夹其他病邪所致。若见汗大出、背恶寒、身热而渴，多为汗出太多，气随汗泄所致，并非邪在卫分，辨证时宜注意。暑热病邪深入营分、血分，临床多见气（血）两燔或营血同病，要注意闭窍、动风、动血等危重证候的鉴别。因此，掌握本病流行特点和传变规律，积极治疗和抢救，对降低病死率，减少后遗症有重要意义。

清暑泄热为本病的基本治法。初起暑入阳明气分，治宜辛寒清气，涤暑泄热；暑伤津气，则宜清暑泄热，益气生津；如暑热已解而津气损伤太过，甚至造成津气欲脱者，则应及时益气生津，敛汗固脱。叶天士引张凤逵语："暑病首用辛凉，继用甘寒，再用酸泄酸敛"，概括了暑温邪在气分阶段不同证型的治疗大法。若暑热化火内传营血，闭阻心包，引动肝风，则须根据病情分别采用清营凉血，化痰开窍，凉肝熄风等法。后期余邪未净，气阴未复，治以益气养阴，清泄余热；有后遗症者，除辨证施药外，尚应配合针灸、按摩等治疗。

1．暑入阳明

【证候】壮热汗多，口渴心烦，头痛且晕，面赤气粗，或背微恶寒，苔黄燥，脉洪数或洪大而芤。

【分析】此为暑热病邪侵入阳明气分之证。阳明里热蒸腾于外则身体壮热。热蒸迫津外泄则多汗。邪不在表，故出汗虽多但身热不解。邪热炽盛耗伤津液，故口渴喜饮。热盛扰乱心神则烦躁。热邪上蒸头目，则头痛且晕，面色红赤。苔黄燥，脉洪数均为阳明气分热盛的征象。若汗出过多，津气耗伤，则可出现背微恶寒，脉洪大而芤。

【治疗】清泄暑热，津气受伤者兼以益气生津。

【方药】白虎汤（方见风温章）

白虎加人参汤（《温病条辨》）

生石膏（研）　知母　甘草　粳米　人参

若兼见微恶风、舌苔薄白，脉浮数等卫分见症，则为卫气同病，治宜解表清里，方用银翘散合白虎汤，卫气同病而兼湿者，多有胸闷脘痞，倦怠嗜睡，苔腻脉濡等表现，可用银翘散合白虎汤去淡豆豉、牛蒡子加香薷、藿香、佩兰、六一散（包），以芳香宣化、淡渗利湿。嗜睡者加鲜菖蒲、郁金等芳香开窍之品。

2．暑伤津气

【证候】身热心烦，肢倦神疲，气短而促，口渴自汗，小便短赤，苔黄干燥，脉虚无力。

【分析】此为暑热未解，津气两伤之证。暑热郁蒸，故身热、心烦、尿黄。暑热迫津外泄，故汗多。汗泄太过，则伤津耗气，故口渴、苔燥、气短而促、肢倦神疲、脉虚无力。

【治疗】清热涤暑，益气生津。

【方药】王氏清暑益气汤（《温热经纬》）

西洋参　石斛　麦冬　黄连　竹叶　知母　荷梗　甘草　粳米　西瓜翠衣

暑邪未清应祛暑，津气耗伤须益气生津，故本方以黄连、竹叶、知母、荷梗、西瓜翠衣清热涤暑，以西洋参、石斛、麦冬、甘草、粳米益气生津，本方清泄暑热之力，不及白虎加人参汤，但益气生津之功则优之。方中黄连苦寒，有伤津化燥之弊，用量宜轻。

3．津气欲脱

【证候】身热已退，汗出不止，喘喝欲脱，脉散大。

【分析】此为津气耗伤过甚，时时欲脱之证。暑热虽解，但正气耗散过甚，固摄失司，故汗出不止，脉形散大无力。津液耗伤太过，肺之化源欲绝，故气短喘息，本证汗出愈多则津气愈耗，正气愈伤则汗泄愈甚，属亡阴之脱证，有别于阳气外亡之汗出肢冷．面色苍白，脉微欲绝者。

【治疗】益气敛津固脱。

【方药】生脉散（见风湿章）

本方以人参益气固脱，麦冬甘寒，五味子酸温，合奏酸甘化阴之效。本方纯属补敛之剂，若暑邪未净，不可早投，以免留邪为患。若邪热尚盛，津气大亏，乃白虎加人参汤证，不可早用生脉散。若属大汗亡阳证，可用参附龙牡救逆汤。

4．热结肠腑

【证候】身热日晡为甚，腹胀满硬痛，谵语狂乱，大便秘结或热结旁流，循衣摸床，舌卷囊缩，舌红苔黄燥，脉沉数。

【分析】此为暑热伤津，热结阳明之腑实证。暑热郁蒸于肠腑，与糟粕相结，形成阳明腑实证，故身热以日晡为甚，大便秘结而腹满硬痛。邪热循经上扰心神，神不守舍则谵语狂乱、循衣摸床。热邪淫于厥阴，则舌卷缝缩。舌红苔黄燥，脉沉数，乃热结阳明气分之征。

【治疗】通腑泄热，清热解毒。

【方药】解毒承气汤（《伤寒温疫条辨》）

黄连　黄芩　黄柏　山栀　枳实（麸炒）　厚朴（姜汁炒）　生大黄（酒洗、后下）芒硝（另人）　白僵蚕（酒炒）　蝉蜕

本方为黄连解毒汤合大承气汤加味。方中以大承气汤通腑泄热，荡涤肠腑热结，令邪热随攻下而泄。用黄连解毒汤清暑解毒。白僵蚕、蝉蜕既透邪外达，又入厥阴肝经，有息风镇痉之功，可防热盛动风。气虚者加人参；热毒炽盛者去白僵蚕，加大青叶、生石膏。

5．暑入心营

【证候】灼热烦躁，夜寐不安，时有谵语或昏愦不语，舌謇肢厥，舌红绛，脉细数；或猝然昏倒，身热肢厥，气粗如喘，牙关微紧，舌绛脉数。

【分析】此为暑入营分，内闭心包之证。气分暑热未及时清解，易于传入营分或内闭心包。若暑热病邪直犯心包，起病即见昏厥者，称为"暑厥"。暑热入营，扰及心神则灼热烦躁，夜寐不安，时有谵语。邪热进而内陷心包，闭塞心窍则见昏迷不语，舌謇肢厥等症，舌红绛，脉细数为热灼营阴之征。

【治疗】清营泄热，清心开窍。

【方药】清营汤、安宫牛黄丸、紫雪丹等。

清营汤（见春温章）

安宫牛黄丸（见附录）

紫雪丹（见附录）

行军散（市售成药）

可针刺人中、十宣、曲池、合谷等穴位以加强清泄邪热，苏醒神志的效果。

6.暑热动风

【证候】身热抽搐，甚则角弓反张，神昏谵语或昏愦不语，或喉有痰壅，脉弦数或弦滑。

【分析】此为暑热亢盛引动肝风之证，也称"暑风"。暑热内陷厥阴，引动肝风则痉厥，症见壮热、抽搐、角弓反张、牙关紧闭、脉弦数等，均为热盛动风之象。风火扰窜心神，故神昏谵语或昏愦不语等。风动痰生，故见喉间痰鸣。本证亦可见于猝中暑热者，尤多见于小儿患者。

【治疗】清泄暑热，息风定痉。

【方药】羚角钩藤汤（方见春温章）

运用本方时应根据病情灵活加减：阳明气热亢盛加生石膏、知母等辛寒之品以清泄气热；热毒炽盛加板蓝根、大青叶等以清热解毒；腑实燥结加大黄、芒硝、全瓜蒌等以通腑泄热；心营热盛加水牛角、玄参、丹皮等凉营泄热；邪陷心包者可配合清开灵、醒脑静注射液静滴以清热开窍；痰涎壅盛加胆星、天竺黄、竹沥等以清化痰热；抽搐频繁，难以控制者，加全蝎、蜈蚣、地龙、僵蚕等以助息风定痉之效。

7.暑入血分

【证候】身热躁扰，神志谵妄，斑疹紫黑密布，吐血、衄血、便血，或兼见四肢抽搐，角弓反张，舌绛苔焦。

【分析】此为暑入血分，内陷心包，甚则引动肝风之证。身热躁扰、神昏谵语为血分热毒内陷心包，心神被扰所致。斑色紫黑、吐衄、便血为热盛动血，迫血妄行之征。若热盛动风，则见四肢抽搐，角弓反张等。舌绛苔焦为血分热毒极盛之征。

【治疗】凉血解毒，清心开窍。

【方药】神犀丹合安宫牛黄丸。或清开灵、醒脑静注射液静脉滴注。

神犀丹（《温热经纬》）

水牛角 石菖蒲 黄芩 细生地（冷水洗净，浸透，捣，绞汁） 银花（如有鲜者捣汁用尤良） 金汁 连翘 板蓝根 香豉 玄参 花粉 紫草

方中以水牛角、黄芩、生地、银花、金汁、连翘、板蓝根、玄参、香豉、紫草等凉血解毒透斑；花粉等生津止渴；石菖蒲芳香开窍，合安宫牛黄丸以开窍醒神。动风抽搐者加羚角、钩藤、止痉散以凉肝息风止痉。

安宫牛黄丸（见附录）

8.暑伤心肾

【证候】躁热心烦，消渴不已，肢体麻痹，舌红绛，苔黄黑干燥，脉细数。

【分析】此为暑温后期余邪伤及心肾所致。暑热下劫肾阴，水不上承，心火亢炽，心肾不交，则心神不宁而烦躁不安，心胸灼热。真阴亏损，内热灼津，则消渴不已。肾水不能滋养肝木则筋失濡养，故四肢麻痹。舌红绛、苔黄黑干燥、脉细数等，是阴伤火炽之象。

【治疗】清心泻火，滋肾养阴。

【方药】连梅汤（《温病条辨》）

黄连 乌梅 麦冬（连心） 生地 阿胶（烊）

低热加地骨皮、银柴胡；若脉虚大而芤者加人参；心烦多梦加百合、郁金、莲子心等；口渴欲饮者加芦根、北沙参、石斛；大便干者加生白芍、桑椹子、南杏仁。

四、暑湿

暑湿是由暑湿病邪引起的一种急性外感热病，多发生于夏季或夏秋之交，既有壮热、口渴、汗出等暑热见证，也有胸痞、身重、苔腻、脉濡等湿邪内阻之征，以暑热为主，兼湿阻为发病特点。

宋元时期，对暑与湿的关系已有所论及。如陈无择《三因方·卷五·暑湿风温论治》指出："冒暑毒，加以着湿，或汗未干即浴，皆成暑湿。"主张以茯苓白术汤治疗，这是对暑湿的初步认识。清代叶天士在《幼科要略》中指出"暑必兼湿"。俞根初《通俗伤寒论》首立暑湿伤寒专节。王孟英认为："暑令湿盛，必多兼感。"何廉臣《重印全国名医验案类编》列暑湿为专病，论述了暑湿的治疗。近代曹炳章在《暑病证治要略》把暑湿分十三症进行辨证治疗，系统描述暑湿病的因证脉治，对暑湿的认识日益成熟。

发于夏季的上呼吸道感染、急性胃肠炎、钩端螺旋体病、夏季热及某些流行性乙型脑炎等疾病，可以参考暑湿内容进行辨证论治。

（一）病因病机

暑湿病邪是本病的外因。夏季气候炎热，雨湿也多，天暑下逼，地湿上蒸，湿气与暑热相合，则形成暑湿病邪。暑湿病邪兼有暑邪炎热酷烈、传变迅速和湿邪重浊、易犯中焦、弥漫三焦、病势缠绵的双重特点。

正气虚弱，尤其是脾胃不足，是本病的内因。夏暑湿盛季节，人体脾胃运化功能呆滞，若饮食失调，损伤中气，脾胃更见虚弱，则易感受暑湿病邪发为暑湿。此外，因贪凉饮冷，易发暑湿兼寒证。

暑为火热之邪，湿为阴凝重浊之邪，两邪相合既有缠绵难解之特点，又有化热化燥、伤络、郁结发黄等变化。病变初起多由肺先受病，外则邪郁肌表，内则肺气闭阻，暑湿内蕴，气失调畅。暑湿传入气分，病变部位比较广泛：或壅滞肺络、或弥漫三焦、或邪干胃肠。尤多见湿困中焦。暑湿也可化燥化火，甚则内陷营、血分，如损伤肺络引起咯血，其他化燥化火的演变可参考暑温病。至于暑湿之邪胶结，缠绵日久，气阴愈耗，则身热不退，自汗，口干渴，神疲肢倦。恢复期可见暑湿余邪蒙闭清窍病变，出现头目不清，昏胀不舒等症。

（二）诊断

1．本病发生于夏令酷暑湿盛季节。
2．素体虚弱，脾胃受损，劳倦过度，贪凉饮冷等，是本病的诱发因素。
3．起病急骤，初起以寒热、身痛为主要表现，进入气分后，以发热、心烦、尿赤等暑热内盛症状突出。病程中多有黄疸、出血体征，常兼有脘痞、苔腻等湿邪内阻症状。
4．应与暑温、湿温和伏暑等相鉴别，可参考有关章节。

（三）辨证论治

暑湿初起，邪遏肺卫，困阻肌肤和肺络，治宜清暑透湿，其兼寒湿者则应予温散。暑湿入里郁阻少阳气分，枢机不利，当宜清泄少阳、分消湿热；暑湿中阻，宜清暑化湿，运脾醒胃；暑湿弥漫三焦，三焦气化失司，气机不畅，予宣通三焦，助运和中；暑伤元气，湿阻气机，当清暑化湿，益气和中；一旦暑湿化燥，邪热内盛，灼伤肺络，见咯血等，宜清暑凉血安络；后期宜清余邪、调气机、和脾胃。

1．暑湿在卫

【证候】身热，微恶风寒，头痛胀重，身重肢困，无汗或微汗，脘痞，不渴。舌尖红，苔白腻或微黄腻，脉浮滑数或濡数。

如兼寒湿者，可见发热无汗，恶寒，甚则寒战，身形拘急，胸脘痞闷，心中烦，时有呕恶，舌苔薄腻，脉象浮弦。

【分析】此为暑湿初起，邪郁肌表之证，暑湿袭表，郁闭卫分，见微恶风寒、无汗或微汗。邪正交争则身热。邪热壅盛则头痛胀重。暑湿遏阻经络肌肤则身重肢困。湿邪内阻，气机不畅，故脘痞、口不渴，舌尖红，苔白腻或微黄腻，脉浮滑数乃暑湿在表之征。

若暑湿兼感寒邪，以致暑湿内阻，寒邪束闭卫表，故发热无汗，恶寒，甚则寒战，身形拘急；湿邪内阻，清阳不升，则胸脘痞闷，心中烦，时有呕恶等。

【治疗】透邪达表，涤暑化湿。

【方药】卫分宣湿饮或新加香薷饮加减。

卫分宣湿饮（《暑病证治要略》）

香薷　青蒿（后下）　滑石　茯苓　通草　杏仁　鲜荷叶边　鲜冬瓜皮　竹叶

方中香薷解表散寒，涤暑化湿；青蒿清暑化湿，两药相配，香薷助青蒿透表之力，青蒿可制香薷辛温之性。杏仁宣通上下，鲜荷叶、淡竹叶、滑石、茯苓、通草、冬瓜皮等清暑热并甘淡渗湿。诸药合用，透表清暑，渗湿泄热。

新加香薷饮（《温病条辨》）

香薷　银花　鲜扁豆花　厚朴　连翘

方中香薷辛温芳香，解表散寒，化湿和中，合银花、连翘辛凉以清热涤暑；扁豆花、厚朴消暑化湿和胃。吴鞠通称此法为辛温复辛凉法。药仅五味，却合散寒、化湿、清暑于一方。因暑热易伤气阴，而香薷发散，多用则有耗气伤阴之弊，所以如见汗出热退，香薷即应停用。

2．邪干胃肠

【证候】发热，烦躁，口渴喜饮，腹痛呕吐，大便泻下急迫秽臭，小便短赤，舌红，苔腻，脉濡数。

【分析】此为暑湿直趋中道，致升降失司、清浊不分之证。暑热湿邪直入中焦，内伤胃肠，故腹痛、呕吐、泄泻，泻下急迫秽臭。暑热内郁，扰乱心神，故烦躁。热灼及吐泻伤阴则口渴喜饮、小便短赤。舌红、苔腻、脉濡数皆暑湿俱盛之征。

【治疗】解暑清热，化气利湿。

【方药】桂苓甘露饮（《宣明论方》）

官桂（去皮）　茯苓　炙甘草　白术（炙）　泽泻　猪苓　滑石　石膏　寒水石

方中六一散清热解暑渗湿；石膏、寒水石清暑热、解烦渴；官桂助阳化气利水；白术、茯苓健脾运湿；猪苓、泽泻利水渗湿而泄热，全方合之清热解暑、化气利湿。

3．暑湿困阻中焦

【证候】壮热，面赤有垢，肢体酸楚，气粗息促，心烦，汗出，小便不利，口渴，脘痞腹胀，纳呆呕恶，舌红赤，苔黄腻，脉洪大。

【分析】本证为暑湿困阻中焦证。暑热偏盛，内炽阳明，故见壮热、汗出、烦渴、面目俱赤、舌红赤、苔黄、脉洪大等。湿凝肌肤经络，故肢体酸楚。湿邪中阻，气机逆乱，脾胃不运，则脘痞腹胀，纳呆呕恶，苔腻等。暑热伤津及湿阻气机，故小便不利。

【治疗】清暑化湿。

【方药】苍术白虎汤加减方（《通俗伤寒论》）

　　苍术　生石膏　白豆蔻　滑石　知母　草果仁　荷叶　竹叶卷心

方中生石膏、知母清热祛暑；滑石、竹叶卷心祛暑利湿；苍术、草果燥湿；白豆蔻、荷叶芳香化湿。

4．暑湿弥漫三焦

【证候】身热面赤，耳聋眩晕，咳痰带血，不甚渴饮，胸闷脘痞，恶心呕吐，大便溏臭，小便短赤，舌红赤，苔黄腻，脉滑数。

【分析】此为暑湿弥漫三焦之候。暑湿蒸腾，则身热面赤；暑湿蒙蔽清窍，则耳聋眩晕；暑湿侵肺，损伤肺络，则见胸闷、咳痰咯血；暑湿阻于中焦，气机升降失调，则脘腹痞闷而不甚渴饮。暑湿蕴结下焦，大小肠功能失调，故而大便溏臭，小便短赤。舌红赤，苔黄腻，脉滑数为暑湿内盛之征。

注意本证耳聋与少阳耳聋鉴别：前者为湿热郁蒸而致；后者系胆热上冲而成，必伴寒热往来，口苦咽干，脉弦等症。

【治疗】清热利湿，宣通三焦。

【方药】三石汤（《温病条辨》）

　　滑石　生石膏　寒水石　杏仁　竹茹（炒）　银花　金汁（冲）　白通草

本证为暑热较甚而湿邪较轻，邪在气分而病位涉及上、中、下三焦。方用杏仁宣开上焦肺气；石膏、竹茹清泄中焦邪热；滑石、寒水石、通草清利下焦湿热；银花、金汁涤暑解毒。

5．暑伤气津

【证候】身热自汗，心烦口渴，胸闷气短，四肢困倦，神疲乏力，小便短赤，大便溏薄，舌苔腻，脉濡滑数。

【分析】暑湿内郁，迫津外泄，则身热自汗；暑扰心神故心烦，口渴；暑伤气津，中气不足，故胸闷气短，四肢困倦，神疲乏力；暑湿阻滞，清浊不分，故小便短赤、大便溏薄。苔腻，脉濡滑数等，为暑湿未清之象。

【治疗】补气生津，清暑化湿。

【方药】东垣清暑益气汤（《脾胃论》）

　　黄芪　党参　苍术　升麻　橘皮　白术　泽泻　黄柏　麦冬　青皮　葛根　五味子　甘草　六曲　当归

方中党参、黄芪、甘草益气生津；苍、白术、青皮理气和中，健脾燥湿；麦冬、五味子养阴生津，固表敛汗；泽泻利水渗湿，并与黄柏共泻肾火；当归补养阴血；六曲和胃消食；

升麻、葛根助参芪等升举清气。

6．余邪未净

【证候】低热，微口渴，头昏目眩，微胀，舌淡红，苔薄白。

【分析】此为暑湿余邪未净之证。暑湿虽减，但余邪未净，故仍低热。津伤未复，故微口渴，余邪蒙闭清窍，故头昏目眩。

【治疗】解暑清肺利湿。

【方药】清络饮（《温病条辨》）

鲜荷叶边　鲜银花　西瓜翠衣　丝瓜皮　鲜竹叶心

方中西瓜翠衣清热解暑，生津止渴；鲜银花、丝瓜皮解暑清肺；竹叶清心利水；鲜扁豆花、鲜荷叶边清暑化湿。

五、湿温

湿温是湿热病邪引起的急性外感热病。多发于夏末秋初雨湿较盛、气候炎热之时为多。初起以恶寒少汗，身热不扬，身重肢倦，胸闷脘痞，苔腻脉缓为主要临床表现。以脾胃为病变中心，多留连于气分；发病较缓，病势缠绵，病程较长；病变过程或湿热化燥伤阴，或湿盛困阻伤阳。

湿温病名首见于《难经》，指广义伤寒中的一种热病。晋代王叔和论述了湿温的病因证治，即暑邪夹湿为病。宋·朱肱《伤寒类证活人书》提出湿温当用"白虎加苍术汤主之"。可见，金元之前对湿温的认识：一是仍隶属于伤寒之中；二是与暑病未作明确区分；三是作为热病夹湿的辨治。清代薛生白《湿热病篇》对湿温病的发生发展、病因病机、辨证治疗作了全面、系统的论述。吴鞠通《温病条辨》立湿温为专病，详细阐述了湿温三焦分证论治的规律。从而确定湿温为一独立的温病。

西医病名伤寒、副伤寒、沙门氏菌属感染、某些肠道病毒感染等，可参考本病辨证论治。

（一）病因病机

湿热病邪是湿温的致病外因。湿热病邪四季皆可产生，但夏末秋初雨湿较多，气候炎热，湿热交蒸，更易形成湿热病邪。

脾胃气虚是湿温发病的主要内因。在湿热偏盛的季节，脾胃运化功能呆滞，容易导致内湿留困。外来之湿热病邪即与脾胃内湿"同类相召"而侵入人体，发为湿温。湿热病邪多从口鼻、或由肌表侵入人体，且多阳明、太阴受病，以脾胃为病变中心，并随脾胃中阳的偏盛偏衰而转化。即素体中阳偏虚者，则邪易从湿化而病变偏于太阴脾，发为湿重热轻；素体中阳偏旺者，则邪易从热化而病变偏于阳明胃，发为热重湿轻。

湿温初起，病邪由口鼻或肌表直入中道，犯及脾胃，发为邪遏卫气之证。进而湿热留连气分，缠绵难解，出现气分多种证候。邪在气分阶段，如治疗得当，湿热渐解而转入恢复期。恢复期可见余湿未净，或胃气不舒，或脾气不运等。如湿重热轻，湿浊久郁不解，则湿渐伤阳，发展为寒湿或湿胜阳微等变证。如热重湿轻，则湿热交蒸而化燥，可耗伤阴液，深入营分、血分，出现动风发痉，闭窍昏厥，动血出血等重症，其中以肠络损伤，迫血下溢为多见，严重者可见气随血脱危象。

（二）诊断

1. 夏秋季节发病，发热难退者。

2. 起病相对缓慢，初起恶寒发热，热势不扬，脉缓，继则热势渐升，持续难退，伴有头身重痛，胸闷脘痞，腹胀，恶心欲呕，舌苔厚腻者。

3. 病程较长，易发白㾦，后期易出现便血者。

4. 应与暑湿、湿阻等鉴别，可参考有关内容。

（三）辨证论治

首先辨析湿与热之孰轻孰重，以确定化湿与清热之侧重；湿温在卫、气分阶段病情复杂，有湿偏盛和热偏盛两个主要方面，其湿偏盛者，多热势不扬，早轻暮重，头身重痛，大便溏，小便混浊不清，渴不欲饮，苔白腻或白滑，或白如积粉；热偏盛者，多热势较高，汗出不解，大便秘，或下利黏垢，秽臭难近，小便短赤，渴不多饮，口苦口秽，苔黄厚腻等。其次，辨别邪在三焦所属的部位，以制定宣化上焦，或温化中焦，或渗利下焦之主次。偏于上焦者，多见恶寒发热，头胀重，胸痞闷，神志淡漠，甚则时有昏蒙谵语等；偏于中焦者，多见脘腹胀满，恶心、呕吐，便溏不爽，知饥不食，四肢倦怠，苔厚腻等；偏于下焦者，多见小便不利，热蒸头胀，或大便不通，腹满，或下利黏垢等。再次，辨卫气营血浅深层次。初起邪犯上中两焦，表现多为湿郁卫分，或卫气同病，继则是湿热流连于气分，进而化燥伤阴，深入营分、血分。此外，辨虚实转化。热为阳邪，易伤阴液，湿为阴邪，易伤阳气，要充分注意阳气、阴液的动态变化，灵活、恰当地掌握固护阳气、或保护津液等辅助治法。

1. 湿重于热

（1）湿遏卫气

【证候】恶寒少汗，身热不扬，午后热甚，头重如裹，身困肢倦，胸闷不饥，面色淡黄，口不渴，苔白腻，脉濡缓。

【分析】此为卫气同病，内外合邪，湿重热轻之证。有湿郁卫表的表证，又有湿郁气分，脾湿不运的里证。湿遏卫阳，腠理开合失常，故恶寒少汗；热为湿遏，故身热不扬；湿阻清阳，故头重如裹；湿滞肌腠，故身重肢倦；湿阻中焦，气机升降不畅，故胸闷不饥；面色淡黄，口不渴，苔白腻，脉濡缓等，均为湿邪偏盛之征。

【治疗】宣表化湿。

【方药】藿朴夏苓汤，或三仁汤。

藿朴夏苓汤（《医原》）：

藿香　厚朴　姜半夏　赤苓　杏仁　生薏苡仁　白蔻仁　猪苓　淡豆豉　泽泻

方中淡豆豉、杏仁辛温解表，宣开上焦；藿香、厚朴、半夏、蔻仁芳香化浊，苦温燥湿，通运中焦；猪苓、赤苓、泽泻渗湿清热，疏利下焦。本方适应于湿邪郁表，表湿明显之证。

三仁汤（《温病条辨》）：

杏仁　飞滑石　白通草　白蔻仁　竹叶　厚朴　生薏苡仁　半夏

本方用杏仁轻宣开泄肺气；白蔻仁、厚朴、半夏燥湿理气和中；薏苡仁、滑石、通草淡渗利湿；合用竹叶轻清泄热。本方适应于湿渐化热，表湿稍轻，里湿较甚之证。

藿朴夏苓汤与三仁汤比较：均有开上、畅中、渗下之功，能宣化表里湿热，同用于湿遏卫气之证。藿朴夏苓汤有藿香、淡豆豉，故解表力较强，用于湿邪偏于卫表而化热未甚者。三仁汤有滑石、通草、竹叶，故清热力较强，用于湿渐化热者。

本病初起忌用发汗、攻下、滋阴等法。

（2）邪阻膜原

【证候】寒热往来如疟状，寒甚热微，身痛有汗，手足沉重，呕逆胀满，舌苔白厚浊腻，脉缓。

【分析】膜原者，外通肌肉，内近胃腑，一身之半表半里也。邪由上受，直趋中道，故病多归膜原。湿热秽浊阻遏阳气，邪正反复交争，故寒热往来，起伏如疟。因湿浊偏盛，阳气受郁，故寒甚而热微。湿浊郁滞肌肉经络，则身体疼痛，手足沉重。湿浊内阻脾胃，胃气上逆，则呕逆胀满。舌苔白厚腻浊，为湿浊壅盛的表现。

【治疗】疏透湿浊。

【方药】达原饮或雷氏宣透膜原法

达原饮（《温疫论》）：

槟榔　厚朴　草果仁　知母　芍药　黄芩　甘草

本方槟榔散湿化痰破结，厚朴运湿化浊理气，草果辟秽化浊止呕，三味协力，直达膜原，逐邪外出，故称达原。知母滋阴，白芍和血，黄芩清热解毒，甘草和中。

雷氏宣透膜原法（《时病论》）：

厚朴（姜制）　槟榔　草果仁　黄芩（酒炒）　粉甘草　藿香叶　半夏（姜制）　生姜

若湿浊郁结较甚，用一般化湿剂难以奏效，用疏利透达法，才能直达膜原，透化湿浊。本方在厚朴、槟榔、草果辛烈温燥湿浊的基础上，再加藿香、半夏、生姜芳香化湿、畅气和中，佐黄芩清湿中蕴热。用于湿浊壅盛，胶结难化者。

2．湿热并重

（1）湿热中阻

【证候】发热汗出不解，口渴不欲多饮，脘痞呕恶，心中烦闷，便溏色黄，小便短赤，苔黄腻，脉濡数。

【分析】此为湿热并重，困阻中焦之证。湿郁化热，里热渐盛，热蒸湿动，则发热汗出。热盛伤津故口渴、小便短赤。湿热中阻，升清降浊失司，故脘痞呕恶，便溏。苔黄腻，脉濡数，为湿热俱盛之征。

【治疗】辛开苦降，清热化湿。

【方药】王氏连朴饮（《随息居重订霍乱论》）

川连（姜汁炒）　制厚朴　石菖蒲　醋炒半夏　淡豆豉　炒山栀　芦根

本方厚朴、半夏辛开泄化脾湿，黄连、山栀、苦寒清化胃热，苦辛并进，以分解互结之湿热，故谓之辛开苦降。淡豆豉、山栀宣透蕴热，菖蒲芳香化浊助厚朴、半夏以醒脾祛湿，芦根清热利湿，兼甘凉生津和胃。

（2）湿热蕴毒

【证候】发热口渴，胸闷腹胀，肢酸倦怠，咽喉肿痛，小便黄赤，或身目发黄，苔黄而腻，脉滑数。

【分析】此为湿热交蒸，蕴酿成毒，充斥气分之证。热盛伤津，故发热口渴；热毒上壅则咽喉肿痛；湿热中阻，则胸闷腹胀，肢酸体倦；湿热下注，则小便黄赤。若湿热交蒸，内蕴肝胆，可见身目发黄。苔黄腻、脉滑数，为湿热并重之象。

【治疗】清热解毒化湿。

【方药】甘露消毒丹（又名普济解毒丹；《温热经纬》）

飞滑石　绵茵陈　淡黄芩　石菖蒲　川贝母　木通　藿香　射干　连翘　薄荷　蔻仁

方中黄芩、连翘清热解毒；射干、贝母解毒利咽散结；薄荷、藿香、蔻仁、石菖蒲芳香化浊以宣上畅中；茵陈、滑石、木通渗下湿热。全方清热解毒除湿。

（3）湿热酿痰，蒙蔽心包

【证候】身热不退，朝轻暮重，神识昏蒙，似清似昧，或时清时昧，时或谵语，舌苔黄腻，脉濡滑而数。

【分析】此为气分湿热酿蒸成痰，痰浊蒙蔽心包之证。湿热痰浊蒙蔽心包，扰乱心神，则神识昏蒙，似清似昧或时清时昧等。气分湿热郁蒸，故身热不退，朝轻暮重。舌苔黄腻、脉濡滑数为湿热俱盛、痰浊蕴结之象。

注意：本证之神志异常，与热入营血、内闭心包出现舌绛、神昏谵语甚或昏愦不语之证不同；亦与阳明腑实之昏谵伴见腹满痛、便秘、苔黄厚燥裂者有异。

【治疗】清热化湿，豁痰开窍。

【方药】菖蒲郁金汤合苏合香丸或至宝丹。

菖蒲郁金汤（《温病全书》）：

石菖蒲　郁金　炒山栀　连翘　细木通　鲜竹叶　丹皮　淡竹沥（冲）　灯心　玉枢丹（冲）

本方菖蒲郁金汤方用菖蒲通窍安神，郁金清心开郁，竹沥清热豁痰，玉枢丹解毒化痰，丹皮、连翘、竹叶清泄湿中之蕴热；山栀、木通、灯心导湿热下行，适用于气分湿热郁蒸，酿痰蒙蔽心包之证。邪热偏盛者，合至宝丹以助清心化痰开窍；湿浊偏盛者，送服苏合香丸化湿辟秽开窍。

3．热重于湿

【证候】高热汗出，面赤气粗，口渴欲饮，脘痞身重，苔黄微腻，脉滑数。

【分析】此为湿渐化热，热重湿轻之证。气分阳明热盛，故高热汗出、口渴欲饮、面赤气粗。太阴脾湿未化，故身重脘痞、苔微腻。

【治疗】清热化湿。

【方药】白虎加苍术汤（《类证活人书》）

生石膏（研）　知母　生甘草　白粳米　苍术

此证型主要为阳明热盛，兼太阴脾湿未化，故方中以白虎汤清阳明胃热为主，苍术燥太阴脾湿为辅。

4．化燥入血

（1）伤络下血

【证候】灼热烦躁，便下鲜血，舌质红绛。

【分析】此为湿热化燥化火，灼伤肠络之证。湿热化燥化火，侵入营血分，故见灼热烦躁，舌质红绛。灼伤肠络，迫血下行故便下鲜血。

【治疗】清营解毒，凉血止血。

【方药】犀角地黄汤（方见春温章）

可加紫草、茜根、槐花等以增强凉血止血之效。

（2）气随血脱

【证候】便血不止，体温骤降，汗出肢冷，面色苍白，脉细欲绝。

【分析】此为上证发展而来。便血过多，则正气外脱，故见体温骤降，汗出肢冷，面色苍白，脉细欲绝。

【治疗】益气固脱

【方药】独参汤（《十药神书》）

人参

元气恢复后，便血量少色淡，面色苍白或萎黄，舌淡苔白，脉沉无力，为阴损及阳，脾肾阳虚，气不摄血之征，改用黄土汤治疗。

黄土汤（《金匮要略》）

甘草　干地黄　白术　附子（炮）　阿胶　黄芩　灶中黄土

方中以白术、附子、灶中黄土温壮脾阳，涩肠止血，阿胶、生地黄养血止血，黄芩清余热，兼制附子、黄土之燥热辛烈。

5．湿胜阳微

【证候】神疲身冷，心悸胸闷，面浮肢肿，汗泄尿少，口渴不欲饮或喜热饮，苔白腻，脉沉细。

【分析】此为湿从寒化，损伤肾阳之证。肾阳衰微，温煦无源，故身冷、舌淡、脉沉细等。肾阳虚衰，水液输布失司，故面浮肢肿，汗泄尿少，口渴不欲饮或喜热饮。

【治疗】益气温阳利湿。

【方药】真武汤

茯苓　白芍　生姜　白术　附子（炮去皮）

方中茯苓、白术益气利湿，附子、生姜温阳散寒行水，白芍敛阴和营，并制姜、附、术之燥烈。

6．余邪未净

【证候】身热已退，脘中微闷，知饥不食，苔薄腻。

【分析】此为气分余邪未净之证。温邪已解，故身热已退。余湿未净，故脘中微闷，苔薄腻。知饥不食为胃未醒、脾未运之征。

【治疗】轻清芳化，涤除余邪。

【方药】薛氏五叶芦根汤

藿香叶　薄荷叶　鲜荷叶　枇杷叶　佩兰叶　芦根　冬瓜仁

藿、佩、荷三叶芳香化湿，醒脾舒胃；用轻清之薄荷叶、枇杷叶宣肺和胃，芦根、冬瓜仁利湿导下。本方选用叶类药，轻灵清淡，最适宜邪热已退而余湿未净之证。

六、伏暑

伏暑是感受暑湿病邪郁伏至秋冬才发生的急性热病。其特征为发病初期类似感冒，继则如疟状，但寒热不规则，以后只热不寒，入夜尤甚，大便溏而不爽。本病发病急骤，病势重而缠绵难解。

西医的钩端螺旋体病、流行性出血热、流行性乙型脑炎、散发性脑炎、流行性感冒等疾病可参考本病辨证论治。

（一）病因病机

暑邪是伏暑的病因。夏月感受暑湿病邪，郁伏于体内，至深秋或冬月，复感当令时邪而诱发成伏暑。暑湿病邪侵入人体后邪正斗争的结果，有不病、即病、邪气隐伏过时而发或不发的三种趋势：其一为正盛邪轻，正能逐邪则不病；其二为正虚邪盛，或正邪俱盛，则有感邪即病的可能；其三为邪轻未足以致病，但正气未能驱邪外出，则邪气潜伏并逐渐消耗正气，可演变为正虚邪实，复感当令时邪而引发伏暑。

由于暑湿病邪易阻遏气机，故其病变以暑湿内郁气分为重心。若素体阴虚火旺，暑湿可化燥化火而内陷营分。由于伏暑须时令病邪触发，故初起多兼卫分表证，或卫气同病，或卫营同病。卫气同病者，若表解则见暑湿内蕴气分，郁蒸少阳；继则困阻脾胃，或与胃肠积滞交结，阻于肠道。卫营同病者，表解后其病机演变及证治，与其他温病邪在营血分者类似。

（二）诊断

（1）发病于深秋或冬季者。

（2）起病急骤，虽多兼有卫分表证，但卫分过程短暂，初起即有明显的暑邪内伏表现。若暑湿发于气分，起病即见高热、心烦、口渴、脘痞、舌红苔腻等；若暑热发于营分，起病即见高热、心烦、舌绛，甚至斑疹隐隐等。

（3）本病特征之一：病程中若湿热积滞郁于肠胃，可见但热不寒，入夜尤甚，天明得汗稍减，但胸腹灼热不除，大便溏而不爽等。

（4）应与秋燥、暑温、湿温以及发于冬季的风温等鉴别。

（三）辨证论治

先辨伏邪性质，如见身热、心烦、口渴、脘痞、苔腻，即为暑湿病邪郁伏气分而发，应辨暑与湿之偏轻偏重。如见舌赤少苔，即为暑热病邪郁伏营分而发，要注意有入血动血，闭窍动风，伤津耗气等可能。次辨暑邪郁发部位，如为暑湿郁伏气分而发，主要病变部位在少阳三焦和脾胃肠腑；如为暑热郁伏营分而发，主要病变部位在心包、小肠并彼及全身血络。

伏暑的治疗早期即以清里热为先，即使兼有表证，也应清泄里热为主，兼以透表，随后根据病机变化予以相应的治疗。

1. 卫气同病

【证候】发热，恶风寒，头痛，周身酸痛，无汗或少汗，心烦口渴，小便短赤，脘痞，苔腻，脉濡数。

【分析】此为暑湿内郁气分，时邪束表的卫气同病之证。暑热内郁，故见心烦口渴，小便短赤，脉数等症；湿邪困阻气机，则脘痞，苔腻，脉濡。时邪郁表则见发热，恶风寒，头痛，周身酸痛，无汗、少汗等。

【治疗】清暑化湿，解表散寒。

【方药】黄连香薷饮（《类证活人书》）

香薷　扁豆　厚朴　黄连

方中香薷、厚朴、扁豆解表散寒、清暑化湿，黄连清热除烦。如湿阻明显者，加半夏、滑石、藿香、薏苡仁。

2. 卫营同病

【证候】发热微恶风寒，头痛，无汗或少汗，心烦不寐，口干不欲饮，舌红少苔，脉浮细数。

【分析】此为风热引发伏邪的卫营同病之证。风热侵袭肺卫，故见发热微恶风寒，头痛，脉浮等卫分表症。心烦不寐，口干不甚渴饮，舌赤少苔，脉细数等，为邪伤营阴之征。

【治疗】透表清营。

【方药】银翘散（《温病条辨》）加生地、丹皮、赤芍、麦冬方。

方用银翘散辛凉透表，疏风清热，加生地、麦冬凉营滋阴，赤芍、丹皮清营凉血。

3. 郁阻少阳

【证候】寒热似疟，口渴心烦，脘痞欲呕，身热午后较甚，入暮尤剧，天明得汗诸症稍减，但胸腹灼热不除，苔黄白而腻，脉弦数。

【分析】此为暑重湿轻，郁阻少阳之证。暑湿郁于少阳，邪正相争，故寒热往来如疟状。暑被湿郁，不得外解，故胸腹灼热不除。暑热伤津故口渴，扰乱心神故烦躁，湿阻气机，则脘痞、苔腻。

【治疗】清胆利湿和胃。

【方药】蒿芩清胆汤（《通俗伤寒论》）

青蒿　黄芩　淡竹茹　仙半夏　枳壳　陈皮　赤苓　碧玉散

本方功专清胆利湿和胃。方中青蒿、黄芩清少阳胆热；陈皮、半夏、竹茹、枳壳燥湿化痰，理气和胃；赤苓、碧玉散清暑导湿。

4. 暑湿积滞肠腑

【证候】胸腹灼热，呕恶，便溏不爽，色黄如酱，苔黄垢腻，脉滑数。

【分析】本证由暑湿积滞互结，阻滞肠道所致。邪结肠道，湿性黏滞，传导不利，故大便溏而不爽，色黄如酱。暑湿积滞蕴结于里，则胸腹灼热。胃气不降，浊气上逆，则恶心呕吐。苔黄而垢腻、脉滑数，均为里有暑湿积滞之象。

【治疗】导滞通下，清热化湿。

【方药】枳实导滞汤（《通俗伤寒论》）

枳实　生大黄　山楂　槟榔　川朴　川连　六曲　连翘　紫草　木通　甘草

大黄、枳实、厚朴、槟榔消导积滞，通腑泄热；山楂、六曲消食导滞和中；黄连、连翘、紫草清热解毒，木通清热利湿，甘草调合诸药。本证为暑湿夹滞胶结肠道，非阳明腑实燥结，故不得投承气大剂峻攻，徒伤正气而暑湿仍然胶结不去。此证往往要连续攻下，但制剂宜轻，"轻法频下"，暑湿积滞尽除为止。

5．热结阴伤

【证候】身热，小便短赤，口渴，无汗，舌干红，苔黄燥，脉细数。

【分析】此为暑热郁阻气分，热结阴伤之证。暑热炽盛，故身热，舌红，脉数。热伤阴液，故口渴，无汗，小便短赤，苔黄燥等。

【治疗】养阴生津，泻火解毒。

【方药】冬地三黄汤（《温热经纬》）

麦冬 黄连 苇根汁 玄参 黄柏 银花露（冲） 细生地 黄芩 生甘草

本方以三黄苦寒清热泻火，增液汤甘寒养阴增液；花露、苇汁轻清宣透，甘凉滋润。

6．热在心营，下移小肠

【证候】身热夜甚，心烦不寐，口干不欲饮，小便短赤热痛，舌绛，脉细数。

【分析】此为心营邪热下移小肠之证。热伤营阴，故身热夜甚，口干不欲饮，舌绛，脉细数等。热扰心神，则心烦不寐。心与小肠相表里，心营之热下移小肠，则小便短赤热痛。

【治疗】清心凉营，清泻小肠。

【方药】导赤清心汤（《通俗伤寒论》）

鲜生地 辰茯神 麦冬 粉丹皮 粉丹皮 益元散（包煎） 淡竹叶 莲子心（冲）
灯心 童尿（冲）

方中以生地、丹皮、麦冬清营养阴，茯神、莲子心、灯心清心宁神；木通、竹叶心、益元散、童尿清热利尿。全方清营增液，利尿泻热，宁心安神。

7．热闭心包，血络瘀滞

【证候】身热夜甚，神昏谵语，口干漱水不欲咽，皮肤黏膜出血斑，舌绛无苔。

【分析】此为血分瘀热内闭心包证。热入血分则身热夜甚，热壅气血成瘀，热瘀交结，损伤脉络，迫血妄行，故皮肤粘膜出血斑。瘀热阻滞心包络，故神昏谵语，口干漱水不欲咽。

【治疗】凉血化瘀，开窍通络。

【方药】犀地清络饮（《通俗伤寒论》）

水牛角粉 丹皮 连翘 淡竹沥（和匀） 鲜生地 生赤芍 桃仁（去皮） 生姜汁
（同冲） 白茅根 灯心

方中用犀角地黄汤以凉血散血，滋阴通络；桃仁、白茅根凉营活血；连翘、灯芯清心泄热；用菖蒲、竹沥、生姜三汁以涤痰开窍。

8．肾亏失摄

【证候】小便次频量多，口渴多饮，饮不止渴，腰酸肢软，头晕目眩，耳鸣耳聋，舌淡，脉沉弱。

【分析】此为伏暑初愈，肾阳肾精未复，肾失固摄之证。肾不固摄，水液直趋膀胱而出，饮多排多，故小便次频量多，口渴多饮，饮不止渴。腰为肾之腑，府库空虚，必然腰酸肢软；肾精耗竭，脑海清窍失养，故头晕目眩、耳鸣耳聋。

【治疗】温肾、填精、固摄。

【方药】右归丸合缩泉丸。

右归丸（《景岳全书》）

熟地　炒山药　山茱萸　枸杞　鹿角胶　菟丝子　杜仲　当归　肉桂　制附子

缩泉丸（《校注妇人良方》）

乌药　益智仁

方中鹿角胶、乌药、肉桂、制附子大温大补，肾阳必振；山药、熟地、炒山药、山茱萸、枸杞、菟丝子、杜仲等阴阳双补，肾精得充。益智仁固肾缩尿。可加金樱子、桑螵蛸等以增强固涩之力。

七、秋燥

秋燥是由燥热病邪所致的急性外感热病。一般发生于秋季，尤以秋分后小雪前为多见。临床特征为初起邪在肺卫时即有津液干燥见症，如咽干、鼻燥、咳嗽少痰、皮肤干燥等。本病病势轻浅，较少传变，病程较短，较易治愈。

秋燥有温燥、凉燥之分。本章论述的秋燥是指温燥而言。

现代医学中发于秋季的上呼吸道感染、急性支气管炎等，可参考本病辨证施治。

（一）病因病机

燥热病邪是秋燥的致病外因。秋天气候有偏热、偏凉之不同。在久晴无雨，秋阳以曝之时，感之者多病温燥；深秋初冬，西风肃杀之时，感之者多病风燥，亦即凉燥，凉燥不属于温病范畴。

秋日燥金主令，肺属燥金，燥气内应于肺，肺合皮毛，故本病初起也多邪在肺卫，与其他温病不同之处在于秋燥有明显的津液干燥征，这也是秋燥的特征。若肺卫燥热内传入里，则津液干燥更显著；如燥热在肺，易成肺燥阴伤或肺胃阴伤；如传入阳明胃肠，易成肺燥肠闭或阴伤腑实之证；若治疗及时和恰当，一般较少继续传变。少数患者正气虚弱，或病邪太盛，也有可能内传营血，则见络伤咳血或气血两燔表现；极少数可深入下焦，则肝肾阴伤，致水不涵木，虚风内动等。

（二）诊断

1. 发生于秋令燥热偏盛时节的急性外感热病。
2. 有典型的临床特征：初起除邪在肺卫征象外，必伴津液干燥表现。
3. 病变重心在肺，病情浅轻、传变较少。以伤肺胃之阴者为多，较少深入下焦。
4. 本病应与伏暑、风温等相鉴别，可参考有关章节。

（三）辨证论治

"燥者濡之"，燥邪性干，最易伤津，所以秋燥治疗原则以滋润为主：初起邪在肺卫，治以辛凉甘润；中期气分燥热炽盛，津液耗伤更甚，治以祛邪润燥，甘凉增液；后期燥邪深入下焦，肝肾阴亏，治以咸寒填补真阴。"上燥治气，中燥增液，下燥治血"，可作为秋燥初、中、末三期治疗大法的概括。

燥邪有其特殊性。燥性虽似火，又有别于火，所以治燥不同于治火。一般温病在化热化火之后，常用苦寒清热泻火之法。惟燥证喜柔润，最忌苦燥。因此，治火可用苦寒，治燥必用甘寒；火郁可以发，燥胜必用润；火可以直折，燥必用濡养。对于秋燥的治法，汪瑟庵在《温病条辨》按语中总结说："燥证路径无多，故方法甚简，始用辛凉，继用甘凉，与温热相似。但温热传至中焦，间有当用苦寒者，燥证则唯喜柔润，最忌苦燥，断无用之之理矣。"概括了治燥大法。

1．邪在肺卫

【证候】发热，微恶风寒，头痛，少汗，咳嗽少痰，咽干鼻燥，口微渴，或舌边尖红，苔薄白，右脉数大。

【分析】此为温燥初袭肺卫之证。燥热袭表，故发热、恶寒、头痛、少汗等。燥热在肺，肺津受伤，故咳嗽少痰、咽干、鼻燥、口渴等。

本证与风温初起相似，病机均属邪在肺卫，其区别是：风温由风热病邪引起，多发于冬春季；本病由燥热病邪引起，多发于秋季，且有津液干燥的特征。

【治疗】辛凉甘润，轻透肺卫。

【方药】桑杏汤（《温病条辨》）

桑叶　杏仁　沙参　象贝　豆豉　栀皮　梨皮

本证为温燥袭于肺卫，根据温者宜凉、燥者宜润的原则，治宜辛凉甘润法。方中以桑叶、豆豉辛散透邪，杏仁、象贝宣肺止咳化痰，栀皮清热，沙参、梨皮养阴润燥，使邪去而不伤津，润燥而不碍表。

2．邪在气分

（1）燥干清窍

【证候】口渴，发热，目赤，耳鸣，龈肿，咽痛，舌尖红，苔薄黄干，脉数。

【分析】此为燥热扰及清窍之证。咽喉为肺胃之门户，牙龈为阳明经脉所属、上焦气分燥热随经上干，故咽痛、龈肿。清窍受扰，故有耳鸣、目赤等证。苔薄黄而干，脉数为燥热之征。

【治法】透热润燥。

【方药】翘荷汤（《温病条辨》）

薄荷　连翘　生甘草　黑栀皮　桔梗　绿豆皮

燥热上干，清窍不利，病位在上，病势轻浅，治疗以轻清宣透上焦燥热为主。方中薄荷辛凉清头目，连翘、栀皮、绿豆皮清解燥火，甘草、桔梗利咽。此为辛凉润燥轻剂，符合"治上焦如羽"之意。

注意：本证忌用苦燥之品。

（2）燥热伤肺

【证候】身热心烦，干咳气喘，咽干鼻燥，齿燥口渴，胸满胁痛，舌边尖红赤，苔薄白而燥或薄黄干燥等。

【分析】此为燥热化火，肺之气阴俱伤之证。热灼肺津，肺气失于清肃，则见身热、干咳无痰、气喘、咽干、鼻燥，齿燥、口渴等症。

【治疗】清热宣肺，养阴润燥。

【方药】清燥救肺汤（《医门法律》）

　　石膏　冬桑叶　甘草　胡麻仁（炒研）　杏仁（去皮，麸炒）　枇杷叶（去毛，蜜炙）真阿胶　人参　麦门冬（去心）

　　方中桑叶、杏仁、枇杷叶轻宣肺气而止咳。石膏清肺金之燥热，阿胶、麦冬、胡麻仁润肺养液。用人参、甘草益气生津。合之共奏清肺、润燥、养阴之功。

（3）肺燥肠热，络伤咳血

【证候】初起时喉痒干咳，继则因咳甚而痰黏带血，胸胁疼痛，腹部灼热，大便泄泻，舌红，苔薄黄而干，脉数。

【分析】此为肺燥及肠之证。燥热伤肺，肺络受伤则出现喉痒干咳，痰黏带血，胸胁作痛。虽有咳血，但无其他热入血分之征，故属气热伤络，而非血分证。肺燥下移大肠，致腹部灼热，大便泄泻，此属热利，与虚寒利下而无热象者不同。

【治疗】润肺清肠，安络止血。

【方药】阿胶黄芩汤（《通俗伤寒论》）

陈阿胶　青子芩　甜杏仁　生桑白皮　白芍　生甘草　鲜车前草　甘蔗梢

本方系俞根初专为肺燥肠热而设。方中用黄芩苦寒清肺泻热；杏仁、桑白皮泻肺热止血；芍药合甘草酸甘化阴，和营养血，缓急止痛；阿胶养阴润肺，养血止血；甘蔗梢清肺润燥，生津养液；车前草导热下行。诸药合之两清肺肠、润燥止血。

（4）肺燥肠闭

【证候】咳嗽多痰，胸满腹胀，大便秘结，舌红干。

【分析】此为肺有燥热，液亏肠闭之证。燥热伤肺，肺气失宣故咳嗽不爽。气不布津，津液停聚成痰，故胸满痰多；肺失布津，大肠失润，传导失职，故便秘腹胀。

本证应与肺燥肠热证相鉴别：二者病位都在肺肠，本证为肺有燥热，津液不布，液亏肠闭；肺燥肠热证则是燥热化火，损伤肺络，移热大肠。

【治疗】肃肺化痰，润肠通便。

【方药】五仁橘皮汤

甜杏仁（研细）　松子仁　郁李仁（杵）　柏子仁（杵）　桃仁（杵）　橘皮（蜜炙）

本证之便秘是肺燥及肠，肠中乏津所致，故用肃肺化痰，润燥通便的五仁橘皮汤为治。方中五种植物果仁，富含油质，能养阴润燥，滑肠通便。其中杏仁、桃仁兼化痰止咳，开通上下之功。橘皮行气除胀，并能化痰，蜜炙后则润而不燥。全方润肺燥，降肺气，通大便，消腹胀。

（5）肺胃阴伤

【证候】身热渐减，干咳少痰，清窍干燥乏津；口渴，舌干红少苔，脉细数。

【分析】此为燥热渐退而肺胃津液未复之证。燥热退故身热渐减。肺阴伤则干咳或少痰，鼻咽干燥；胃阴伤则口渴，口、唇干燥。邪去而肺胃津伤不能濡润则舌质干红少苔，脉细而数。

【治疗】润肺养胃之阴。

【方药】沙参麦冬汤，津伤甚者合五汁饮。

沙参麦冬汤（方见风温章）

五汁饮（《温病条辨》）：

梨汁　荸荠汁　鲜苇根汁　麦冬汁　藕汁（或用蔗汁）

方中梨汁、荸荠汁、鲜苇根汁、麦冬汁、藕汁等生津养液，润燥止渴。本证为邪少虚多，其虚在肺胃津伤，故宜甘寒，忌苦寒，否则不仅不能退虚热，反有苦燥劫津之弊。

3．气营（血）两燔

【证候】身热，口渴，烦躁不安，甚或吐血、咯血、衄血，苔黄燥，舌绛，脉数。

【分析】气分燥热炽盛，故身热、口渴、苔黄、舌绛、脉数；热入营血，扰及心神，迫血妄行，故烦躁不安、吐血、咯血、衄血、舌绛。

【治疗】清气凉营（血）。

【方药】玉女煎去牛膝、熟地加细生地、玄参方（方见春温篇）

方中石膏、知母大清气分燥热，增液汤凉血养阴，共奏气血两清之功。

4．燥伤真阴

【证候】昼凉夜热，口渴，或干咳，或不咳，甚则痉厥，舌质干绛，脉虚。

【分析】此为燥热深入下焦，耗伤真阴的邪少虚多证。燥伤真阴，虚热未退，故昼凉夜热。肾阴耗竭，无津上承，故口渴。肺阴不足，故干咳。水不涵木，虚风内动，故痉厥。舌质干绛，脉虚皆为真阴耗伤之征。

【治疗】滋养肝肾，潜镇熄风。

【方药】三甲复脉汤（方见春温篇）

第十章

温病学研究的新进展

第一节 温病辨证规律的研究

温病卫气营血和三焦辨证理论是温病学的重要内容。近年来，随着人们对中医治疗急症、热症的重视，温病辨证规律在基础研究与临床研究方面，都愈来愈广泛、愈深入。而且不断运用现代科学的方法、手段研究探讨其客观指标、病理变化的基础，提出一些新的观点。

一、卫气营血辨证规律的研究

（一）理论研究

卫气营血辨证的理论始于《内经》，发展于《伤寒论》，而形成于《温热论》。

1.《内经》与《温热论》的卫气营血理论 《内经》与《温热论》所述卫气营血，各有不同。《内经》的"本脏"、"卫气"、"邪客"、"调经"、"六节藏象"、"决气"、"经脉"、"刺热"等九篇章中，对卫气营血理论，都有分散记载，但没有把卫气营血作为一专门主题在一个篇章中系统论述。其所论述的卫气营血，概而论之主要属于生理功能的范畴，卫是附于气的，营是附于血的，卫气有卫护和调节机体功能的作用，营血起营养和补充机体营养物质的作用。《温热论》引申《内经》的卫气营血理论，用以阐述温病过程中的病机演变，进而作为区分证候类型，指导辨证的依据。故此作为温病的辨证纲领，辨别温病发生、发展，病变深浅不同的四个阶段。因此，《内经》和《温热论》所论卫气营血各有不同内容，这是整理研究中医卫气营血理论首先应该弄清的概念。

2.《伤寒论》的发展与《温病学》的创新 第一部外感热病辨证论治的专著——《伤寒论》，已经开始引申《内经》的卫气营血理论，用以说明某些热病的证候病变机理。如《伤寒论》的第50、53、54条等原文中，分别有"营气不足"，"卫气不共营气谐和"、"卫气不和"等病理变化的论述。另外，《伤寒论》继承《内经》六经理论，将热病的病变过程概括为六经传变，创立六经辨证，为卫气营血辨证体系的确立打下了基础。随着临床医学的发展，外感热病辨证理论趋向统一，有人认为：六经辨证的是卫气营血辨证的基础，卫气营血辨证又是六经辨证的发展与补充；而且，六经辨证的理法方药还广泛用于各种内伤杂病，提出了综合外感内伤病的辨证方法，建立对外感病与内伤病都能适用的、比较完整的辨证体系——卫气营血阴阳辨证。

3. 近年对卫气营血辨证的认识　卫分阶段主要是机体的防御代偿功能失调；气分阶段出现机能或代谢障碍，临床症状明显，机体的代偿功能良好，病变是可逆的，病因消除后可以恢复正常。营分阶段则病情恶化，组织损伤加重，症状和体征恶化，甚至部分脏器损伤明显；血分阶段脏器及组织严重损伤，免疫防御功能下降，水、电解质和酸碱平衡紊乱，乃致脏器功能衰竭，弥漫性血管内凝血等发生。卫气营血划分了病变发展过程和病热深浅的四个阶段，卫分是人体的外围，包括皮肤、肌肉、上呼吸道和头部等，病变首先影响这些部位而出现卫分证，属于感染性疾病的初期；气分主要是胃、肠、胆、脾、肺等脏腑机能的病变，属感染性疾病的中期或极期；营分的病变开始波及心而影响血液循环、精神神经的功能，属于感染性疾病的极期与晚期；血分证亦多见于感染性疾病的极期，但比营分的病变更深入一层，毒血症状严重，以出血、抽搐等为主要表现。

（二）临床研究

1. 临床应用范围　明清时代创立的卫气营血辨证；主要是治疗各种急性感染病的经验总结，今天卫气营血辨证的临床运用，已经不是局限于急性传染病的范围，而扩大到许多内科发热性疾病的领域。既应用于多种传染病，如流感、流行性出血热、流行性腮腺炎、流脑、乙脑、登革热等；也应用于许多感染性疾病，如感冒、急性扁桃腺炎、肺炎、肺脓疡、急性胆囊炎、急性胰腺炎、败血症等；此外，一些免疫性疾病，如风湿热、系统性红斑狼疮、变应性亚败血症；一些肿瘤如白血病等；物理损伤性疾病如中暑等，都有应用卫气营血辨证治疗的报道。象重庆中医研究所的报道，体温37.5℃以上属内科热病范畴的患者，共有93个病种2391例中，按气卫营血辨证的1896例，占77.92%，而且依此治疗，收效良好。另外，各种中医杂志中也不乏见有五官科、外科、妇科、儿科的发热性疾病，运用卫气营血辨证指导治疗而奏效的临床报道。可见今天卫气营血辨证在临床应用之广泛。

2. 辨病与辨证结合　从临床实际出发，根据西医病种的症状、体征特点，结合卫气营血辨证的证候特点，对具体病种提出趋新趋细的辨证内容。如对流行性出血热的发热期卫分证，提出三红（面、颈、胸部的皮肤潮红）、三痛（眼眶、头、腰部的疼痛），加上表热证的表现（发热、恶寒、口渴、或有腑实、舌苔黄等）作为辨证内容。根据流行性出血热的证候特征，结合卫气营血辨证指导治疗，使其发热期在 1～3 天内迅速得到控制，而不会或者很少出现休克期与少尿期，直接进入多尿期，缩短了病程，治愈率也明显提高。另外，随着医学科学的深入发展，人们对温热病的认识愈益明确，客观上要求临床辨证应尽可能细致具体，而卫气营血辨证之一血分证，概念较大，在指导具体温病辨证治疗时，尚不能完全提示各种温病邪入血分的特殊性。通过对104例流行性出血热病人的临床表现，进行了症状、体征的分析，认为其具有广泛性络损血瘀，早期即见"毒盛"、"瘀盛"的证候特点，以此为依据，主张在血分证中确立"毒瘀交结"这一具体证型。除了流行性出血热之外，临床上还有登革热、流脑、乙脑、钩端螺旋体病、肺炎等，也多数都以病证结合，以病的特殊表现结合卫气营血的证候，指导具体病的辨证治疗。

3. 病理学变化的观察　有学者从临床病理组织学观察研究中提出，温病卫气营血传变规律，与现代医学关于急性传染病的发展规律是共通的，卫气营血各期之临床见证，是可以用现代病理学加以验证的。如对乙脑、流脑、钩端螺旋体病、败血症的死亡患者，进行临床病理分析和尸体解剖发现：卫分证主要表现为发热、恶寒、咳嗽等，主要病理学变化，属于急性传染病的前驱期或症状明显期之早期，以上呼吸道炎症与体表神经—血管反应为主，局部病理变化为充血、水肿；气分证的主要表现为发热、便秘、伤津等，属急性传染病的症状明显期，出现毒血症状及由高热所致体液、电解质代谢紊乱为主，实质脏器混浊肿胀及功能紊乱，可见于各种传染病的特异性病变，即以某一组织或脏器的某部分病变显著，这些改变往往是可逆的；营分证有神昏、斑疹、出血等，为极盛期，除各种传染病的特殊病变进一步加重外，还以显著的中枢神经系统变性、坏死，凝血功能紊乱，血管壁的中毒性损害进一步发展为特征；血分证突出表现为痉厥、伤阴，属衰竭期，多种重要器官如中枢神经、心、肺、肾、肝等损害更严重，机体反应性与抵抗性降低，出现弥漫性血管内凝血，暴发型病例往往伴有急性肾上腺皮质机能不全及广泛出血。不少研究资料也都表明，邪在卫气分阶段，以组织器官的机能和代谢改变为主，病理变化以充血水肿的实质细胞变性为主；邪在营血分阶段，其病理变化以某些实质脏器或组织的变性坏死为主，同时伴有相应的机能紊乱与失调。

4. 血液流变学与微循环指标测定 乙脑患者（重型）辨证为营血分证的血沉、K 值、红细胞电泳、纤维蛋白原明显高于正常值；而卫气分证（轻型）仅一项红细胞电泳时间增加，提示了卫气与营血分证的乙脑患者，血液流变学诸项指标的变化，有明显的差别。

其他病种的温病患者血液流学变各项指标测定，也发现白细胞总数、中性粒细胞、全血黏度（高、低切变速率）、全血还原黏度、红细胞及白细胞电泳时间、血小板电泳时间、纤维蛋白原、甘油三脂、胆固醇等，在卫气营血各病病变阶段，均有显著差异，符合其传变规律，提出这些指标可作为辨证的参考材料。同时，证明卫气营血病变过程，其血液流变学改变属"高黏综合征"，反映温病全过程均有"瘀血"存在，且随卫气营血的演变而逐步加重。可以推论，血浆黏度增高，白细胞总数增多、血细胞表面电荷减少而聚集、单位细胞压积产生增加比黏度的功能增强、甘油三脂和胆固醇增加等，均可能为造成"高黏综合征"和"瘀血"的原因。因此，临床治疗温病时，除了遵循卫气营血辨证的传统治法，还要探求降低血黏度的任务。

也有人对温病患者进行了微循环形态与功能的观察，检测毛细血管袢的清晰度、排列、外形、数目、长度、管径、袢顶亮度、乳头下静脉丛、管壁张力、乳头，以及管袢内微血流的流态、袢顶血流、血色、毛细血管袢周围的渗出、出血和毛细血管袢的冷刺激、针刺激在卫气、卫营、卫血、气营、气血、营血之间，差异皆非常明显（$P < 0.01$）的结果。表明卫气营血各病变阶段，都有微循环形态改变与功能障碍，而且随着其病变的发展而逐渐加重。另外，对卫气营血各阶段微循环特点进行对比，发现营血阶段视野底色鲜红，毛细血管管袢不清，有明显的"毛边"、"渗血"，管袢区显示了不规律的"云片"，也说明了营分证的微循环瘀滞，毛细血管的脆性增加破损更为严重。

5. 生化指标的测定 对气分证患者酸碱平衡失调的情况调查发现、呼吸性碱中毒最多见，其次为代谢酸中毒及碱中毒，而呼吸性酸中毒比较少，且这些酸碱平衡紊乱多属代偿性，说明气分阶段机体代偿功能尚好，能够及时治疗的话，病情预后较好。通过 23 例营血分证病例血钠、钾、氯水平的观察，结果有 21 例患者的血钠、氯降低，提示高热失水伤津；血钾测定结果相反，有 21 例均增高，可能由于高热少尿或酸中毒，大量钾离子从细胞内移出所致，这些变化也似可作为辨证客观指标的参考。

采用放射免疫分析法，对51例气分证患者，进行了血浆皮质醇的动态测定（8、16、24时点），结果血浆皮质醇含量除8点与正常人无显著差异外，其余各点均明显高于正常人（$P < 0.01$）。说明气分阶段正邪斗争十分激烈；血浆皮质醇含量的增高，与机体受到外邪刺激而表现出的应激反应有关，反映出机体正气对外邪发出主动进功而处于优势地位，支持气分阶段邪虽实而正亦盛的温病学理论。

流行性出血热患者在卫气营血不同病变阶段，其周围血液中性粒细胞 NAP 和 POX 活力也有不同的变化。观察的结果表明：卫气营血各病变阶段的患者 NAP 阳性率、积分值差别有非常显著性意义（$P < 0.01$），NAP 阳性率、积分值明显低于对照组。说明中性粒细胞酶代谢，参与了流行性出血热的卫气营血病变的过程。另外，卫气营血各阶段的血中内毒素含量动态观察，发现各病变阶段均有内毒素血症的存在，但没有规律性变化。可见，卫气营血的病理变化，与热病中电解质、皮质固醇、酶等生化物质的代谢改变有密切的关系。

6. 免疫指标的测定 一般认为白细胞是人体抗病能力的一种，属"正气"的范畴。根据临床资料观察分析，卫气营血病变过程中，白细胞是随着温邪由浅入深、病情由轻到重的发展而增加的，可象征"正气"的盛衰与"邪气"的轻重；邪在卫分，白细胞在 6100～10000 之间，卫气同病与上相同且有向 11000～15000 发展的趋势，气分亦在 11000～15000 之间，卫营同病上升至 10000～25000 之间，营分与血分多在 16000～25000 之间。

对35例各型乙脑作了 LBT、lgG、lgA、lgM 测定，发现各型乙脑患者的 lgM，均有明显增高，lgG 的变化不大，lgA 均略偏低；卫气型患者 LBT 偏高，气营型 LBT 则略低于正常，营血型均偏低，反映了邪陷营血、邪盛正虚与细胞免疫反应低下有关，而卫气型患者的细胞免疫功能亢进，则是正盛邪实表现。对 60 例肺炎和 11 例败血症患者气分阶段的免疫功能测定，发现肺炎组血清 lgG、lgM，败血症组血清 lgG，较正常对照组显著提高（$P < 0.01$，$P < 0.05$），亦证明温病气分阶段免疫功能较强，正气旺盛，容易驱邪外出。

中医药对感染性高热急症，采用卫气营血辨证治疗，除了清热解毒药物对病原体的抑制或灭活作用之外，更重要的是通过调整机体的免疫功能，以达到"祛邪安正"的目的。因此，运用免疫学的原理和指标，观察研究卫气营血辨证治疗的机理，对发展卫气营血理论，是有重要意义的。

（三）实验研究

近年来，不仅从临床上开展了卫气营血辨证规律的研究，而且也开始了采用实验观察方法，进行卫气营血辨证研究的新境地，为从多种途径、不同角度探讨卫气营血辨证规律的实质，迈出了可喜的一步。

1. 实验性动物模型的复制 有人根据临床所见胆源性和血源性大肠杆菌败血症性温病患者，表现出典型卫气营血或/和痉厥闭脱等症候，用败血症性温病患者血中培养、分离出的同一株普通大肠杆菌所制菌液，按0.7 ml/kg 体重（每毫升含大肠杆菌27亿个），经耳缘静脉注入健康白毛家兔，成功地复制了实验性温病卫气营血证候的动物模型。动物模型的病因、症状、体征，均与人体大肠杆菌暴发性败血症性温病相似。实验结果表明：①抓住恶寒或寒颤、发热与渴饮、神经系统病变、斑疹出血四大证候特点，对辨证诊断的可靠性获得病理佐证。②大肠杆菌败血症性温病的一般发生发展自然转归，与叶天士"卫之后方言气，营之后方言血"的病变过程相吻合。③兔大肠杆菌暴发性败血症性温病模型，常有稀便、便溏或水样大便等湿热下注，或热结旁流的症状，故认为该组温病动物模型，应命名为湿热类温病卫气营血模型更确切。④舌象的变化，是临床温病辨证的重要依据；该模型所见舌质变化比较明显，但舌苔变化尚不显著。

2.不同时相的连续性病理变化观察 实验性温病动物模型复制成功之后，又分别在卫、气、营、血各证候的不同时相处死动物，经肉眼和组织切片作常规及组织化学特殊染色进行观察，证实了温病卫气营血证候的各个时相，既有病理变化的连续性，更有不同的阶段性。从而论证了温病卫气营血四时相，是病机体多种物质变化和病理过程的反应。

实验模型的大体标本观察可见：卫分组除双肺轻度充血外，四只动物中三联单只左肺或右肺，有少数$0.1 \sim 0.5$ cm直径的出血点，其余与对照组未见明显差异；气分组除肺、肝、胃、脾、脑、肠等明显充血外，四只动物均出现大小不等、多少不一的点状或片状出血并间有多少不等的针尖至米粒大小的脓点，有的尚可见肝脏脓点的形成，胃肠、心、脾有点状出血及脓点，舌苔多呈淡黄、舌质红绛；血分组各只动物除了营分组所述脏器组织的充血水肿、出血及脓点形成且更严重外，还多伴皮下、心、脑有点、片状出血，肾上腺被膜内严重出血，腹腔内有少量淡红色液体形成，舌质绛、苔淡黄晦暗。

实验模型的组织切片观察也发现：①肺、肝、脾的切片组织经 H.E 染色观察，其病理变化也是从卫分到血分瘀血逐渐加重；②黏多糖性质的改变，经 AB/PAS 染色观察，在胃幽门腺等处，从卫分到血分，酸性反应呈不同程度的增强；③RNA 在大脑的神经细胞内变化，卫分组与正常对照组相似或偏高，由气分至血分递减，但脾与淋巴结内的 B 淋巴细胞和浆细胞数，则从卫分起递增，营分最高，至血分又下降；④多种胞浆内膜酶、线粒体酶以及溶酶体酶的活性等，在多数组织器官内，从卫分起到营分逐渐增高，到血分虽有不同程度的降低，但有的仍高于正常。

上述的观察结果表明，卫气营血证候的不同相中，其病理变化的连续性和阶段性的理论，是有实验依据的。①大体病理改变和 H.E 染色的病理改变，可将病变分为轻（卫）、中（气）、重（营）和最重（血）四个类型；②脾脏红髓内浆细胞增多的情况，卫分组与对照组有显著性差别（$P < 0.05$），卫分组与气分组虽无显著差异（$P < 0.05$），但气分组与营分组有显著差异（$P < 0.05$），营分组与血分组无显著差异（$P < 0.05$），故认为卫气营血四个时相虽然不能截然划分，但至少可分为卫气和营血两大阶段；③黏蛋白的增减与黏多糖性质的变化，亦具有四个时相性；④肝糖原的变化，卫气组比正常时偏低，气分组增高，营血分组锐减，以营分组减少为著；⑤RNA 和胞浆内膜酶、线粒体酶、溶酶体酶等多种酶的活性，在连续的病理变化中，也寓有时相性，特别是在肝细胞内，能使糖原异生作用 G - 6 - P 酶的活性，卫分组均比较正常对照组偏低，气分组明显增高，营分组又比正常低，血分组降低更为明显。由此可见，卫气营血的连续性和阶段性的病理变化，是以受病机体的多种物质变化为基础。

3.超微结构的病理变化观察 采用电子显微镜技术，对上述模型的肺与肝，进行了超微结构病量变化观察。结果发现，肺泡壁上皮细胞内线粒体的肿胀和内质网的扩张程度、胞质内空泡和次级溶酶体的多少、毛细血管的充血和内皮细胞的肿胀及空泡变动性等项变化，表现出从卫分到营分损害逐渐加重，以致在血分时细胞器多呈减少而出现拉空现象；肝细胞内线粒体的肿胀、嵴的减少程度、粗而内质网和滑面内质网的扩张、粗面内质网的脱粒现象、肝细胞内次级溶酶体的增减、肝血嵴和毛细胆管的扩张、狄氏间隙内微绒毛的增减程度等方面变化，也表现出肝细胞超微结构的损害，是从卫分到血分逐渐加重，而在血分时细胞器多呈减少的衰绝现象。这些方面的变化，虽然不能将卫气营血四个时期截然划分，但也反映出其连续病理变化过程，也寓有相对的时相性。超微结构的观察方法，把卫气营血辨证研究引入更加深入的层次，也提示了卫气营血证候的病理变化，具有微观结构与功能变化的病理基础。

4. 遥控监测法的观察研究　神志变化是温病卫气营血辨证的证候表现之一。采用遥控监测法，对动物模型皮层脑电图变化，进行系统观察分析。结果发现：代表兔中枢神经活动处于兴奋状态的"θ"波，在温病卫气血证候演变的不同时相中，呈现"W"形的变化；而代表中枢神经受阻抑的"δ"波，则呈现"M"形的变化。说明卫气营血证候传变过程中，神志变化的时相性具有脑电生理学变化的基础。提示脑电图的变化，可作为研究温病病机演变及重症患者的辨证诊断、病情监测和预后判断的一个重要指标。临床运用脑电图观察温病患者神志变化的报道，还比较少见，卫气营血证候中的神志改变状态，与脑电图变化的关系及其机理，有待于深入研究加以阐明。通过该实验结果，也说明了实验研究将为临床运用，提供新的观察方法与手段。

当然，要真正揭示卫气营血辨证规律实质仍须做大量工作，今后的研究热点集中在以下几方面：①加强整体研究：卫气营血证候是体内多系统、多器官病理改变的反应，任何单指标均难以揭示其本质，因此必须注重多系统、多指标的观察，在此基础上进行综合分析和统计处理，从中揭示规律。②联系具体病种研究：温病包括的范围较广，既有传染性疾病，又包括某些感染性疾病，不同的病种其卫气营血的病理变化有其特殊性。因此，研究卫气营血证候实质，必须结合全体病种进行，才可能找到卫气营血证候带有普遍性的客观指标。③注重传变规律的研究：温病过程可随病情演变而有卫气营血证候传变，然其传变的具体条件是什么，有哪些规律可循，抓住卫气营血证候传变规律的研究，对于揭示其本质有着积极的意义。

二、三焦辨证规律的研究

三焦辨证作为温病的辨证纲领，倡导于吴鞠通《温病条辨》，历代医家对三焦辨证作了较深入的研究，为了对三焦辨证研究有比较系统的了解，有必要先介绍三焦实质的研究概况。

三焦名词的释义，《说文解字》说："焦，火所伤也。"《玉篇》说："焦，火烧黑也。"温热的来源，决定于火的燃烧，"焦"就是形容燃烧的情况；"焦"有热的含义，这种热来源于命门之火，通过气化的作用来体现。巢元方《诸病源候论》说："谓此三气，焦干水谷，分别清浊，故名三焦。"张镜人认为三焦："意味着它的解剖位置与生理现象，'三'是概括上、中、下焦三部而言，'焦'即具有温热的意思。"以上这些论述比较清楚的解释了三焦含义。

概括历代医家对三焦的认识，大致有以下几类说法。第一类是部位三焦：如《难经》关于三焦解剖位置，认为膈之上为上焦，膈至脐之间为中焦，脐至二阴之间为下焦。第二类是功能三焦：如《内经》对三焦生理功能的论述："上焦如雾，中焦如沤，下焦如渎。"第三类是辨证三焦：清代叶天士、吴鞠通、王孟英等认为上、中、下三焦为温病划分证候阶段，确定治法。

近代各医家对三焦实质展开了探讨，共有脂膜说、淋巴说、消化系说、神经系说、胸腹腔说、整体代谢说、胰腺说、受体说等学说。

从三焦实质探讨来看，说明三焦辨证源于《内经》，但《内经》所言三焦，多半是讨论它的生理功能和病理变化。温病学把三焦作为辨证纲领，用来划分病期，归纳证候，指示病所，指导治疗。

（一）三焦辨证的起源

刘河间《素问玄机原病式·吐下霍乱》说："三焦为水谷传化之道路，热气甚则传化失常而吐泻霍乱。"认为三焦是水液与水谷精微传化的道路，三焦热邪壅盛，气化失常，就会导致传化功能紊乱而引起吐泻交作的霍乱，喻嘉言在《尚论篇·驳正序例》中指出："温疫之邪则直行中道，流而三焦。"又云"上焦如雾，升而逐之，兼以解毒。中焦如沤，疏而逐之，兼以解毒。下焦如渎，决而逐之，兼以解毒。"叶天士在《临证指南医案》中说："仲景伤寒先分六经，河间温热须究三焦"，"温邪触自口鼻，上焦先受"，"上焦药用辛凉，中焦药用辛寒，下焦药用咸寒"等。吴鞠通根据《内经》理论，总结他以前温病学家治疗温病的经验，结合自己临证体会，写成温病专著《温病条辨》，确立三焦辨证作为温病的辨证纲领，使温病学说更加系统。

所以有人认为温病的三焦辨证"始于河间，畅于嘉言，而明确从三焦分治则为叶氏的主张，至于具体叙述完成这一治疗体系，又系吴鞠通氏。"

（二）三焦辨证的含义

温病三焦辨证既不同于《内经》，而叶氏与吴氏所论三焦又赋于不同含义，叶天士在《外感温热篇》中指出："再论气病有不传血分，而邪留三焦，亦如伤寒中少阳病也。彼则和解表里之半，此则分消上下之势。"又云："再论三焦不得从外解，必致成里结。"有人认为："此言'三焦'之义说明病邪留连的部位，既不在表，又不在里，与《伤寒论》中少阳证之半表半里相同，其他地方虽有上、中、下焦之分，但在叶氏书中三焦之说不是属于主要的。"吴氏《温病条辨》以三焦作为温病的辨证纲领，其意义比叶氏所论三焦更深入一步，反映了温邪侵入机体后，三焦所属的有关脏器功能失调和实质损害的病理变化及证候表现。《温病纵横》中主张："以卫气营血辨证从横的方面标明了温热病由浅入深的传变层次；三焦辨证从纵的方面标明了湿热病由上至下的传变途径。"把叶氏卫气营血辨证与吴氏三焦辨证用于两种不同性质的温病，有一定的临床意义。

（三）三焦辨证纲领的临床意义

温病学说运用三焦辨证，在指导临床实践中有很重要的意义，归纳起来有以下几方面：

1. 划分病期 邓铁涛教授指出："所谓'上焦'多为呼吸系统疾患，其他传染病的初期征象。所谓'中焦'多为传染病中期症状及消化系统传染病，或高热有毒血症时期。所谓

'下焦'则属于病的末期，身体虚弱，见久疟久痢甚或久热稽留不去，心脏衰弱。"这与一般认为：上焦病多为温病早期阶段，中焦病为温病的中期阶段；下焦病为温病的后期阶段的划分是一致的。

2. 区分病位　三焦辨证中：上焦病证主要包括肺卫与心包的病变；中焦病证主要包括脾与胃的病变；下焦病证主要包括肝、肾等病变，这在临床报道中已得到证实。

3. 阐明疾病传变　此在三焦辨证中已有说明。

4. 归纳证候　汪瑟庵指出："温热、湿热为本书两大纲。"温热两类温病在病因、病机、证候、治疗等方面均各有异，归类后易于掌握，执简驭繁。有学者根据吴氏《温病条辨》将三焦证候归纳为如下几种。上焦病证：温热证候分邪在肺卫与邪入心包；湿热证候亦分邪在肺卫与邪入心包。中焦病证：温热证候分阳明胃热与热结肠腑；湿热证候病变主要在脾胃。下焦病证分心肾阴虚与肝肾阴伤。另附下焦湿热证候，病变部位主要在膀胱及大、小肠。

5. 指导治疗　根据吴鞠通《温病条辨》关于三焦论治的内容：上焦温病，邪在肺卫，治宜轻清宣透；邪入心包，治宜清心开窍。中焦温病，温热证候，选用清热或通下；湿热证候，治宜清热与祛湿。下焦湿病，以滋补肝肾阴液为主。

（四）卫气营血辨证与三焦辨证的关系

卫气营血辨证和三焦辨证都是温病的辨证纲领。卫气营血辨证是温热病的辨证纲领，三焦辨证是湿热病的辨证纲领；卫气营血辨证从横的方面，说明温热病由浅入深的传变层次，三焦辨证从纵的方面概括湿热病由上至下的传变途径。但一般主张临床运用时，宜两者互参，相辅相成，互相补充，相得益彰。也有学者认为，卫气营血证候是温邪伤阴程度浅深不同的层次分类，三焦证候是湿温邪气阻滞气机的部位区别。温邪伤阴并阻滞气机，则卫气营血病变涉及三焦；湿热之邪日久化热伤阴，则三焦病变涉及卫气营血。卫气营血证治疗重点为清热养阴以达邪外出，三焦证治疗重在宣畅气机以泄化邪热，二者既密不可分，又不能相互取代。

从文献资料的总结来看，近年来对温病辨证规律的研究工作，卫气营血辨证的研究比较广泛、深入。或从理论上探讨卫气营血辨证的实质；或从临床实践验证、发展卫气营血辨证的内容；或从实验研究找出卫气营血辨证的客观指标，以使此辨证规范化、系统化，并取得了一些初步成果。并且，今天的卫气营血辨证也吸取了三焦辨证的长处，加入脏腑辨证的内容，使其应用范围逐渐扩大。在临床运用时，卫气营血辨证与三焦辨证之间应取长补短，有机地结合起来，才能更全面地指导温病的辨证施治。

第二节　温病病因与发病的研究

一、传统认识

温病学说是在漫长的历史时期中逐渐形成和发展起来，历代医家对温病病因和发病有很多不同的看法，归纳起来主要有以下几种：

（一）伏寒化温说

从《内经》开始，直到明代汪石山以前，伏寒化温的说法一直占统治地位，他们认为温病是由于冬季感受寒邪，不即发病，寒邪内伏，久郁化热，过时而发的伏气温病。《素问·阴阳应象大论》："冬伤于寒，春必病温。"是伏寒化温说的最早理论依据。持这一观点的医家，以晋代王叔和为代表，他提出："冬时严寒杀厉之气，中而得病者为伤寒，中而不即病者，寒毒藏于肌肤，至春变为温病，至夏变为暑病。"清代柳宝诒对王氏之说加以阐发，他在《温热逢源》中指出："寒邪郁久，化热而发，则为温病，其病由里而郁蒸达外。"雷少逸在《时病论》中更明确指出："推温病之原，究因冬受寒气，伏而不发，久化为热，必待来年春分之后，天令温暖，阳气弛张，伏气自内而动。"他们认为，伤寒和温病都是由于感受寒邪所致，感寒即发病者为伤寒，感寒不即发病，逾时而发者为温病。所以认为温病都是由于感受寒邪后，寒邪内郁化热，逾时而发的伏气温病。

（二）伏热后发说

认为伏气温病的发生并不是感受寒邪所致，而是由于感受温邪后不即发病，温邪伏而后发。如何廉臣说："凡伏气温病，皆是伏火。"王肯堂在《证治准绳》中说："暑邪久伏而发者，名曰伏暑。"吴鞠通在《温病条辨》中也说："长夏受暑，过夏而发者名曰伏暑。"这种说法肯定了温病是由温邪引起的，但对于某些一开始即见里热证候的温病，认为是温邪伏而后发的伏气温病，故称之为伏热后发说。这种学说较之伏寒化温说，有了较大进步，突出了伏气温病的温热特性。

雷少逸说："其藏于肌肤者，都是冬令劳苦动作汗出之人；其藏少阴者，都是冬不藏精，肾藏内亏之辈。此即古人所谓最虚之处，便是客邪之处。"不管是伏寒化温说，还是伏热后发说，外邪侵袭机体之后能伏于体内，主要由于机体素质偏于阴精亏虚或里热内蕴，故有人认为："后世所称伏气温病，其实质是素体津亏。"有人从邪正关系这一对矛盾斗争分析温病发病，认为："邪胜正微则即病，邪微正胜则不病，邪微正微则邪伏。"从病邪和人体体质两方面因素来认识温病发病形式，此种看法是比较全面的。

（三）六淫化火说

以金元时代刘河间为代表，认为"六淫皆从火化"而发生热病，把"六淫"都当作温病的主因，也就是说，温病可以由风、寒、暑、湿、燥、火六淫侵袭机体，邪气从阳化热而致病。这种六淫化火说，虽从致病原因上阐明了温热病的特性，但即此四种温热病邪，很难说明临床上如何有诸多的温热疾病？一因何以能致多病？

（四）疠气致病说

认为疫疠毒邪是引起温病的原因。明代吴又可崇《内经》所论"毒气"、"厉气"，王叔和"时行学说"，巢元方"乖戾之气"的观点，提出温病所感之邪，乃六淫之外，别有一种异气。他在《温疫论》中说："热病即温病也，又名疫者。""夫温疫之为病，非风、非寒、非暑、非湿，乃天地间别有一种异气所感。"这里吴氏指出，温疫也即温病，温疫是感受疫疠之气而引起的。这种戾气致病说的主要精神是：①戾气是一种致病物质；②戾气自口鼻而入；③戾气致病有种族特异性；④一气自成一病，为病种种，是知气之不一；⑤有病位选择性，有某气专入某脏腑经络，专发为某病者。吴氏这些观点，得到后世中医界的一致肯定，并给予高度评价。

（五）新感温病说

认为温病的病因是感受温邪，它打破了长期以来认为温病都是伏邪化热的传统观察。明代汪石山首先指出新感温病的观点，他说："有不因冬伤于寒，至春而病温者，此特感春温之气，可名春温。如冬之伤寒，秋之伤湿，夏之中暑相同也。"（《温疫论评注》）汪氏所说的"春温之气"，实乃当令之多风温暖之气，所称春温乃指现在的风温。

到清代，对温病病因逐渐明确为温邪，如叶天士指出："温邪上受，首先犯肺。"吴鞠通指出，暑温乃暑热所致，湿温乃湿热所致等等。

清代以后，对温病病因的认识日趋统一于由温邪所致，而且认为温病大多数属于新感温病。但对于某些一起病即见里热证者仍认为是伏气温病，或新感引动在里伏邪。如叶天士《三时伏气外感篇》说："春温一证，由冬令收藏未固，昔人以冬寒内伏，藏于少阴，入春发于少阳……若因外邪先受，引动在里伏热。"

（六）温热病毒说

这是全国统编教材第二版《温病学》所提出的新观点。这种观点，为使温病病因不违背科学常识，是有其一定意义的，但"病毒"这一名称，与西医学所谈的病毒在概念上易于相混。且在温热病毒的总概念下，设立风热病毒、暑热病毒、湿热病毒、燥邪病毒等，乍看起来，似乎是已将病原微生物与六淫之邪相结合，但实际上两者之间并没什么内在联系，究其实质，仍不脱六淫的范围，只是将"病邪"改作"病毒"而已。

（七）邪毒说

重庆市中医研究所以中医益气固脱的参麦注射剂对抗内毒素，治疗感染性休克，收到良好的效果，提出"毒"与感染性疾病的发病和演变以及辨证论治都有密切关系的见解，他们认为：①"毒"随邪来，热由毒生。因为外感热病的发生和演变，感受外邪为必要条件，而正邪交争则决定了疾病的发生与发展。一旦发病，起决定作用者是外邪，外邪的性质决定了疾病的属性。温病之发热，引起"热"的致病因素就是"毒"，中医的"毒"包括了致热原在内，中药的退热效果，主要在于解毒，截断致热原的致热作用，经过解毒而达到了清热的结果。②"毒"不除则热不去，变必生。"毒"是致热因素，外感热病之传变系由邪所传，无邪则不能传变，传变的发生是在一定条件下，由病邪所传：内伤杂病若无外邪则无外邪传变之变化。

这种观点，为运用清热解毒药治疗温病绝大多数是传染病和感染性疾病，提供了理论依据，也阐明了构成温病的主要原因，并不是四时的气候变化，其用心和出发点都十分可贵。但这种温病致病原因的邪毒，与传统认为的邪甚为毒和温病过程中的热盛为毒，热聚成毒以及温毒为患等，在"毒"的概念上未能明确区分，且将所有温热疾病的原因都归之于"毒邪"，这也很难从根本上阐述清楚各种温病病因的各具特性和其致病特点。

二、现代研究

对温病病因的认识，至今仍主要是根据温病的证候特点，并联系其发病季节的气候变化而对温病病因所作出的推测和概括。这就是将温病表现出现的证候，直接联系其发病时的气候特点，并将这种明显感觉到的气候特点，当作这种温病的病因。故对温病病因的认识，仍离不开六淫致病学说，因此雷少逸曰："外感不外六淫，民病当分四气。"

从现代的观点来看，温病包括了多种急性传染病和某些感染性疾病，它的发生虽由致病微生物的感染所致。但应看到四时不同的气候变化不但可影响人体的防御功能，而且也为自然界某些致病微生物的滋生、繁殖、传播提供有利的条件。

有人对"六淫"进行了研究，提出"风"常以一种气溶胶的形式存在，而通过气溶胶方式，引起疾病的病毒有一百种以上，如流感病毒、腺病毒、柯萨奇病毒等，故风邪可以认为是一种"传染微生物气溶胶"。"寒"是温度降低的一种现象，它包括在低温条件下病原微生物作用于机体，使机体抵抗力低下等结果。"暑"与"火"均指温度较高，炎热的物理性因素，以及在炎热条件下机体所产生的不良反应及致病性微生物对机体作用的结果。"湿"则并非单纯指水湿而言，它包括需要一定湿度而生长、繁殖的细菌，如伤寒、副伤寒、沙门氏菌属，及某些病毒感染等，"燥"则与体液的丧失有关。

利用动物实验对温病的病因和发病也进行了很多研究。如在建立温病湿热证动物模型中，采用了单纯、气象因素及生物因素加气象因素（饮食因素）的对比研究，结果发现综合因素（生物因素、气象因素、饮食因素）造模组的症状体征与温病湿热证最吻合，从而验证了中医温病学病因学理论。

虽然六淫致病学说目前仍能有效指导临床，但这一学说也有它的局限性，主要表现在：①六淫为病的概念比较笼统，局限了对温病病种的认识。六淫中能引起温热病变的只有风、暑、湿、燥四种病邪，而临床所见的温热病种却有数十种之多。病种的不同，必然根源于病因有别。病因仅此四种，缘何有此诸多病种？即使结合患者体质因素，也难以解释清楚。因此六气主病，四时分证之说，不可避免会使人们对温病病种的认识受到局限。②六淫病因说对温病病原的预防缺少有效的指导意义。温病包括了相当一部分传染病，根据六淫病因说，在其未发生症状时，是不可能知其感受了风热病邪，抑或暑热、湿热、燥热病邪，因而也就不可能进行病因学预防。据此有学者提出温病学缺乏真正意义上的病因理论，六淫致病说虽有病因学的含义，但真正富有意义的是属于发病学概念。

今后的研究，应在继承"六淫"病因说和吴又可"戾气说"的基础上，创立既能有效指导临床遣方用药，又能准确反映温病致病因子的特性，能够促进温病预防医学开展的崭新病因学说体系，这也是中医温病学研究领域中一项跨世纪的重大课题。

第三节 温病诊法的研究

确立诊断是临床各项工作的第一步，及时而正确的诊断，在临床工作中十分重要，否则，疾病就会由潜在发展为显著，由单纯发展为复杂，由轻症发展为重症，甚至危及生命。因此诊断是临床工作中十分重要的一环。温病作为中医的急重病，更应该重视对诊断方法的研究。

中医传统的诊断方法——"四诊"，亦是温病的主要诊断方法，其中包含着许多科学的原理。但是，必须认识到，传统"四诊"主要还是凭医生各自的经验进行的，各个医生之间的标准，不可避免地会产生较大的差异。这样对临床效果，或教学、科研等势必带来不利的因素。为了提高中医诊疗水平，将现代科学的先进技术运用到中医诊断中去，有必要对中医诊法进行研究，加速中医诊法的发展和提高。从 20 世纪 50 年代以来，各地做了一些初步的工作，特别是近年来出现了一些好的苗头，这些工作直接推动了温病诊法的研究，而重点又集中于舌诊和脉诊的研究。

一、舌诊

（一）研究方法

1. "舌色仪"的研制 各地研制的"舌色仪"，对舌的颜色可作量的测量，据报道测定各种舌色符合率在 94%～96% 之间。这样便使舌色标准化问题可以得到初步的解决，避免了人为的因素产生误差。

2. 利用舌印研究舌上乳头 舌苔由舌上乳头、脱落细胞及食物残渣、唾液等成分组成，所以观察舌上乳头的变化对观察舌象与疾病之间的内在联系有很大意义。舌上乳头就是舌表面的乳头突起，可涂以染科印于纸上而显影，以观察舌乳头在各种类型舌象中的变化。用伊文思蓝作染色剂，也可以用美蓝，从舌印上可以清晰地看到舌的覃状和丝状乳头，以及各种裂纹。因而舌印对连续记录舌象变化和追踪随访有一定价值。此外还可作丝状乳头与覃状乳头计数分析。

3. 舌苔涂片及检查 方法是用薄压舌板或竹片刮取舌苔的一部分，也可用摄子夹取部分舌苔作细胞学、生化和组织化学检查，以及细胞学、细菌学检查。如有单位通过检查分析，发现黄苔和薄白苔均有角化和角化前上皮细胞，基底细胞，中性粒细胞和淋巴细胞，但在黄苔中，这几种细胞均较薄白苔为多，尤其中性粒细胞的升高更为明显，有的还出现大单核细胞及巨噬细胞。

用舌苔的刮下物还可以作生物化学及组织化学检查，例如尿毒症患者的舌苔刮下物可验出尿素类物质。

此种方法对舌苔的形成机制的研究是有价值的，值得今后加以进一步探索。

4. 病理切片 解放以来陆续有一些报道。一种是活组织细胞检查，一种是尸解标本切片，主要观察舌苔的变化，丝状乳头的变化（包括肥大、萎缩、乳头融合、乳头消失等），覃状乳头的变化，上皮细胞的变化，固有层的变化（包括炎性细胞浸润、充血、水肿等）。

5. 舌活体显微镜观察 舌覃状乳头的供血丰富，表层的上皮又薄，故其对机体病变反应灵敏，观察容易。在病理情况下，覃状乳头可呈鲜红肿胀，或淡白扁小，数目可以增多，也可以减少，乳头的微循环状况也可发生很大变化，因此是影响舌质颜色的重要因素，可为中医辨证提供客观指标。

6. 利用电子显微镜进行舌诊研究 电子显微镜可提高肉眼分辨率的100万倍左右，有人利用电子显微镜观察研究舌象后认为：厚苔的形成与舌上皮增殖加速，细胞退化延迟，剥脱减慢和细胞间粘着力增加等因素有关；腻苔与体内各种原因使细胞内膜被颗粒增加有关。

7. 从血液流变学角度研究舌诊 主要是测定血球压积、血浆黏度、全血黏度、纤维蛋白原、红细胞电泳时间、血沉等六项指标。有人对112例青紫舌与非青紫舌进行对照观察，发现青紫舌组的血球压积、血浆黏度、全血黏度等均高于非青紫舌组，揭示青紫舌的形成原理可能是血液黏稠度增高，使血流变慢，血中还原血色素比例增高所致。

8. 利用纤维胃镜等研究舌诊 "苔乃胃气熏蒸而成"，此法可直接了解舌象与胃肠功能的关系。

9. 应用舌血流图测量仪研究舌诊 中国医学科学院用舌血流测量仪测量淡红、淡暗、红暗三种舌质表浅血流量发现有明显差异。

（二）研究结果对温病诊断的意义

1. 缩小了观察误差 使舌诊标准化根据国际色位分别制成舌色板和舌色谱，使望舌有个标准。各地利用彩色摄影技术，摄制各种舌象照片，并制成幻灯片，在解决色彩还原的真实性上取得了初步成功。舌色仪等的运用，不仅排除了光线的影响和目测的误差，也有利于资料的保存，并使舌诊的标准化成为可能。

2. 加深了对温病病理的认识 温病学家对舌诊是特别重视的，温病学理论认为，舌苔由薄变厚，从白苔→黄苔→黑苔，舌质由淡红→红→紫绛，说明病情由轻变重，病变由浅入深。实际情况是否如此？人们用各种方法进行研究。通过大量病例观察，证实舌苔与周围血中白细胞变化有密切关系，从统计中发现舌苔由薄→厚，苔色由白→黄→黑，舌质由浅→深，白细胞总数及类中性粒细胞相对值就增高。同一苔色见于不同舌质，感染程度也不同，舌质色愈深，感染程度就愈重。

从舌苔细胞学的角度亦发现黄苔涂片白细胞数远比白苔的白细胞数为多，随着病情发展，舌苔由薄变厚，由白变黄，舌苔白细胞亦随之增多，说明白苔白细胞少，机体炎症现象较轻而黄苔白细胞多，也符合黄苔主里、主热、主实，表示炎症现象加重。同时发现上感、麻疹合并肺炎组舌苔白细胞明显高于消化不良组，而消化不良兼有上感发热，苔变黄时，舌苔白细胞随之增加，表明黄苔是热邪传里化火，有炎症现象。

人们对急腹症舌象观察也得出一些带规律性的现象：早期、单纯性时舌象多表现为舌边尖红，苔薄白或薄黄为主。中期有合并化脓时舌转红，苔多黄腻或黄厚，或黄燥有芒刺；晚期有坏死，重度脱水，或酸中毒等可见有舌绛紫，苔干燥有芒刺、或无苔，经治疗病情变化后舌苔也随之改变。如：

急性胆囊炎（单纯性）或胆绞痛以舌微红苔薄白或薄黄为主；急性化脓性胆囊炎则舌红苔黄腻或黄厚；急性胆囊积脓，胆囊穿孔者，舌红或红绛、舌黄燥或有芒刺。

急性胰腺炎舌质以红为主，舌苔以黄腻为主，少数为白腻，出血性胰腺炎可见绛紫舌，焦黄苔或焦黑苔。

急性阑尾炎病人舌象变化与分型相关，一般单纯性阑尾炎的舌质多正常，苔薄白，少数薄黄；化脓性阑尾炎则舌质变红，苔黄而干；急性穿孔型阑尾炎舌红绛，有芒刺，在治疗中随病情好转苔由厚黄腻转薄苔，如苔未改变，即使症状有改善，病情也可反复，在整个病程中，舌象始终反映着病情的变化。

肠梗阻早期及单纯型，舌质多正常，苔微黄，中期或已开始发生肠管血运障碍的时间，舌象表现为质红、苔黄燥，中晚期有坏死，严重脱水或酸中毒合并腹膜炎时舌多绛紫，苔干燥，或有芒刺。

3. 协助辨证分型 由于外邪入侵后在不同阶段对人体的不同影响，可表现出不同的舌象，经过现代科学方法的观察，证实了前人对上述的认识，是在临床中体验出来的，这些都加深了人们对温病病理的认识和有助于温病的辨证分型。

经研究，有人认为卫分病证部位最浅，属表证，病理变化尚未影响唾液的分泌，也未产生舌乳头间隙存留物的腐败作用。持续时间短，尚未进入内脏，故舌质边尖红，苔薄白，此时角化细胞脱落者不多。气分病证属里证，但正气未衰，抗邪力强，此时舌质红，苔黄。营分病病位深，病情危重，热邪逐步深入，正不胜邪，此时角化细胞脱落明显增加，故有人诊治乙脑时，舌苔黄或白腻中剥的列为凶型。营血分时阴阳失去平衡，热甚则伤阴，脾胃失运则消化功能障碍，使舌之上皮细胞营养受到影响，产生异常代谢，致舌质由红变绛，舌苔由薄变厚，细胞脱落增多，加以火热伤津，体液亏耗，使苔色由白变黄变焦，由润变干而有裂纹，此时细胞脱落也多。

有的单位曾观察300例温病舌象，结果提示：舌苔薄白或薄黄，是邪在肺卫的舌象，黄苔主热主里，为病在气分，愈黄示热愈重。舌质方面，在卫分时因病邪未入里，故舌质淡红或舌红、随着病邪入里进入气分、营分，则因邪热伤阴，脱水或维生素缺乏，致胃阴不足，血钾增加，舌色偏红甚或红绛；另青紫色33例舌色红暗，蓝有瘀点者均为营血分病例。有人对90例出血热患者的舌象、齿态作了观察，在早期舌苔多薄白或微黄；舌质多边尖红，齿津无变化。邪入气分，渐入营血，则舌苔由白或微黄转黄，舌质转红或稍绛。内陷营血，邪热炽盛，津伤液耗，则舌苔转黄，少津或无津，舌质转红绛，齿转少津。

有的单位曾经报道27例乙型脑炎中，只有1例舌色紫暗，病情深重，临床表现完全符合邪入营血，其余均为舌红少津，他们认为"乙脑"为病，邪入营血而舌质不绛，可能由于"乙脑"病邪传变迅速，往往邪到病处，而舌质的病理变化尚未即时反映出来，故邪虽入营舌质不绛，有人报道17例重型和2例中型乙脑患者，其病变均发展至营、血分，但其舌质仅5例呈红色，未见1例绛舌，提示不应拘泥于舌质未绛而不予以清营凉血。

有人对温病舌脱落细胞检查看出：脱落的白细胞以气分最多，卫、营分次之，血分又次之；脱落的上皮细胞则以营血分最多，气分次之，卫分又次之；而苔垢则以气分最多，卫分次之，营分又次之，血分最少。

4. 指导治疗　根据舌象分型进行治疗这是众所周知的，有人报告81例各类感染病人的舌苔渗出细胞的改变，其中中性粒细胞及淋巴细胞在黄苔中明显升高，这说明黄苔渗出细胞与周围血细胞的作用是相似的，根据这种不同改变，为不同感染和临床用药提供参考。

有人通过流行性出血热舌象观察认为：舌象观察有助于分型与分期，便于进行预防性治疗，如黑点或瘀斑舌者并发颅内出血或腔道大出血者较多，应及时作凝血功能检查，进行抗凝或抗血纤溶等针对性治疗。绛舌、光剥舌提示病重或危；全舌紫，舌下络脉特别粗大，色紫黑者多发为顽固性休克。低血压休克期患者如舌苔干燥者提示津液不足，可适当增加输液量，而舌苔润，舌体胖嫩者则应警惕液量过多。

5. 推测预后　有人报告通过舌诊协助对流行性出血热的早期病情判断：舌尖边红、薄白苔或薄黄苔为轻型；舌质红、黄苔，黄腻苔或白腻苔者为中型；舌质深绛舌光无苔，呈镜面舌者为重型，或危重型。实际临床经过与据舌象早期判断的病情和预后完全符合。

有人认为，从舌苔的变化可以推测肝炎病情的顺逆，认为舌质由正常绛紫或有裂纹，或有瘀斑，苔由薄转厚腻或无苔，提示病情转重。

Pannhorst等人发现肝硬化有一种特殊的舌象——"肝舌"：舌蓝色，充血肿胀，当肝硬化进行时肝舌亦渐明显，蓝红色变深，症状好转时，蓝红色变浅；舌体瘦小，即所谓"阴虚舌"，为肝功能极度损害，可视为肝昏迷的先兆，临床上见这类阴虚舌时宜慎用或停用利尿剂，以免伤阴诱发肝性昏迷。若肝硬化舌上发现白色小结晶体，临床上对这类病人加用活血化瘀药治疗常可提高疗效。

二、其他

（一）利用肛趾温差诊断热厥证

有人对住院治疗的感染性中毒性休克病人进行临床观察并和气虚证献血员对照。认为能较客观反映真热假寒的体质，较准确地判断厥逆程度，避免主观感觉可能造成的误诊。故可作为诊断热厥的指征。

如：阳盛于内——里热（肛温高）

　　阴郁于外——外寒（趾温低）

这便构成肛趾温差。认为低温季节肛趾温差大于7.5℃，高温季节大于6℃，结合病史及临床表现等可诊断热厥。参照肛趾温差的变化可以确定治疗原则，指导输液、补充血容量，判断预后。如趾温在休克时下降，肛趾温差增大说明病情加重；恢复期明显升高，肛趾温差缩小，说明病情好转，治疗有效。

（二）寒、热与指端皮肤温度的关系

有人发现，热证与寒证患者的皮肤温度，对冷水刺激的反应形成有不同，将患者的手浸入20℃的低温水5分钟取出，发现热证患者的皮肤温度恢复方式是逐渐恢复的A型，而寒证患者则是在开始阶段维持一定时间的低温以后，急剧恢复的B型，在间隔20~30分钟后可重复出现上述现象。

中医诊法是数千年无数医家的经验结晶，其中包含着许多科学的原理，必须加以认真总结，但在现代科学技术飞跃发展的今天，我们的诊断方法亦必须跟上发展的形势，必须利用其他学科的知识和技术发展来提高我们的诊断方法，同时应认真解决科研与临床脱节的同题，使科研成果尽快应用于临床，使舌诊成为中医独特的并与现代科学相结合的诊断方法之一。

第四节　温病治法的研究

温病的治法导源于《内经》，但《内经》中只论及"热者寒之"、"温者清之"、"燥者润之"等法则。汉代张仲景在《伤寒杂病论》中运用清热、攻下诸法，首创白虎汤、承气汤等方以治疗外感热病。随着温病学说的不断成长，到了清代，逐步确立了以叶天士和吴鞠通为首的卫气营血和三焦不同证候的辨治方法。

新中国成立以来，温病学说在临床中得到广泛的应用，其理论也得到不断的充实和提高。近20年来，多数学者认为治疗温病诸法无不包含着"祛除病邪"和"保津养阴"两个方面，而在掌握各法的使用时机方面，又有"截断扭转"和"顺应调节"两种不同见解。现将上述有关问题作如下概述。

一、祛除病邪

温病的治疗是祛除侵犯机体的温邪，使受损伤的卫气营血和三焦所属的脏腑功能得以康复。近年来，各地学者均十分强调温病祛邪的重要。温病祛邪的方法主要有："清热解毒"、"苦寒攻下"、"活血祛瘀"三法。

（一）清热解毒法

1. 清热解毒法的功效

（1）祛除病邪：温病是由温邪引起的一类急性外感热病。温邪是外邪中属于阳热性质的病邪，其致病均具热象偏盛的特点，尤其在气、营、血阶段，热毒炽盛的证候更为常见，只有用清热解毒法才能平熄热毒证候，祛除所感受的温邪。所以，清热解毒法是温病祛邪的重要措施。

（2）顿挫高热：有学者提出"温病毒寓于邪，毒随邪入，热由毒生，毒不去则热不除，变必生"的学术观点。温病的发热既然是由寓于邪中之毒引起，那么，解毒以清除致热的因素，发热也自会消退。实践证明，清热解毒的撤热作用非常显著。

（3）保护正气：清热解毒能减轻邪毒对人体正气和脏腑组织的直接损害，避免津血渗于脉外等阴液内耗，有利于正气和脏腑组织功能的恢复，而且只有突出清热解毒，才能保存津液。

（4）防止传变：温病发病急骤，传变迅速，如流行性出血热，往往初期即现卫气同病、气营合病、气血两燔，或卫气营血四者同病。热邪充斥表里上下，见症险恶，只有重用清热解毒，顿挫病邪，始化险为夷。所以，突出清热解毒是防止温病传变的关键。

有人分析了早期应用清热解毒祛邪药物与不用或迟用的 1300 病例，发现早期、及时应用者，传变较少发生；不用或迟用者，传变多易发生。这说明早期足量使用解毒清气药能显著减少传变的发生，能截断病势的发展。

现代药理研究证实，清热解毒方药抗感染的原理，主要在于增强机体的非特异性抗感染能力和机体对感染的反应性调节，这些作用包括：①增强多形核白细胞及巨噬细胞吞噬能力，提高血清或分泌液中溶菌酶水平，增强补体活性，增强细胞免疫，促进抗体形成等。②近年发现有些清热解毒方药，在体内有明显的抗毒，或能使毒素直接灭活，或能加速毒素体内的廓清作用，这在抗感染治疗上有重要的临床意义。③清热解毒方药还具有明显的解热、抗过敏、促进肾上腺皮质功能、改善微循环、抑制血小板功能，以及抗休克、保肝、利胆、镇静、抗痉等广泛的作用。这对温病的病理变化起着极为重要的治疗作用，由它所组成的方药可作用于急性外感热病的多个环节。

2. 清热解毒法在温病的临床应用 清热解毒法可贯穿温病卫气营血各个阶段治疗的始终，而在卫气营血不同阶段的治疗上，又必须根据具体情况灵活地配合透表、清气、祛湿、清营、凉血、熄风、开窍等法；对正气已虚，阴津已伤或瘀热内陷的病者还适当加入扶正、养阴、增液或活血化瘀之品。

近年来，清热解毒法在温病的临床中已得到广泛的应用，如重庆市中医研究所 1978 年以前内科住院的 1896 例急性感染疾患的中医药治疗的显效率为69.45 %。1978 年以后，他们以清热解毒法治疗 112 例，其治愈率为93%。他们还用清热解毒药物制成"清气解毒针"，用于治疗多种感染性疾患，如大叶性肺炎、急性菌痢、急性肾盂肾炎、急性胆道感染、急性胰腺炎、急性化脓性扁桃体炎、急性胃肠炎和慢性支气管炎急性发作等疾患 191 例，均取得良好的效果。

此外，各地也有报道以清热解毒法为主，治疗上呼吸道感染、白喉、肺炎、脑炎、尿路结石并感染、流行性出血热、流行性腮腺炎、肺脓肿、钩端螺旋体病等疾患，均取得良好效果。

尽管目前有关清热解毒法的研究已积累了大量资料，取得一定成果，且对其临床应用范围和某些治疗效果的作用原理已有一定的认识，但对清热解毒法的总体分析还需加强，临床应用有待进一步开拓，不同方药的适应证和疗效差异还应验证研析，作用原理也有待深入研究。

（二）苦寒攻下法

苦寒攻下法是温病中使用较多，奏效较迅速的一种治法。历代的温病医家多较重视本法的应用，可见它在温病的治疗上占有较重要的地位。

1. 苦寒攻下法的功效

（1）祛邪解热：温病邪在气分阶段，每因邪热与积滞交结于胃肠，以致腑气不通，大便不下；邪热无出路则更为炽盛、猖獗，此时唯有使用苦寒通下法，方能祛除邪热积滞。有学者指出：下法在于迅速排泄邪热毒素，促使机体早日康复，它可缩短疗程，提高疗效，是清热祛邪的一个重要途径。

（2）保存津液：温病最易化燥伤阴，急下可存阴，急下的目的不能片面理解为通大便、下燥屎，而在于祛邪撤热以存阴。

（3）荡涤积滞，通畅气机：发热是温病的主症，发热时，由于消化液的分泌减少，消化能力减低，消化道运动迟缓，故常出现食欲减退，恶心呕吐，腹胀，便秘等症。此时，如能在治疗原发病的同时，及时采用通腑法，以解除胃气上逆、腑气不通、中焦气滞等病理状态，那么往往可使病情趋于缓解。

现代药理研究证实，苦寒攻下方药具有明显的抗炎解热作用、增强肝胆分泌、改善肠道血液流量、促进肠道排泄等作用。特别是对于阳明腑实、高热不解的患者，多因肠道异常发酵加剧、肠道黏膜缺血致通透性增加，大量肠源性内毒素毒性物质吸收入血，致使单核细胞功能抑制。此时运用通下方药，荡涤积滞，抑制过度发酵，排出细菌及毒素，解除肠道缺血缺氧状态，恢复肠黏膜毛细管通透性和单核巨细胞吞噬功能，可有效地避免肠源内毒素的吸收，从而取到良好的治疗效果。

2. 苦寒攻下法在温病临床的应用 有学者认为，无论邪之在气或营或表里之间，只要体质壮实，无脾虚溏泄之象，而有可下症，或热极生风，或躁狂痉厥，均可通下逐秽，泄热解毒。可选用承气、升降散之类，或于辨证施治中加用硝黄。

北京中医药大学东直门医院内科在实践中体会到："温病下不嫌早"的说法是有道理的。尤其在卫、气阶段，恰当的使用通下方法，既可对热结肠胃的气分证能驱除邪热，保津存阴；同时又可以促使病邪下泄而有出路。此外，因"温邪上受，首先犯肺"，肺与大肠相表里，通下既可排除毒邪又可使肺气宣畅清肃，使咳嗽胸痛诸症缓解。

在湿温病使用下法的问题上，至今仍有不同看法。有人认为湿温禁用通下，张仲景和吴鞠通均有论述，这均有一定理论根据，不能随便予以否定。有人认为正副伤寒隶属于湿温范畴，不仅能下，而且应以下法为主。因为伤寒的发生虽主要是感受温邪而起，但大多夹食夹湿，所以在伤寒早期，及时予以疏通积滞，温邪就不致内传阳明，蕴积化火，下逼肠络，就可能防止或减少肠出血，缩短疗程。也有人认为：张仲景和吴鞠通对湿温忌下之戒，是告诫后学湿温初期不可轻率用下。但湿温亦有可下之证，如邪归胃腑，湿气已化，热结独存，为湿热证使用下法的标准；湿温中期，湿热夹滞，胶结胃肠之证，宜用缓下，叶天士对此有精辟论述。

根据有关报道，许多急性传染病，只要辨证准确，不失时机地运用下法，多能扭转病机，迅速凑效，能减少后遗证。北京友谊医院用"泻热汤"治疗急性肺炎、上呼吸道感染、急性菌痢、急性胰腺炎、泌尿系感染、金葡菌败血症、成人急性呼吸窘迫综合征等多种病症，大多数患者服药后 1～3 天，体温下降至正常，病情好转，有减少中毒症状，扭转病情等作用。

此外，以苦寒攻下为主的方药还用于治疗乙脑、麻疹合并肺炎、伤寒与副伤寒、胆系感染等疾患，常有一下而解热，病情随之转危为安的效果。

尽管苦寒攻下法在温病临床应用非常广泛，但只是在消化系统方面的药理研究比较细致深入，对其他方面尚缺乏系统的研究。今后在开展生理、病理学研究的同时，还要开展系统的药效学及临床药理学的研究，使其既有深度又有广度。

（三）活血祛瘀法

1. 活血祛瘀法的功效　活血祛瘀法有使血通畅，瘀滞消散的功效，它对因温邪侵入营血所产生的病理变化有重要的治疗作用。有学者认为：凡病入营血，即有不同的微循环阻碍，应特别重视活血化瘀法则的运用，活血化瘀为温病邪热深入营血，机体处于失代偿期而设。

现代药理研究证实，活血祛瘀方药的药理作用主要有：对抗病原体、解热、抗炎、促进肾上腺皮质功能；增强抗感染、免疫或抑制变态反应；调整毛细血管通透性的紊乱，改善血液循环；抑制血小板聚集，促进纤维蛋白溶解；镇痛、调节体内某些代谢的失调；抑制结缔组织的代谢，以促进增生性病变的软化和吸收；抑制肿瘤细胞的生长等作用。

2. 活血祛瘀法在温病的临床应用　活血祛瘀法在温病的治疗中常须配合清热解毒、苦寒攻下、清营凉血、开窍通络、养阴益气等法使用。有人认为它贯穿温病辨证施治的始终，因为温病病变中出现瘀血证，虽为热、血相结，但并不单纯见于营血分阶段，而可见于卫气营血的各个病变过程。

随着活血化瘀法研究的深入，抗炎、治疗急慢性炎症是活血化瘀法作用之一已被临床和动物实验证实，中国医学科学院药物研究所活血化瘀治则研究组、山西医学院等单位的研究资料表明，活血化瘀对炎症1、2期或急性、亚急性炎症有对抗作用，临床对急性单纯性阑尾炎、急性单纯性胆囊炎、急性化脓性扁桃体炎、盆腔炎、慢性气管炎等有明显疗效。

二、保津养阴

温邪有易化热伤阴的特点，特别是温病后期，伤阴证候更为常见，而阴液的存亡又直接关系到疾病的预后，故历代治温病家无不强调保津养阴的重要，可见保津养阴是温病治疗中的又一重要法则。

（一）保津养阴法的功效

1. 防止阴津损耗　在温病的病变过程中，由于邪热迫津外泄而见汗出，或更兼呕吐、泄泻、失血，或因失治误治而耗伤阴津；阴津耗损，水不济火则邪热愈炽，一旦阴津枯涸则变证蜂起，甚则从亡阴发展为亡阳，最后出现阴阳离诀。所以，保津养阴是防止阴津损耗，预防传变的重要措施。

2. 调整阴阳，扶正祛邪　保津养阴能有效地防止阴津的损耗，能调整人体阴阳偏胜的病态。保护阴津实质上是保护人体的正气；正气旺盛则更有利于祛邪。而且保津养阴在一定阶段和一定程度上可以加强清热解毒的功效。

保津养阴方药的药理作用可能是：补充营养物质，如糖类、蛋白、脂肪、维生素、电解质及某些微量元素；抑制病原体或抗、中和其毒素；调节机体对病原体侵入所产生的反应，如解热和抗炎作用；促进机体损伤的修复；提高机体的免疫力；兴奋肾上腺皮质功能或具有激素样作用；改善毛细血管的通透性，特别是改善微循环障碍和防治播散性血管内凝血等作用。这对于温病的病理变化有极为重要的治疗作用。

（二）保津养阴法在温病的临床应用

保津养阴在温病治疗上有重要的作用，不少学者认为保津养阴法贯穿温病治疗的始终，特别是对于温热性质的温病尤为重要。

有人总结了 160 例流行性出血热的治疗经验，认为出血热具有伤阴最速且甚的特点，故治疗的关键在于保护津液，因而滋阴生津法必须早用重用，方能提高疗效。

成都市第二门诊部用养阴清肺汤加减治疗 50 例急性扁桃体炎，结果痊愈 45 例，好转 3 例，无效 2 例。

重庆市中医研究所，将增液汤按不同比例，配制成中药大型输液剂"增液针"和"养阴针"，通过 324 例临床验证，认为增液针和养阴针既有助于提高疗效，又方便治疗。临床还发现尤其对于重症感染者，机体的代偿、修复功能遭到损害或衰竭，施用高敏感和大剂量的抗生药物难于奏效时，及早加用益气养阴之剂常可收到意想不到的效果。

由于保津养阴法的临床应用很广，方药种类较多，因而进行更全面的临床应用研究，观察不同病种、不同证型采用何种养阴方药可达最佳疗效，仍是今后的重要研究课题。

三、"截断扭转"与"顺应调节"

"截断扭转"与"顺应调节"，是近年来关于如何掌握温病治疗各法的使用时机方面的两种不同学术观点。

"截断扭转"系针对疾病的特定病程阶段明显的或潜在的自然发展趋向，采用一定的治疗措施加以截断，从而扭转病势，使其向有利的方向转化。

主张"截断扭转"的学者认为：不仅要认识温病卫气营血的传变规律，更重要的是掌握这一规律，采取有力措施，及时治好疾病，防止向重症传变。这就是不拘泥于"卫之后方言气，营之后方言血，到气才可清气"的顺应疗法，主张先证而治，而反对尾随敌后，将卫气营血辨证施治和截断病原、辨病用药有机结合起来，以提高疗效。"截断扭转"的具体方法是：早用和重用清热解毒；早用苦寒攻下；及时凉血化瘀。

在临床实践中，不少学者认识到某些温病传变迅速，如采用一般卫气营血辨证论治的方法，往往不及时用药，而病情已迅速纵深发展，此时若在尚未出现下一层次征象前，即预先给下一层次药物，往往可以收到阻止病邪深入防止病情发展，保阴生津，祛邪退热的目的。有人在诊治乙脑中观察到此病常常卫分阶段极为短暂，发病后多很快进入气分，或转为气营两燔或迅速内陷之营血，临床上有些初看起来是卫分、气分证的病人，每在要投药或刚服药时就出现抽搐、神昏等营血证候，又须临床时改药，使治疗处于被动地位。吸取这一教训后，他们把乙脑分为卫气型、气营型和营血型进行辨证施治。各型处方都有熄风、豁痰、开窍醒脑药，并把这种预先加用治疗深一层次病变药物的方法称为"药先于病"，他们用这种方法收治 86 例病人，临床治愈 80 例，占 93%。

又有人在治疗流行性出血热的过程中，认识到本病卫气营血传变过程极为迅速，在气分阶段甚至卫分阶段，邪热多已波及营分，故认为到气营两清，只要见到面红目赤，肌肤黏膜隐有疹点，舌红少津，口渴，就须在清气的同时，加入凉营泄热之品，如生地、大青叶、玄参等以防止病邪进一步内陷营血，只有把好气营关，才能阻断病变的发展。

还有人对温邪引起的早期肺炎，应用以清热解毒药为主方，认为早期投用清热解毒方药的疗效确实提高而尚未发现有影响病邪宣透的弊端。

"顺应调节"就是按疾病的不同病变阶段进行调整机体的机能，以达到因势利导、顺利通过病程的目的。温病卫气营血辨证就是突出地体现了调整机体适应性反应。有学者指出：必须坚持辨证施治的原则，认为对发热或有感染迹象的患者，不经辨证，就投以大队清热解毒之品，结果适得其反，由于过于苦寒，损伤胃气，降低了人体抵抗力，反而使病情缠绵。

有人主张分期论治是各种温病立法的准绳。分期论治：一是按病程阶段分期论治，即按卫气营血、三焦理论为指导的辨证论治，注重恢复人体自身功能活动。如有学者认为：以清热解毒、苦寒攻下等法着手研究温病的截断治疗措施具有深远的意义，但从目前水平，不论单纯的中医药或单纯的西药抗生素，似较难截断病情的发展，因此还应充分重视温病治疗中的其他各种特异性的治疗措施，忽略卫气营血辨证指导下的治疗，忽略帮助机体自稳调节能力的恢复，片面强调截断治疗，往往是不完全现实的，在今天的研究中，对于邪在卫气分阶段，正盛邪实，应以温病家治邪为主导思想，攻击祛邪，力求把好气分关，有效地截断疾病的发展。病邪一旦深入营血，机体处于失代偿期，正气已虚，则应邪正合治或扶正祛邪，务使邪去而正安。这样将两者有机结合起来，既可避免脱离中医理论，走上单纯追求中药抗菌的狭窄道路，又能发挥其他的有效治法。

"截断扭转疗法"已被中医界承认和采用，目前该法被广泛地运用于对外感热病和内伤杂病的治疗。但单纯地运用传统的脏腑气血、六经和卫气营血等辨证理论已不能适应当前临床的实际需要。因此，如何运用现代科学技术、中西医结合方法，深入探讨不同病种的病理变化和发展转变的规律，寻找针对某一病种的特效主药或系列方药，以及有效剂型和给药途径，使之能迅速阻遏病势发展，已成为当前和今后对"截断扭转疗法"进一步研究和运用的方向。

第五节 伏气温病的研究

伏气温病理论在中医温病学中存在有不少争议，近年来的研究多从文献搜集着手，对伏邪的概念、伏邪伏藏的部位等进行了探讨，同时对伏气温病理论的临床应用也进行了有益的尝试。

一、有关伏邪概念的研究

伏邪这一概念源于《内经》，由王叔和首先提出。《素问·生气通天论》云："冬伤于寒，春必病温。"王叔和在《伤寒例》中指出"冬时严寒，万类深藏，君子固密，则不伤于寒，触冒之者，乃名伤寒尔……不即病者，寒毒藏于肌肤，至春变为温病，至夏变为暑病。"认为温病乃冬时寒邪，伏藏于体内，到春天发为温病，此为后世伏气温病概念的来源。此学说得到了后世很多医家的认同，但也引起不少医家的质疑，有医家认为《内经》的本意是为了强调人体的正气及阴阳平衡在疾病发生中的作用，并无后世医家所谓邪气伏在体内待时而发之意，认为伏邪的概念是指"人体感受外邪，但当时未发病，潜伏体内，到后来发病"，是个病因发病学概念。

有人对伏邪进行探讨，认为王叔和的伏邪假说与西医传染病潜伏期、以及"隐性感染"

和"带菌者"的认识有相似之处，而试图用传染病潜伏期等知识来验证伏邪的客观存在。但也有人认为由于中医的"伏邪"说缺乏邪伏时间、邪伏部位等具体内容的严格规定性，因而与西医"潜伏期"相去甚远；"隐性感染"和"带菌者"等概念的共同特点都是无相应的临床症状，这与中医伏邪概念和辨证求因的规定性不符，没有临床症状，中医就无证可辨，也就无法了解邪是否潜伏人体。

二、关于伏邪的病因

概括前人的看法，认为一是寒邪，二是暑湿之邪。根据《内经》"冬伤于寒，春必病温"的原文精神，李东垣、赵养葵、喻嘉言、柳宝饴等认为温病是寒邪内伏所致，而王叔和、巢元方等则认为是寒毒内伏。寒毒与寒邪只是在程度上有差异，他们认为寒邪是春温的原始病因则是一致的。王肯堂认为暑邪可以内伏于人体，而吴坤安则认为暑常夹湿，故留伏人体的是暑湿之邪，吴鞠通等亦持同样观点，认为长夏受暑，过夏而发于秋冬者病名伏暑。

三、关于邪伏部位的研究

对于伏气温病邪伏的部位，历代医家也认识不一，总括起来有以下几种观点：

邪伏肌肤说：晋代王叔和在论述冬伤寒邪致病时指出："不即病者，寒毒藏于肌肤，至春变为温病"，即是说冬令感受寒毒之邪，如不即时发为伤寒，则伏藏于人体肌肤，至来年春季伏寒化热而发为温病。这一见解是根据受邪之处便是邪伏之处的认识推导而来的，因为风寒外邪侵袭人体多先犯人体肌腠之表，故将肌肤作为邪伏的所在。

邪伏肌骨说：《诸病源候论·温病候》提出"寒毒藏于肌骨中"，即认为冬季感受的寒毒是藏于人体肌肉与骨骼中间。此与王氏所谓"藏于肌肤"的基本精神类同，但从文字上看，"肌骨中"更能体现病邪潜伏藏匿的特点。

邪伏少阴说：叶天士在《三时伏气外感篇》中说："春温一证，由冬令收藏未固，昔人以冬寒内伏，藏于少阴，入春发于少阳，以春木内应肝胆也。"这是根据五脏应四时的理论，结合发病后的临床证候特点而提出来的。因为冬季寒气当令，内应少阴肾水，而春季风气当令，与肝胆相应，既然"冬令收藏未固"，则说明肾精先虚，而至虚之处便是容邪之处，故寒邪易伏藏于少阴，再从临床特点分析，春温初起多见身热、心烦、口苦、溲赤、脉弦数等胆热征象，正是"发于少阳"的客观依据，而其病变后期易见真阴欲竭的严重变化，又可作为"藏于少阴"的佐证。

邪伏募原与少阴说：俞根初于《通俗伤寒论》中提出："伏温内发，新寒外束，有实有虚。实邪多发于少阳募原，虚邪多发于少阴血分、阴分。"邪伏募原之说乃源于吴又可"邪气盘踞募原"之论，但含义有所不同，俞氏所说是伏温内发于募原，指伏邪温病，而吴氏所说是疠气先犯于募原，不是指伏邪温病。俞氏把邪伏部位为少阳募原和少阴血分、阴分阶段，也是根据其证候特点而提出来的。

上述医家所提出的各种邪伏部位之说，实质都是根据不同证候的表现而推断出来的，其意义是在于指导临床辨证，分析病位，藉以区分证候类型，这也是前人试图从理论上解释某些温病的发病原因及临床特点。因此，对邪伏部位的认识不应刻板地把它看成是解剖学上的具体病变部位，而应把它理解为区分不同证候类型的一种病位学说。

四、关于伏邪能否伏藏人体的问题

对此亦有两种截然不同的看法。如前所述，关于伏邪的病因及伏邪的部位等问题中所提到的诸多医家，他们都认定外邪能伏藏于人体过时而发。与此相反，不少医家断然否定伏邪的存在，持这种观点的代表是明清的吴又可、杨栗山、刘松峰等人。他们认为"人伤于寒，岂能稽留在身？"因而力辟伏寒化温之说，他们认为温病决非寒邪所致。伤寒得天地之邪气，风寒外感自气分而传入血分；温病得天地之杂气，邪毒内入，由血分而发出气分。说明了伤寒与温病的致病原因本是不同，因而两者的传变亦有所别。既然寒邪或寒毒不可能伏藏于人体，也就谈不上什么过时而发。

五、伏气温病理论的临床应用

虽然对于伏气温病理论尚有不少争议，但有一些临床医家从临床所见出发，运用伏气温病理论指导对一些内科疑难病症的治疗进行了有益的尝试，其中以白血病和系统性红斑狼疮研究最多。

1. 白血病　有学者认为白血病属于中医伏气温病范畴。其伏邪为胎毒、热毒。胎毒为母亲妊娠期间，内热过盛，或热邪入中，热毒内着于胎，蕴郁不散，日久便深伏于胎儿骨髓之内，为日后白血病的发病奠定了基础。出生后感受六淫之邪，其中包括温热毒邪、时疫温毒、或受电离辐射、化学药品、药物等毒邪侵袭，亦是伏邪的一部分，其潜伏与发病与人体肾精的充足与否密切相关，肾精不足，邪毒内侵，蛰伏于内，应时而动，温毒外发，而成温病。因此白血病一发病即见热毒炽盛和正气亏虚的表现。白血病是骨髓恶性增殖性疾病，温热毒邪伏于骨髓，肾主骨生髓属少阴，故白血病为温热毒邪伏于少阴。

白血病发病传变顺序为由血分→营分→气分，与伏气温病相符。其治疗按照伏气温病的治疗原则，清里热和固护阴液同时兼顾，在临床已取得显著的疗效。

2. 系统性红斑性狼疮　系统性红斑性狼疮为一种难治性的自身免疫性疾病，临床表现多以发热、斑疹、乏力、关节炎为主要标志，并且易于引起多脏器、多系统的损害。综合系统性红斑狼疮的临床征象和发病特征，与伏气温病的起病即见里热炽盛、发热、斑疹显露、动血、动风、神昏、痉厥等特征是相吻合的。认为本病基本病理是"湿热毒邪，内伏营血，本虚标实，虚实夹杂"。由于素体阴虚内热（遗传因素、内分泌影响等），外邪（病毒感染、紫外线辐射、药物及进食致敏食物等，中医多归于湿热毒邪诱因）引动而发。邪热内伏（免疫机能被上述因素影响导致紊乱，体液免疫亢进，细胞免疫低下），阻滞脉络，化瘀化毒，耗伤营血所致（一系列临床症状体征）。初诊发热伴皮疹及关节痛，为湿热痹阻脉络的证候，每见于早期，继之可转趋湿热郁阻少阳或热毒炽盛，缠绵不解而成阴虚内热、邪伏阴分，后期多见瘀热伤肝或脾肾亏损。

基于以上发病机理的认识，有研究采用清热化湿、养阴透邪、化瘀解毒的方法，以青蒿、丹皮、鳖甲、生地等药物进行治疗，临床总有效率达 96%。

伏气温病与新感温病之争，是温病理论中历代争论较多的问题。有没有伏气？伏气的实质是什么？伏气的部位在哪里？延续至今仍未得出一致结论。我们认为开展这方面的讨论是必要的，因为它涉及温病的病因、病机、疾病的传变及辨证治疗等一系列问题的认识，故有必要进行深入研究，以揭示温病病因和发病的实质，使温病学说更臻完善。

第十一章

21世纪中医临床基础学科发展趋势

第一节 关于中医临床基础学的学科发展方向

回顾历史、总结以往的经验，结合中医临床基础学的自身特点，我们认为中医临床基础学应以以下5个方向作为研究的重点，以带动整个学科的发展。

(一) 辨证论治体系及运用规律的系统研究

《伤寒杂病论》的研究历盛不衰，究其主因之一就是它蕴含着仲景辨证论治的理论和方法，这一融理法方药为一体的理论体系，对中医临床各科的实践都具有普遍的指导意义和实用价值。六经辨证和脏腑辨证的有机结合，构成了仲景辨证论治体系的主体框架。温病学的核心理论是卫气营血和三焦辨证理论体系，其不仅可以辨治温病，而且是辨证论治内伤杂病的重要方法。因此，中医临床基础学的首要任务，就是对其所涵载的主要辨证论治体系及其运用规律进行系统的研究。

1. 研究内容

包括六经、脏腑经络、卫气营血、三焦等辨证论治方法及运用规律的研究，并在以下方面开展具体的研究，如辨证论治的指导思想，思维方式，运用规律，病证、汤证、方药的规范化与标准化等。在此基础上，构建更为完善实用的临床辨证论治体系框架，并力求在外感热病和内伤杂病的辨证论治规律和方法上有所突破和理论创新。

2. 研究重点

病证规范化的研究是本学科发展进程中至为关键的一个环节，这项工作若不能深入有效地开展，用现代科学对辨证论治体系的阐释、深化辨病与辨证相结合的诊治体系及新理论和治疗方法的产生等都将受到极大的阻碍。故病证的规范化的研究是本学科亟待解决的重大课题。应坚持宏观与微观相结合，定性、定量、定位相结合的原则，在临床实践的基础上，统一病证的概念，使之规范化；并采用多学科研究方法，赋予病证更多更新的科学内容，从而使本学科对病证的认识和运用达到规范化、客观化的层次和高度。

中医临床历来强调自身的辨证与辨证相结合，辨病是辨证论治的前提，同时重视异病同治和同病异治的辨证治疗。病证结合是中医临床各科辨证论治体系的主要形式（特点），如伤寒论以病分类、病下分证的诊断层次十分清晰，在论治疾病过程中更是病证紧密结合，因此应当明确中医临床基础学辨证论治体系是辨病与辨证相结合的。但历来中医临床对"病"

的体系未能真正建立，未能发挥辨病对临床辨证论治的指导作用。目前的现实是，临床对中医"病"的诊断和治疗流于形式，并未实现真正的辨病与辨证相结合。因此，病证结合程度的不断提高及其形式层次的不断深化，既是中医临床实践的迫切需要，又是当代中医临床基础学研究的重点和难点内容之一。应加强对病的研究，完善疾病的诊断标准，把握疾病的基本病理变化及发生发展规律，确定疾病的基本治疗方案，这些是深化辨病与辨证相结合的诊治体系的首要任务，也是提高辨证论治水平的前提。

（二）外感热病发生发展规律及诊治的研究

《内经》已有外感热病的记载，分析了热病的范围、病因、症状、演变、治则、禁忌和预后等。《伤寒杂病论》系统总结了东汉以前中医治疗外感热病的理论认识和实践经验，建立了外感热病辨证论治体系。后世历代医家从各自临床实践出发，融合外感热病理论中的伤寒学说、温疫学说、温病学说、时病学说等，并博采历代经方、验方加以运用，或创制新的方剂，从不同角度对外感热病进行了补充和发展。目前，外感热病学已具有一套系统的辨证论治体系，并在临床上具有分类明确、涵义确切、诊断清楚的病证范围，且运用中医药治疗有较好的疗效。因此，该方向研究首先要全面系统整理历代外感热病的理论和经验，重在阐发外感热病的辨证论治规律和方法。同时，要在伤寒论、温病学理论指导下，重点研究传染病、感染性疾病的发生发展规律，探索诊断和治疗方法，以提高这些疾病的诊治水平。目前，传染病有增多的趋势，病毒性传染病占绝大多数，中医药在防治病毒性疾病方面具有潜力。乙型肝炎、艾滋病、登革热等病毒性疾病严重危害人类的健康，因此，外感热病学必须适应时代的需要，在病毒性传染病等方面探索辨证论治的规律和有效的防治方法。

（三）中医临床基础学治则、治法及方剂配伍规律的研究

如前所述，中医临床基础学的治则治法有普遍的指导意义，在外感热病和内伤杂病的治疗中有广泛的运用。本学科主要治则可以概括为治未病、扶正祛邪、标本缓急、正治反治、因人制宜、表里先后、虚实补泻、调整阴阳等方面。治法的内容就更加丰富。本研究重在阐释治则治法的科学内涵及作用机理，并揭示运用的规律和标准。

本学科的方剂十分丰富，组方有法，配伍严谨，用药精炼，疗效确切，特别是《伤寒论》被称为"方书之祖"，国内外学者对中医方剂的研究多从经方入手。本学科方剂是张仲景、叶天士等医家医疗实践经验的宝贵结晶，是本学科精华在论治方面的集中体现。因此，选择本学科的经方、名方开展配伍规律的研究，不仅可探索组方规律，促进方剂学的发展，而且可为推广应用和开发新药提供科学的依据。该研究应包括组方原理、配伍规律、作用机理、量效关系、药效优化、适应证拓宽等内容，以现代药理学研究技术和方法为主要手段，以推广应用和开发新药为研究目标。

（四）中医临床基础学辨证理论、方法及方药治疗疑难病证的系统研究

中医临床基础学的发展离不开广泛的临床实践，这不仅是因为本学科的辨证理论、方法和有效方药来自临床实践经验的总结和升华，更重要是其理论和方药等只有通过临床才能验证，才有生命力，并不断发展提高，以适应社会的需要。六经辨证、卫气营血辨证理论和方

法，与脏腑辨证一样，都是内伤杂病辨证的重要方法。中医临床基础学中蕴含丰富的论治内伤杂病的理论、经验和有效方药。因此加强本学科辨证理论、方法及方药治疗疑难病证的研究，是中医临床基础学发展的必然趋势和重要途径。

由于社会人群疾病谱的变化，目前外感热病逐渐减少，而老年性疾病、代谢性疾病、心血管疾病、病毒性疾病、免疫性疾病、精神性疾病及肿瘤等却在明显增加，像糖尿病、冠心病、乙型肝炎、艾滋病、心衰、肾衰、类风湿性关节炎、系统性红斑狼疮、癫痫及恶性肿瘤等仍是当代中西医的疑难病证。因此，中医临床基础学研究对象的重点应适时向各种疑难病证转移。开展该方向的系统研究，不仅能显示本学科的实用价值，促进学科的自身发展，而且将促进中医临床医学诊治水平的整体提高，充分体现中医药的优势。本研究应采用文献、临床与实验研究三者紧密结合的方式，并应用先进的技术和方法。该研究的目的不仅要为疑难病证的治疗寻找有效的方药和方法，深刻而全面地揭示作用机理，而更要探求治病的思路和规律，丰富中医临床医学对疑难病证辨证论治的理论和方法。

（五）中医临床基础学原著及学术史的研究

中医临床基础学学术源远流长。《伤寒杂病论》成书后由于战乱，其原本早已散佚不全，历代存在隐、现、分、合的状况，后世出现了各种版本；温病学著作也存在不同版本。因此，对原著版本细加考证、补遗纠正及注本的整理实为本学科不可忽略的工作。历代医家在对外感热病和内伤杂病的不断认识过程中，形成了不同的医学流派和学术见解。在本学科的发展形成过程中，学术争鸣和融合是长期存在的历史现象，争鸣成为学术发展的基本动力，融合则标志着学术发展到新的境地。故对纷繁复杂的伤寒学术史、温病学术史进行系统的收集、考证和整理，按照事实的本来面目去研究，阐明中医临床基础学学术的历史源流，探索其发展规律及历代经济、政治、文化等对其影响，将为本学科的发展提供有益的经验教训。

中医临床基础学的内容十分丰富，精彩纷呈，上述5个方面尚远不能涵盖本学科研究的全部内容。目前由于人力、物力的限制及认识的局限，我们将上述5个方面作为本学科研究的主攻方向，若能在具体课题研究中取得突破性的进展，中医临床基础学就将保持充沛的活力和旺盛的发展势头，不断为中医临床医学的发展做出贡献。

第二节　关于中医临床基础学研究的基本思路和方法

中医临床基础学（《伤寒论》、《金匮要略》和《温病学》）有着光辉灿烂的历史，为中华民族的繁衍做出过很大的贡献。然而时至今日，其发展较为缓慢，已跟不上时代发展的步伐。历史的和客观的原因很多，但主观上亦有很多的不足，比如思想保守，研究思路不清，科研方法不当等。目前，这一门新组建的学科面临十分难得的发展机遇，在即将到来的21世纪面前，中医临床基础学仍是以往那样任其自然缓慢发展，还是象现代科技浪潮那样一浪高过一浪向前推进？无疑，我们应选择后者。

巴甫洛夫曾说过："研究方法每前进一步，我们就更提高一步，随之在我们面前也就开拓了一个充满着种种新鲜事物的，更辽阔的远景。"为把中医临床基础学的研究推向更加广泛、深入的境界，为中医临床医学的发展做出新贡献，就要在研究思路和方法上有所改进和提高。为此，提出如下几点设想，未必确当，供批评指正。

（一）基本思路

一门学科要发展，就必须发扬其特色和优势，即发展其本身特有的、经临床实践和现代科学证明合理的、有价值的，并符合医学发展趋势的精华部分。中医临床基础学的根本立足点在于整体观念、辨证论治及其有效方药，这是本学科一切研究的基本出发点。

1．坚持和发展整体观、机能协调观和活体动态观

由于文化背景、哲学基础、实践环境及发展过程不同，中、西医学形成了各自的医学概念、学术规范和临床原则方法。西医学主要从形质角度研究人体组织、器官、系统的物质、能量代谢及其联系与控制，而中医学则主要从生命运动过程方面研究人体与其生存环境、人体内部各种生命机能间的关系，从而造成了中、西医学各自的特点与优势。

天人一体观、形神一体观、心身一体观的整体观是建构中医学术的理论基础，机能协调观是中医学术的基本特征，活体动态观（活体人的观察和实验）是中医学术的重要原则，三者有机结合体现中医学术的基本特点，这些特点在中医临床基础学中得到了充分的体现和发展。如脏腑经络、营卫气血及所系部位的整体有机联系构成了六经病证的内在联系规律，就充分体现了中医学的整体观。因此，本学科研究成败、成果价值在很大程度上取决于能否坚持和发展这一特色，而不在于应用新技术、新指标的多少。比如开展太阳病辨证论治体系的研究，就必须以整体观、机能协调观及活体动态观作为研究的指导思想。因为太阳病证的病理生理内容广泛，虽主要以膀胱、小肠及其经络的病变为主，但肺主皮毛而统卫气，肺与大肠，太阳与少阴互为表里，故太阳病证的研究还要注意肺、心、肾及肠胃的生理病理改变及其相互影响。因为研究证实，整体和部分之间存在着整体"等于部分之和"、"大于部分之和"、"小于部分之和"、"近似等于部分"等多种情况，而各部分之间及各部分与整体之间的交互作用有线性的，也有非线性的。因此，既要认识整体包含着哪些部分，更要认识整体包含着哪些交互作用，从各部分及其交互作用的统一上来认识整体及其细节。所以说，中医临床基础学不论那种发展方向的研究，在加强微观研究的同时，始终都要在宏观角度把握研究方向，充分体现中医学术的基本特点，避免片面的静止的形而上学研究，才有可能深刻地探索人体内部及自然、社会之间互相联系的规律和本质，才有可能促进本学科的发展。

2．加强并深化辨证论治的诊疗体系

《伤寒杂病论》所奠定的中医学辨证论治的理论基础，对于各科临床实践都有广泛的指导意义。后世温病学进一步丰富和发展了辨证论治的思想和方法。正缘于此，中医临床基础学的一项主要任务就是研究和阐发具有普遍临床指导意义的辨证论治原则和方法。尽管在中医临床基础学研究过程中出现过不同的学术观点和研究流派，但这一主导思想和基本目标是一致的。

自然科学的发展趋势就是综合和分化的辨证统一，把各种辨证方法有机结合起来研究，建立更为完善的辨证论治体系，是中医学术在不断分化基础上的必然趋势。寒温辨证能否统一？如何统一？多年来一直是关注的焦点，近年来不少学者在这方面做了大量工作，如董建华提出的三期二十一候温热病中医辨证规范，熔寒温为一炉，吸取各种辨证方法的精华，是

外感热病辨证论治研究的一大进展。可见在重视各种具体辨证方法深入研究的同时，将各种辨证方法有机地结合起来研究，最终熔为一炉，为外感热病及内伤杂病建立更为完善的辨证论治体系，是可行的。但要建立起一个公认的，能切实指导临床实践的，收效显著的辨证论治新体系，还需要更加深入细致的研究及大量的临床观察验证。

随着社会的发展，医学科学的不断进步，对临床病证诊疗规范化的要求越来越急迫。病证诊疗规范化研究，包括病名、证候、类证、诊断、治法、方药、疗效评定标准等的规范化。规范化工作不仅标志着中医临床基础学的进步，而且为中医临床研究的社会化、大众化认同创造条件。应坚持宏观与微观相结合，定性、定量、定位紧密结合的原则，在临床实践的基础上，统一病证概念，并采用多学科研究方法，赋予病证更多更新的科学内容，使中医对病证诊疗达到规范化、客观化的层次和高度。

3. 强调实践原则，寻求临床研究的突破口

临床实践是《伤寒杂病论》、《温热论》等经典原著产生的基石，又是历代医家继承和发展中医临床基础学学术理论的重要途径。在近代的《伤寒杂病论》及温病学研究中，其临床实践性比以往任何一个时期更为广大医家所注目。正是由于根源于临床又发展于临床，中医临床基础学才显得如此的根深叶茂，重视临床研究可谓是中医临床基础学研究者的共识。

众所周知，中医临床基础学的巨大成就是奠定了辨证论治的原则，创立了六经八纲、脏腑经络、卫气营血辨证论治的方法和理论体系。透过理法方药的灵活运用，无论是张仲景还是叶天士、吴鞠通，召示后人的实际是其中的临床思维规律和方法。因此，就更高层面而言，中医临床基础的巨大贡献之一是在揭示临床思维规律和方法方面。故临床研究应将重点放在外感热病和内伤杂病临床思维规律和方法如何把握运用这一层面上，这是本学科研究中一个十分诱人、有着重要意义的方向，我们不妨将之作为一个突破口。

中医临床基础学又是一门医药应用学科，研究对象是生活在现代社会中的人及其疾病。由于历史的变迁、制度的更替、环境的变化等诸多因素影响，人的体质、思想、习惯及疾病种类都与过去大不相同了。中医临床基础学的临床研究不应是脱离社会实践的空谈，要时刻注视社会人群疾病谱的变化，选择当代和未来危害社会人类的常见病、多发病及某些疑难病症为突破口进行系统研究，揭示其辨证论治规律，寻找有效的治法方药。临床研究应重视研究对象的随机性和研究结果的可重复性。但目前存在不少有待改进之处，如：个案报导较多，大样本报道较少；回顾性总结较多，前瞻性研究较少；宏观指标较多，微观指导较少；随意性判断较多，统计学处理较少；缺少严格的科研设计，影响了研究的先进性和科学性。因此，在今后的临床研究中，要加强科研方案设计，按照现代科学研究规程实施，并作出科学衡量和评价。

4. 继承不泥古，创新不离宗

中医临床基础学有其丰富的、现代医学理论尚不能取代和阐明的学术内涵及重要的实用价值，因此必须学习总结前辈研究中医临床基础学的知识和经验，这也是一个继承问题，没有继承就谈不上发展。首先要把经典原著和前辈的经验学好，不但要知其然，还要探求其所以然。正确的继承必将导致新的发展，全面地继承本学科传统的学术理论，结合近代的临床实践，就可能促进本学科新的学术理论的诞生。继承才能把中医的"根"留住，保持其强大生命力，否则将有可能导致中医特色的消失。但继承是为了创新，创新又必须继承。叶天士是继承仲景学说，创新辨证论治理论的一代大师，为后人树立了榜样。由于叶天士有极好的伤寒根底和辨证论治的扎实功夫及创新精神，才能发表《温热论》的高妙理论，从而成为有丰富临床经验和独创医学理论的著名医家。

科学理论的产生，一般说来都不是从原有知识体系中顺理成章地演绎出来，而是要突破原有理论的框架进行创新。中医临床基础学的研究更需要打破封闭，更新观念，培育批判性精神。实现现代化是中医药发展的必由之路，现代化将继承和创新二者结合起来，通过吸收、利用现代化科学技术，使本学科深入发展，达到现代科学的层次。发展是硬道理，发展才能满足日益增长的健康需要，发展才能适应经济和社会发展的需要，发展才能走向世界。发展必须走创新之路，方向是现代化。因此，只有在求实、创新的条件下，才能使中医临床基础的理论不断发展提高。

（二）主要研究方法

纵观中医临床基础学的研究方法大致可分为两大类：一是传统的文献理论研究，包括文献综述、编次整理、校勘注释和方法学探讨等；二是现代的实验研究，包括临床研究与动物实验研究。

传统方法研究曾从不同角度对中医临床基础学展开了系统而全面的研究，留下了大量的著述，不断丰富和发展了中医临床基础学。但毋庸置疑，传统研究方法存在不少问题，突出表现在重复性研究多、理论假说多、以经解经多，而实验检验与阐析的则较少。正象对中医实验研究、中医现代化研究等问题有不同看法一样，对传统的文献理论研究方法也存在不尽相同的认识。我们认为，传统方法仍不能放弃。

必须看到，中医临床基础学的辨证论治体系及其理、法、方、药应用仍未脱离传统医学范畴，在一定程度上还属于经验医学，因为其中的主要方面是从临床实践中总结出来的经验，且以传统的经验积累和学术阐发方式为主，宏观研究多，微观研究少，缺乏深层次的实验检验；其内涵和外延较为模糊。这些问题和不足都无法继续依赖传统研究方法来解决，必须另辟新径，从现代科学技术方面寻求解决的方法和途径。这就迫使我们必须尽快将中医临床基础学的研究引入现代科学技术的轨道，以崭新的思路、精密的仪器、严密的设计、细致的观察、确切的统计、科学的分析和归纳来验证原有的理论，并将其升华到新的高度和水平。

多学科相互渗透结合是中医学的固有特点，中医临床基础学本身就吸收了先秦及当时的哲学思想、天文学、数学、心理学等多学科的研究成果。现代医学的发展史就是一部成功利用和借鉴多学科知识、新技术方法的历史。紧密结合中医理论的特点，采用现代先进的技术和方法已成为促进本学科发展的重要途径。自 80 年代以来，多学科方法研究中医学引人注目，并取得了较大的成绩。因此，中医临床基础学研究方法应由传统的文献理论研究转变到以多学科方法结合的实验研究为主，从偏重主观、定性的研究向重视客观、定量的研究转移。在当前特别要重视分子生物学、药理学、科研方法及计算机技术等的应用，并加强多学科间的交流学习和协作攻关，围绕学科发展方向，通过具体的课题研究，对本学科精华部分进行深入而全面的研究和阐发，将使中医临床基础学研究推向一个更新、更高的境界。

第三节　关于辨证论治体系的融合与深化

(一) 六经为基础，融各种具体的辨证方法于一体。

六经是《伤寒论》中最基本的概念，又是一个具有多种含义的概念。它概括了病变的部位、疾病的性质、病情的程度及病势演变的趋向等含义。《伤寒论》将脏腑经络、营卫气化学说综合应用于六经证治之中，使之成为辨之可见，诊之可察，有规律可循的科学发展体系，为各种具体辨证论治方法的产生奠定了基础。《伤寒论》六经包括人体手足十二经脉和其联系的十二脏腑。《伤寒论》中虽无八纲之名，但确有八纲之实。其以六经分阴阳，以阴阳统摄表里；用寒热、虚实来探求病位之所在，病情之属性，病势之进退，作为论治的依据。可见，脏腑经络、八纲辨证都是《伤寒论》辨证的重要内容。六经辨证孕育了脏腑经络、八纲辨证、卫气营血、三焦辨证的形成，是六经辨证在外感热病辨证应用不断演化的结果，其与六经辨证有内在联系和统一性，都以脏腑经络为病变基础，都反映了疾病的定性、定位和正邪消长状况。卫气营血辨证突出了病理演变过程，三焦辨证明确反映了疾病的脏腑定位，又是脏腑经络病位的确定，其基本精神间一致的。

自然科学的发展趋势就是综合和分化的辨证统一，把各种辨证方法有机结合起来研究，建立更为完善的综合辨证方法。《伤寒论》六经概念内涵丰富，外延宽广。六经辨证是建立在人体脏腑经络、营卫气血生理病理变化基础上的理法方药一线贯通的辨证论治体系，对临床实践具有广泛的适用性和指导意义。因此，六经辨证论治体系的现代化研究，应以六经为基础，以六经特有丰富的内涵为依据，以纲带目，在重视对各种具体辨证深入研究的同时，把六经辨证与各种体系具体辨证方法有机地结合起来研究，最终融为一体，为外感热病及内伤杂病建立更为完善的辨证论治体系。

(二) 以辨证论治为核心，深化辨病与辨证相结合的诊治体系。

辨证论治是中医的特色。《伤寒论》通过六经辨证框架及方证条文的示范奠定了辨证论治的基础。但阐释具有普遍意义的辨证论治原则和方法历来是《伤寒论》研究的重心。首先应当明确的是《伤寒论》辨证论治体系是辨病与辨证相结合的。而病证结合程度的不断提高及其形式层次的不断深化，既是形势的迫切需要，又是当代《伤寒论》研究的重要内容之一。由于医家在《伤寒论》病证概念和含义的理解和运用上存在着主观随意性，造成了病证概念上的不统一现象，至今未形成统一的病证诊断规范和辨证标准。加之辨证论据的主观因素多而客观指标少，以致辨证论治结果的个体差异较大，结果严重妨碍了中医学术的发展及临床科研工作的深入。故《伤寒论》病证的规范化、标准化和客观化研究是当务之急。应坚持宏观与微观相结合，定性、定量和定位紧密结合的原则，在临床实践的基础上，统一病证概念，使之规范化、标准化，并采用多学科研究方法，赋予病证更多更新的科学内容，从而使中医学对病证的认识和运用达到规范化、标准化、客观化的层次和高度。

第四节 关于经典方剂的研究与开发

（一）意义

"经方"，专指汉方医家张仲景创制的方剂，以其配伍严谨，用药精炼，疗效确切，适应性强而被誉为"医方之祖"。而经典方剂，则因其为中医经典医著《伤寒论》、《金匮要略》、《温病学》所载而获其名。

理法方药一线贯通，或病证结合，或汤方证一体，是《伤寒论》、《金匮要略》、《温病学》的显著特点，也是三门课程合而为一，成为当今"中医临床基础学科"的重要依据之一。加强经典方剂研究不仅能深入揭示张仲景、吴鞠通、叶天士、薛生白等重要医家制方之谜，从微观上阐释六经、脏腑、卫气营血、三焦辨证实质，促进学科学术发展；而且还将丰富现代医学内容，给生命科学研究带来新的生长点；更由于国家面临入世后国际药品市场剧烈竞争和中药出口创汇形势严峻，已将中药新药的研制与开发列为中医药发展规划的重要内容，经典方剂的开发责无旁贷，已成为中药新药研制的热点。

（二）现状

1. 国内外研究概况

我国自1985年以来，对经方和古方的药理研究有了很大发展，研究发表的论文数量为以往近30年总和的3.3倍。据对1991~1994年内所研究涉及58部中医药典籍的166个经方古方分析，其中源于《伤寒论》的29方，《金匮要略》15方，《温病条辨》7方。研究较多的有四逆汤、小柴胡汤、桂枝汤、大承气汤、大黄䗪虫丸、炙甘草汤、麻黄汤、茵陈蒿汤、银翘解毒丸。4年共发表经方、古方的药理研究论文484篇。药效学研究占50.2%，作用机理研究、方剂配伍加减研究已占相当比例，药动学研究、安全性特别是有关致突变、致畸的特殊毒性及防治研究也开始受到注意。在药效学研究上多指标占半数，研究技术与手段，虽然利用整体反应、组织和细胞反应、生化测定等说明药理作用的仍占70.3%，利用较先进的指标如细胞因子、神经递质、前列腺素等生物活性物质测定、微电极、离子通道、基因功能分析已有一定比例。除了以中医药学术发展为目的，结合中药新药研制、剂型改革而开展药理研究，也占一定比例（10%强）。其研究设计上，体现了三个特征：即以中医药经典论述为指导，密切结合临床；运用最新科技知识和手段，开展多指标、多方面系统研究；使经典方义得到现代科学的说明。

日本从70年代开始，对我国传统的经、古方剂进行了深入研究，如对小柴胡汤等名方的组方配伍、药理活性、化学成分、药物代谢、方证模型等做了详尽的研究。据统计，1993年日本文献就发表了复方研究论文103篇，涉及方剂45个，其中经、古方41个。除理论上有所阐述外，还开拓了新的功效，并通过先进的制剂工艺，严格的质控方法，制成了汉方制剂。1994年日本"汉方制剂"国内年销售额已达1500亿日元，超过我国中成药销售总额，并大力出口，占领了近70%的国际中成药制剂市场。

韩国的中医方剂研究也十分活跃。1985～1989 年间，对我国的 80 余个经、古方和现代方进行了药效学及传统药理学研究，并通过研究转化成产品。1990 年年产值达 5 亿美元。1994 年下半年又成立了官方的韩医药专门机构，仅科研经费每年就有 400 万美元。

其他如德、美、北欧诸国、捷克亦很重视中医药研究，有的并在探索与我国合作研究的可能性。

2．研究思路

（1）在临床与实验研究中发现经典方剂的新药效；

（2）类方药效学比较研究；

（3）从拆方或药对探讨方剂的配伍规律；

（4）通过方剂探讨治则、治法理论；

（5）作用机理研究；

（6）药物动力学研究；

（7）运用现代先进技术方法研究方剂化学成分在煎煮过程及体内过程的动态变化；

（8）制剂质量控制标准研究；

（9）建立方药信息数据库。

3．研究内容

（1）经典方剂药理学研究

桂枝汤：富杭育氏对桂枝汤调和营卫、汗腺分泌、体温及肠蠕动双向调节及分煎合煎、组方原理、服法和加减化裁及类方全方位系统研究后，进一步对其解热和体温双向调节作用从分子水平进行了深入探讨。发现桂枝汤在对 1L－1IFN 和 TNF 这三个独立主攻热原及 PGE_2 和 cAMP 所致发热均有明显解毒作用，还具有体温调节活性。如桂枝汤能使酵母致热大鼠体温下降，又使安痛定致低体温大鼠体温升高；可使发热动物血浆及下丘脑 $PGGE_2$ 和 cAMP 水平下降，cGMP 上升，cAMP/cGMP 比值下调，但又使低体温大鼠 $PGGE_2$ 和 cAMP 上升，cGMP 下调，cAMP/cGMP 比值上调；既能抑制蛙皮素所致冷环境中大鼠的降体温效应，又能翻转蛙皮素拮抗 D－苯丙－蛙皮素于发热大鼠的升体温作用。从而揭示了桂枝汤独特的药理活性。由于 IL－1、TNF、$PGGE_2$ 及环核苷酸等对机体许多基本生理病程有重要影响，上述结果还展示了桂枝汤拓展运用的广阔前景。

银翘散：成都中医药大学对银翘散解热作用机理研究，发现其对内生致热原（EP）所致发热有显著解热作用，但不影响内毒素诱导的 EP 生成，还能激活热敏神经原，解除致热原对热敏神经原的抑制，阻断致热原对冷敏神经原的易化，表明银翘散的中枢解热机制与非甾体类解热镇痛药有所不同。

桑菊饮：能显著抑制 EP 的诱生。

白虎汤：可降低内毒素所致家兔气分证体温。白虎汤加丹皮、丹参、赤芍则可显著拮抗其血小板降低及血小板聚集性的增强。白虎汤还能显著减少巴氏杆菌所致小鼠死亡率延长生存时间。

清营汤：抑制内毒素性发热，阻断巴氏杆菌所致温病气营传变，改善症状、减轻重要脏器的病理损伤、提高生存率、延长存活时间，其机理可能与抑制脑内 $PGGE_2$ 升高，促进免疫防御机能、减轻对脑细胞损伤及改善血液黏度、抗 DIC 等作用有关。

清瘟败毒饮：对内毒素所致家兔温病气血两燔证可有效地控制传变，扭转病势，能顿挫高热；拮抗白细胞及血小板改变，拮抗高黏度综合征，减轻肺、心、肝、脾、肾等重要脏器损害，降低死亡率。

犀角地黄汤（加玄参）：并用生脉注射液则可显著拮抗内毒素所致热入血分之热瘀气脱阳证，改善出血，防止体温骤降，防治凝血功能及血液流变学障碍，减轻脏器病损，合用的效果优于单用，疗效机理可能与促进 RES 功能、促进内毒素廓清有一定关系。

黄芩汤：具有抗炎、解热、解痉、镇痛、镇静等作用，其拆方配伍研究表明，全方作用优于各单味药，其清热止痢功效主要来自黄芩，缓急止痛主要来自芍药甘草配伍。

黄芩滑石汤：其祛湿热畅中焦机理来自于抗内毒素所致发热、白细胞和血小板变化及肺水肿，促进胃排空、抑制肠运动亢进等综合效应。

大承气汤：攻下法对急腹症的卓越临床效果促进了对其代表方大承气汤疗效原理的研究。结果表明大承气汤能促进豚鼠结肠带平滑肌细胞膜去极化，加快慢波电位发放，增加峰电位的发放频率，还能促进胆囊切除术患者血浆胃动素水平的回升和实验性肠梗阻家兔十二指肠肠壁血管活性肠肽 Vip 水平下降；抑制肠梗阻大鼠^{45}Ca 内流和肠黏膜组胺含量及血浆组胺酶活性的降低，阻止小鼠离体小肠对葡萄糖和 Na$^+$ 的吸收。应用生物微球技术的实验表明，大承气汤还能显著抑制实验性腹膜炎家兔肾、空肠、回肠、胃黏膜、胃浆肌层等血流量的大幅度降低，抑制肠梗阻动物门静脉、肠壁组织的 Vip 水平增高。此外，大承气汤还能阻止梗阻性黄疸患者内毒素血症的发生，对腹内感染患者大承气汤可加速血中内毒素的清除，抑制 TNF 的诱生、降低 PGE$_2$ 水平。还有抗脂质过氧化，抑制自由基损伤等作用，从而从梗阻、血运障碍及感染等方面揭示了大承气汤对急腹症疗效的主要机理。基于肺与大肠相表里，用灌服次碳酸铋形成燥屎内结、肺气上逆模型，大承气汤可使肺泡后噬细胞计数增多、死亡率降低，肠及肺病变减轻；而对于实验性呼吸窘迫综合征及严重创伤性 RDS 患者，大承气汤又均有良好防治效果，表明中医肺与大肠确存在特殊的生理病理联系。

桃核承气汤：广州中医药大学用原方加黄芪、生地，对糖尿病防治进行了系列研究，发现该方确有降糖作用，其机理与促进胰岛素分泌及胰岛内分泌细胞的修复、抑制胰腺及胰腺外组织分泌胰高糖素、改善胰腺微循环等有关，而该方尚能减轻或延缓糖尿病肾小球毛细血管基底膜增存，揭示其对糖尿病并发微血管病变也可能有防治效果。

炙甘草汤：研究表明本方抗心律失常作用比对阴虚大鼠更佳，而对脾虚大鼠则差。抗心律失常机理可能与改善植自主经功能紊乱，抑制 Na$^+$ 内流有关。炙甘草汤加味（加酸枣仁、茯苓、柴胡、白术）抗心律失常作用更佳。

小柴胡汤：应用高效液相色谱电化学检测表明该方（用党参）可升高下丘脑 DOPAC 与 HIAA 含量，降低下丘脑、大脑皮质中 5HT/5HIAA 比值及纹状体 DA/DOPAC 比值。由于上述脑区在神经内分泌、高级神经活动诸如情感、学习记忆中的重要作用，该方对 5HT 能及多巴胺能神经元的激活提供了解开该方"和解"功效的一个线索。另有研究发现该方对多种实验性慢性返流性胃炎模型均有显著保护作用，其机理与增加胃黏分泌有关。

四逆汤：抗烫伤休克、保护冷冻过劳应激老年小鼠心肌、抗缺血心肌脂质过氧化，抗心率减慢及抗炎镇痛等。

吴茱萸汤：能改善脾虚症状、增强免疫功能，而注射给药则有显著强心、升压、改善微循环及抗晚期失血性休克作用。

茵陈蒿汤：降脂、防治胆石症、胃窦炎。

真武汤：抗慢性肾衰和强心、抗心肌缺血。

苓桂术甘汤：具有抗心律失常，抗心肌缺血及正性肌力作用。

附子汤：抗心肌缺血、增加红细胞膜流动性及抗血小板聚集作用，其拆方试验表明附子汤全方可显著抑制 TXB_2 而增高 PGF_{1a}/TXB_2，而参、附配伍则虽可大为增高 $6-Keto-PGF_{1a}$ 生成，但却更大幅度地增加 TXB_2 生成而使 PGF_{1a}/TCB_2 比值反而降低，但加入一味白芍使 TXB_2 生成大幅度下降，而使 PGF_{1a}/TXB_2 比值显著升高，从一个侧面反映了方剂组成药物间的复杂关系。

（2）经典方剂药代动力学研究

芍药甘草汤：寺泽捷年以甘草次酸（GA）为测定标准，大鼠口饲甘草酸、GA、甘草汤和芍药甘草汤后，血中 GA 含量因伍用芍药而明显提高。伍用芍药时尿中排泄 GA 量明显比单用甘草高，并与血药浓度增高一致。但尿中排泄仅占投入量的 3% ~ 4%，而粪便中服用甘草汤时的 GA 排出量明显高于服用芍药甘草汤者，因而推论伍用芍药后血中 GA 浓度增高可能是由于某种因素使粪便中排出量降低，而在体内停留时间延长。

三黄泻心汤：田中茂等给予不同程度实证便秘患者口服三黄泻心汤，并测定血清中大黄酸浓度，发现严重实证便秘患者血中大黄酸峰值浓度较轻型实证便秘患者为高。推理：把番泻叶式转变成真正活性成分的活性大黄酸的反应来源于肠内常在菌群，这种活性很高的菌株多见于实证患者。反映了大黄酸的量与疗效、"症"的交互关系。

当归四逆加吴茱萸生姜汤：动态研究表明：经 6 个月辨证施治获显著疗效患者血中甘草甜素浓度在 6~12 小时明显上升呈峰值，而未显一定经时变化的病例则未见临床效果。选用热像图观察四肢皮肤温度的变化，与血中甘草甜素的推移相关，以上规律有 6 个月疗程前后的重复性良好。表明该动力学参数可用于指导中医辨证施治和提高疗效。

小柴胡汤：Nishioka 等比较观察了早饭前及后 30 分钟给健康受试者口服 7.5 g 小柴胡汤提取剂后，体内甘草甜素、GA 和黄芩素等动力学变化。其甘草甜素在饭前给药后 0.5 小时和 2 小时有 2 个峰，分别为 1.18 和 1.05 ug/ml。浓度缓慢下降，8 小时后至检限下。GA 在给药 8 小时出现峰，饭前和饭后的峰值分别为 1.11 和 0.52 ug/ml（$P < 0.01$）。黄芩素在饭前给药者两个峰分别在 2 小时和 12 小时出现（0.62 和 0.49 ug/ml）；饭后给药两个峰分别在 4 小时和 12 小时出现（0.49 和 0.52 ug/ml）。结果提示：食物对小柴胡汤中甘草甜素、黄芩素和 GA 的吸收有明显影响。

小青龙汤：矢船明史等测定了小青龙汤提取剂经口一次给药后 8 名健康成人男性志愿者血中麻黄碱浓度，通过引入个体间变差、以群体药动学观点作动态分析，建立数学模型。模拟结果表明：应用任何给药方法，第 2 天以后血中麻黄碱浓度几乎相同。但 2 次/日和 3 次/日给药方式血中麻黄碱浓度有明显差异。2 次/日给药时，第 1、2 药之间血药浓度很低，而 3 次/日给药时，在同一间期内增加 1 次给药，则显示相当高的浓度。

（3）经典方剂配伍规律研究

桂枝茯苓丸：运用 10 ~ 900mg/kg 可预防小鼠因大肠杆菌引起的弥漫性血管内凝血；单

用其组成药味桂枝、茯苓、桃仁、丹皮、芍药，虽 900mg/kg 都不显示效果。

葛根汤：能解热，分别单用其组成的七味生药，在相应剂量下，于药理实验中均不表现解热作用。

黄芩汤：对乙酸引起小鼠扭体反应的拟疼痛有显著抑制作用，而其组成药味黄芩、芍药、甘草、乌枣则无明显影响。

葶苈大枣泻肺汤：能防治革兰阳性菌对动物支气管的感染，全方比相应的单味主药葶苈子、黄芩更为有效。

上述结果表明复方是各具特性的群药组合成的一个新的有机整体。

瓜蒌薤白汤：在扩张冠状动脉、增加冠脉流量、拮抗垂体后叶素引起冠脉流量降低等方面，单味瓜蒌均有与复方相近的作用，体现了君药的主导地位。

乌梅丸：能麻痹蛔虫，弛缓奥狄氏括约肌，增加胆汁排泄量。以胆囊造影及超声波检查监测，服药后能促使人体胆囊收缩，方中加大乌梅剂量，其余药量不变，作用超过原方，但原方作用又强于单味乌梅，胆囊收缩曲线也不尽相同。说明君药在方中的主导地位，也受到其他诸药的修饰。

白虎汤：原方中石膏退热虽快但作用弱而短暂，知母起效虽缓但作用较强而持久，两药相伍，使全方退热效果更显。反映了配伍后的协同作用。

四逆汤：在正常离体蛙心中，附子能使心收缩增强，甘草、干姜均无作用；附子加甘草，比单味附子更能增强心收缩力；附子加干姜，先有短暂的心收缩力加强，以后就无明显强心作用，三者相合的四逆汤则可使心收缩力经短暂下降后逐渐增强，在强度和持续时间上均超过附子。在实验性缺血或失血性休克家兔试验中，附子有强心、升压效应，但可导致异位心律失常，甘草能升压，干姜则无明显生理效应，三者相合，其强心升压效应大于各个单味、且能减慢窦性心律，避免附子引起的异位心律失常，降低毒性，使口服的半数致死量同附子相差四倍以上。

泻心汤：全方有明显的抗凝和抗血小板聚集作用。方中黄连的作用与全方相似，大黄只有抑制血小板聚集效应，黄芩并不呈现活性，但在组合中却出现相加（黄连－黄芩）、协同（大黄－黄芩）、拮抗（黄连－大黄）的作用，同时随着药物浓度变化而呈现双相效应。

吴茱萸汤：通过正交实验表明，君药吴茱萸无论在抑制小鼠胃排空运动或镇吐止呕效果上均起着主要药理作用。吴茱萸伍生姜，有协同止呕作用，尤其对延长呕吐潜伏期的影响较大，其毒性主要由吴茱萸产生，但与生姜又有交互影响。党参、大枣单用无明显活性，但二药对全方止呕有增强效应，大枣又能降低吴茱萸毒性。

承气汤类方：大、小、调胃承气汤均用大黄为君，分别伍芒硝、枳实、厚朴，或枳实、厚朴，或芒硝、甘草，分别为峻下、轻下、缓下之剂。三方用相同剂量口饲小鼠，观察胃肠蠕动对肠容积的影响，其作用依次为大承气汤＞调胃承气汤＞小承气汤。就降低腹部毛细血管通透性言，大承气汤能明显增强血管吸收过程，小承气汤则作用相反。

柴胡汤类方：小柴胡汤、大柴胡汤、柴胡桂枝汤均有柴胡、黄芩、半夏、生姜、大枣，前者另有人参、甘草；大柴胡汤入芍药、枳实、大黄；后者加人参、甘草、芍药、桂枝。以大鼠三种实验性炎症模型作试验，三者共有基本药味组对佐剂性关节炎有效，芍药、枳实、大黄药组对佐剂性关节炎、角叉菜胶浮肿和葡聚糖性肿胀均有效；人参、甘草药组对三者均不表现抗炎活性；人参、甘草、芍药、桂枝药组仅对葡聚糖性肿胀有效。将上述药组分别与基本药组相伍，即为大、小柴胡和柴胡桂枝汤。清热利胆的大柴胡汤对三种炎症模型均有效果，作用强于单纯的芍药、枳实、大黄药组。兼解表邪的柴胡桂枝汤对佐剂型关节炎和葡聚糖性浮肿也有效，作用略强于基本药组，而和解少阳的小柴胡汤则未见抗炎作用。

桂枝汤类方：桂枝汤、桂枝加桂汤、桂枝加芍汤和桂枝去芍汤，由于桂枝、芍药的用量不同，分别主治太阳中风表虚证、奔豚病、腹痛和胸满证。用多指标多剂量平行比较试验发现，桂枝加桂汤的镇静作用为诸方之首，非特异性屏障功能的增强作用显著减弱；桂枝加芍汤的镇痛作用为诸方之首，促进肠道推进功能的作用强于桂枝汤，增强机体屏障作用弱于桂枝汤；桂枝去芍汤的镇静作用则近乎消失。实验结果基本与方义的变异相吻合。

（三）展望

1. 经典方剂研究隶属于中药复方研究范畴，是一个技术密集、学科密集型巨大的系统工程，需要化学、生物学、生物化学、药理学、病理学、信息科学、数学、医学生物工程等多学科交叉渗透进行研究，其开发应用有赖于包括植物、药物化学、毒理学、药效学、临床医学各学科专家及经贸专家、企业家相互协作。因此组建跨单位、跨学科的综合性国家级研究队伍，集中财力、人力、物力、进行重大项目协作攻关，从基础到运用，并迅速向高技术开发转化，势在必行。

2. 经典方出自中医经典医著，集中了中医理论和实践的精华，因而具有更高的学术性。随着经典方剂的深入研究，将从微观、定量多角度深刻揭示中医六经、卫气营血、三焦理论实质、病证规律、组方原则，并有可能产生新的假说，由此带来中医学术上新的突破。一门以现代科学语言为特征，系统阐述中医经典病证理法方药的中医临床基础学科新课程——经典方证学将随之诞生。

3. 经典方剂历数千年屡用不衰，集中体现了中医临床优势所在，不仅常见病，尤其是当今一些疑难病证，如肿瘤、心脑血管疾病、糖尿病、自身免疫性疾病、病毒性疾病、老年性疾病均展现出了广阔的运用前景，是中药开发领域的前沿。由于激烈的国际中药市场竞争，我们应扬长避短，将现有研究较成熟的几种经典方剂，按照疗效稳定、主治症明确，化学成分基本清楚、固定，符合 GMP 标准的原则，集中攻关，力争打入国际市场。同时筛选一些基于经典方剂，略有增减，而疗效显著、独特的衍生方，采用灵活、多样形式，以难治性疾病作为主攻方向，以临床疗效为基础，开发经方衍生方，进一步提高国际竞争力。

基于前段工作积累，战略目标明确，国家政策倾斜，各科齐心协力，上述设想的实现将指日可待。

第五节　关于临床指导作用的强化

中医临床基础学，作为中医学基础理论与临床实践之间的纽带，最大优势在于其辨证论治理论体系对中医临床各科具体实践的指导作用。实践证明，其伤寒六经辨证、杂病脏腑经络辨证、温病卫气营血辨证及三焦辨证，是中医临床的核心辨证论治指导思想，在古今中医临床实践中发挥着极其重要的作用。

　　然而，不容否认的事实是，随着中医药学的不断发展，特别是临床各科自身理论研究的不断深入和完善，中医临床基础学辨证论治体系对临床的指导作用，正面临着被临床各科自身辨证论治体系逐渐替代的趋势，这一态势反映在伤寒六经辨证和温病辨证体系方面尤为突出。以唯物辩证法的观点分析，这是科学发展的必然过程，亦是中医药学向前发展的一种体现形式。

　　然则，从中医临床基础学角度而论，则反映出学科自身发展处于一种失衡状态。作为一门桥梁学科，以理论指导实践，据实践发展理论，是其基本任务的两个方面。设若重此轻彼，甚或偏执一面，必然导致学科基本性质的异化。以伤寒、金匮学说为例，时至明清，理论研究日益深入之际，正是其临床指导作用日渐淡化之始。研究者奢于空谈者多，崇尚务实者少。以至于民国时期，有曹颖甫氏，以矫枉过正之态度，力扬伤寒金匮之于临床的重要指导意义。

　　时至今日，中医临床基础学科的辨证论治体系，除《金匮》脏腑经络辨证学说外，其临床指导意义被严重淡化，临床运用多局限于外感疾病的临床诊治过程中。其间，不少有识之志为之呼吁，并作出巨大努力，但收效甚微。因此，世纪之交学科发展面临的任务，当务之急是重新认识其临床实践意义，强化其临床指导作用；在现有基础上，进一步拓展其临床运用范围。

（一）回顾历史，重新认识

　　要重新正确认识中医临床基础学科对临床各科的指导作用，只有认真回顾其发展历程，才能从中体会其真正的实际价值。

　　众所周知，《内经》、《难经》的成书，奠定了中医药学的理论基础，确立了辨证论治原则和整体观念指导思想。从中医药学的理论架构而论，辨证论治和整体观念两个基本原则，正是其宏观体系之核心。秦汉时期医经著作的涌现，标志着中医药学从简单的经验积累升华到理论总结阶段。而《伤寒杂病论》作者张仲景，于东汉末年将理论与实践紧密结合，创建理法方药一体化辨证论治体系。这一体系将前期理论成果具体化，赋予其极强的可操作性。因此可以认为，理法方药一体化辨证论治体系的创立，意味着人类开始自觉地、能动地系统运用既有理论成果具体指导临床实践，一个崭新的医学时代已经到来。

　　其后，两晋至唐初，动荡的年代为理法方药一体化辨证论治体系的运用提供了广阔的历史舞台。此期医家在大量的临床实践中，越来越深刻地体会到这一体系对临床的巨大指导意义，视仲景著作为匮中之宝，秘而不宣，以至于孙思邈发出"江南诸师秘仲景要方不传"之感叹。

　　唐宋金元时期，随着《伤寒杂病论》著作的多次收集整理和广泛传播，加之强有力的官方导向，其临床指导意义日渐深入人心，并得到更为广泛的运用。在此基础上，此期医家本着继承与发扬之精神，于临证各科之辨证论治规律展开研究，逐渐形成各科自身之辨治理论体系。如张锐的"十水"说、李杲的脾胃论、丹溪的相火说等，丰富和发展了《金匮》脏腑经络辨证理论，而其中尤以张元素之易水学说，最为突出。其《脏腑标本虚实用药式》，发展和完善了这一辨证理论，内科辨治自此独具体系。以《金匮》妇人三篇为基础，此期医家不断创新发展妇产科理论，进而以陈自明《妇人大全良方》问世为标志，妇产科辨治体系得以完善。《太平圣惠方》儿科12卷、刘方明等《幼幼新书》、南宋《小儿卫生总微方论》等，意味着儿科辨治体系正在逐渐形成，而以钱乙《小儿药证直诀》为这一体系形成之标志。同期，刘完素之火热论、王好古《医垒元戎》三焦气血寒热论等，则昭示着中医临床基础学科的另一重要组成部分——温病辨治体系即将创立。有医家认为：仲景之学，至唐而为之一变。其变之实质，正是体现于临床辨治体系的继承与创新相结合，而尤以创新为其显著特色。

明清时期，在中医临床基础学科内部，有鉴于伤寒金匮辨证论治体系临床运用的深入开展和认识的不断深化，医家日益重视其理论总结与研究。这是从实践到理论的再次升华过程，符合唯物主义认识论的规律。尽管在这次理论总结过程中，百花齐放，诸子争鸣，丰富和发展了学科理论体系，尤其是温病体系的形成，使整个学科的理论结构更趋完善，并进一步促进了临床各科的发展。然而，学科研究同时逐渐步入一个误区，学科内部玄学盛行，崇尚空谈，不求务实，因而出现重理论轻实践的趋向，势必难免。而伤寒、温病学派无谓的门户之争，更是自伤元气之举。而学科外部，临证各科理论继续发展，辨治体系相继完善，同时导致学科之间门户偏见之风日盛。这诸多内外因素，大大削减了临床基础学科理论对临床实践的宏观指导作用。

时至今日，这种状况仍在延续。不过值得庆幸者，是有不少有识之士正为此积极倡导并寻求学科理论回归临床的手段和途径。以唯物主义的观点加以分析，学科历经前期理论总结阶段后，理应过渡到临床实践发展阶段，验证旧说，再求新知，正是认识螺旋式上升发展之必然规律。因而，值此理论向实践过渡之新时期，强化和拓展学科理论对临床之指导作用，是中医临床基础学科工作者的历史使命和当务之急。

（二）系统总结，全面继承

在重新认识学科的历史地位及其任务的基础上，必须冷静全面地思考完成历史使命的途径与措施。笔者认为，系统总结学科历史经验和教训，全面继承学科历经千年证明行之有效的理论体系，是强化学科临床指导作用的首要途径。

从前面的历史回顾中，我们可以清楚看出学科在长期中医临床实践过程中的辉煌成就，亦可粗略了解学科发展的曲折历程。学科成败得失的历史经验和教训，是一笔价值无可估量的财富。欲强化其临床指导作用，必须系统加以总结。系统总结的内容，应当包括两个方面：一是历史的经验和教训，一是学科理论体系和学说。

总结学科的历史经验和教训，必须以历史唯物主义观点为思想武器，对中医临床基础学科数千年的发展过程，作出全面深刻而客观的剖析。目前这方面的工作尚未受到应有的重视，但部分学者已在为之努力，并取得一定的成果。

而在总结学科理论体系方面，建国以来工作成效甚大。但值得注意的是，学科理论体系的全面总结和继承，其根本目的是更有利于指导临床实践。遗憾的是，前期工作方向不甚明确，以至于理论成果层出不穷，而于临床实际指导意义不大。甚或片面追求新思维、新方法、新技术，假中西医结合和中医现代化之名，行淡化学科理论固有特色之实。因此，总结和继承学科理论体系，应当始终以回归临床为基本目的。以唯物求实之态度，返朴归真，老老实实总结和继承行之有效的理论和方法，根据现代临床之需要，使之条理化、系统化，赋予其具有鲜明时代特色之可操作性。对目前尚不明确或难于理解之观点和学说，不贸然否定，不牵强附会，而存疑于侧，以待智者，此乃一个理论研究者应有的科学态度。

（三）深入研究，理顺关系

理论是人类认识客观世界的总结，实践是人类改造客观世界的行为；以固有理论指导具体实践，是人类能动地改造客观世界的行为。这是理论与实践之间的一种基本关系。毫无疑问，中医理论与临床之间，同样存在着这种基本关系。中医临床基础学科，作为中医理论和临床实践之间的纽带和桥梁，使这种基本关系体现更加充分。

中医各临床学科的内部，因自身条件的制约，正处于一种趋于滞缓的发展阶段，其外部则面临着现代医学强有力的挑战。内外因素的制约，使得中医临床各学科迫切需要中医理论的强力支撑和指导，以求新的突破。而从前面的历史回顾中，我们可以意识到中医临床基础学科内部，正处于理论总结向临床实践回归的历史新时期。临床学科的外部需求和学科自身内部发展趋势，决定了中医临床基础学科走上回归临床的必由之路。

然而，新历史时期特征决定了这次回归，并不是前期临床基础学科理论指导临床实践的翻版。与前期相比较，这一时期具有两大基本特征，一是中医内部，各临床学科辨治理论体系基本成熟；一是中医外部，现代医学理论体系和临床技术突飞猛进。因此，欲求临床基础学科理论能有效地指导新时期之临床实践，再现昔日之辉煌，必须正确处理好两大关系：传统医学与现代医学之间的关系，及临床基础学科辨治体系与中医临床各学科辨治体系之间的关系。

对中医临床基础学科而言，理顺其辨治体系与临床各学科辨治体系的关系，是新时期强化其临床指导作用的关键。历史渊源的追索、理论层次的建构、辨治特色的比较等等，皆是理顺其间关系必不可少的环节。因此，这是一个宏大的系统工程，必须予以重视，深入研究。

（四）正确导向，促进发展

任何学科的发展，除决定于其自身内部规律以外，亦受诸多外部因素的制约和影响。其中，社会经济及政治因素是其重要方面之一。纵观临床基础学科发展过程，其兴盛之期，皆与当时之社会经济政治环境密切相关。

唐宋时期伤寒学的兴起，与强有力的官方导向密不可分。历史的经验告诉我们，正确导向是学科发展的重要措施。因此，强化中医临床基础学科于临床各科的指导作用，其有效途径之一，是保证正确的官方导向和理论及舆论导向。

官方导向实际是指政策和法规的导向。在建国后的数十年中，有关官方导向的经验教训值得记取。有关中医的政策法规，直接影响着中医事业的发展。对于中医临床基础学科而言，仅在教育改革导向方面，多次的浮沉起伏，是影响其发展的重要因素之一。因此，正确评判中医临床基础学科在整个中医体系中的地位和价值，给予正确之政策法规导向，制定必要的保障措施，并进而保证恰当的社会舆论导向，是促进临床基础学科不断发展的必要途径。

其次，在中医药研究队伍内部，强化对临床基础学科之于中医体系重要性的认识，加深其沟通中医理论和临床实践必要性的理解，进而确立符合客观实际的理论研究导向，亦是保证该学科顺利发展的重要途径。

综上所述，中医临床基础学科在指导临床实践方面，曾有过辉煌的时期，而现时则正面临着由理论总结向实践验证的转折关头。因此，有必要系统总结其历史经验教训，全面继承学科的理论体系；通过深入研究，理顺各学科辨治体系之间的关系；并在政策及理论研究各方面给予恰如其分的导向，以促进学科继续发展，强化其对临床实践的指导作用。

第六节　关于多学科渗透与交叉

尽管《伤寒论》、《金匮要略》和温病学有着悠久的历史，然中医临床基础学作为一门刚刚界定的新兴学科，其内涵与外延尚未完全确立。因之，此时讨论多学科渗透与交叉问题，条件并不成熟。在此，笔者仅以抛砖引玉之心态，简要陈述一些肤浅的看法。

所谓多学科渗透与交叉，此处意指中医临床基础学科与其他学科之间、以及临床基础学科内部各学科之间的相互渗透与交叉。众所周知，他山之石，可以攻玉；竹头木屑，曾利兵家。学科之间的渗透与交叉，是完善自身理论体系、同时促进其他学科发展的重要途径。特别是当今世界整个科学体系正处于高度分化而又高度整合的发展趋势之中，重视学科之间的渗透与交叉，顺应科学发展潮流，就更具其必要性和紧迫性。

根据现行的定义，中医临床基础学是由原《伤寒论》、《金匮要略》和温病学三门古老而又极富生命力的学科组成。这原有的三门学科，既有其共性，亦各具特色。因此，多学科渗透与交叉，就中医临床基础学而言，首先是学科内部各分支学科的渗透与互补。

在三门分支学科中，《伤寒论》与温病学之共性在于，二者皆论外感热病的辨证论治规律和方法；而其特色在于，伤寒以外感风寒类疾病的辨治为主要研究对象，温病学则以外感温邪类疾病的辨治为其基本研究对象。在辨证体系方面，虽有六经辨证、卫气营血辨证、三焦辨证之不同，然外感热病由表入里、由浅入深、由轻到重、由实至虚之基本规律，则是三大辨证体系皆予遵循的基本原则。正是缘于这一共性，不少医家主张寒温合流，力求将三大辨证体系融为一炉，为外感热病辨证论治创建一体化的理论体系。

从理论研究的角度而论，这种设想具有很强的诱惑力和相当的可行性。大量的研究论文和著作，表明研究者们为之付出了不懈的努力。然而，就目前的状况而言，并不令人满意。究其原因，大抵可作如下两方面之考虑：

1. 学科特点的内部规定性

观温病学之发生发展过程，我们不难看出，在温病学科萌芽和发展之初，医家皆以发展伤寒学为宗旨，而并非刻意创立新学科，即所谓本意在于"羽翼伤寒"，而不求标新立异。然而，正由于其内在之固有特点，决定了温病学科之必然走向，终至脱却伤寒，另立新说，发展成为与伤寒学并驾齐驱之新兴学科，进而构建了目前较为完整的中医外感热病辨证论治理论体系。由上述可知，任何一门学科，必须遵循其自身之发生发展规律，即其固有特点必然决定其发生和发展过程，而并不以人的意志为转移。因此，尽管目前学科的发展趋势正逐步走向整合，然前期努力并未收到明显成效的结果表明，二者整合的时机并未完全成熟。当此之际，强求在短期内统一伤寒与温病两个学科，似有拔苗助长之弊。故而为今之计，应在正确认识学科发展规律的基础上，加强对伤寒与温病学科各自辨证论治体系特色的理解，深入开展比较研究，求同存异，扬长避短，取其互补之优势，顺应学科发展之自然规律，稳步促进学科的整合发展进程。

2．社会文化的外部制约性

科学的发生发展，除受其内部规律的制约外，同样受到社会政治经济文化的影响。特定的历史时期，特定的社会文化，对学科的发生发展，具有相当的影响力。就中医学而言，在整个中医理论体系趋于完善的同时，学科由开放型逐渐转向封闭型，进而呈一种超稳态势。而这种态势的形成，与中国社会固有的文化特点密切相关。

在中国的历史文化进程中，我们不难发现，百家争鸣是促进学科发展的重要途径，而由此却导致一定时期内学科体系之间的相互封闭。换言之，学派之争鸣，既是促进学科自身发展的必要方式，亦是学科自我封闭的重要原因。而发展与封闭与否，则决定于整个社会历史文化进程。因此，分化与融合，是中国文化发展进程在不同历史时期的两种基本表现形式，争鸣是分化之重要途径，封闭是分化之极限形式，而融合则是封闭之必然趋势。如此循环往复，促进科学文化螺旋式上升发展。

据此而论，目前中医体系的超稳态势，实际是一种学科封闭的体现形式，是中国社会文化固有特点对其实施影响的必然结果。这种态势与当今科学发展潮流极不适应，因而受到强烈冲击，进而促使中医学科走上重新整合的必由之路。

然而，我们必须清醒地认识到，目前整个科学体系走向高度分化和高度整合之路，尚仅仅处于起步时期。在这由分化封闭走上重新开放整合的转折阶段，原有的封闭排异性仍然保持着强大的惯性。正是由于这种封闭排异惯性与开放整合趋势的剧烈冲突，决定了学科重新整合进程的长期性和曲折性。因此，尽管伤寒与温病学科的融合，是新时期学科发展的必由之路，但决非一蹴而就之事。

上论伤寒与温病之关系，此论伤寒、温病与金匮之关系，实际是外感热病辨证论治体系与内伤杂病辨证论治体系之间的关系。二者之间，因疾病性质及其发生发展规律的不同，决定了两大辨证论治体系必然相互独立。然而，无论外感内伤，疾病皆是因内外环境致病因素的作用，出现人体阴阳气血物质的损伤、机能的紊乱，这是两大辨治体系得以求同存异的客观基础。再则，整体观念及审证求因、审因论治指导原则，是二者共同的认识论基础。正缘于此，二者方有求同存异、相互补充的可能性。

知其同，晓其异，是二者相互补充的必要条件。其中，深入分析其特殊性，是促进二者取长补短的先决条件。为此，至少应注意以下两个方面：

1．疾病的特异性

外感热病最基本的特点在于，疾病的发生决定于外邪；而内伤杂病的特点则在于，疾病源于各种原因导致人体脏腑阴阳气血的失调或损伤。诚然，外邪也必须导致脏腑阴阳气血失调，方能使疾病发生。然而，这种脏腑阴阳气血的失调或损伤，每视外邪之性质和强度而定，即外感热病的性质及其发生取决于外邪，多具有起病急骤、发展迅速、变化多端的病理特点。而内伤杂病，多由其他致病因素逐渐导致人体机能的紊乱和气血的损伤，常表现为发病缓慢、病程缠绵、变化较少的病理特征。

2. 辨治的特殊性

正是由于疾病的特异性，决定了二者辨证论治的方法和手段的不同。简言之，外感热病辨证论治体系注重病因辨证，治疗首重祛邪，借祛邪以达到调节机体阴阳气血平衡的目的。而内伤杂病辨证论治体系则注重脏腑气血津液辨证，治疗首重扶正，藉扶正以祛除各种致病因素。此之所言扶正，并非单纯补益之义，乃通过各种手段调节、恢复机体阴阳气血平衡之意。前者重因，后者重果，然其根本则一。

以上仅涉及中医临床基础学科内部的相互渗透和相互补充的相关问题，就医学体系而论，亦应包括与现代医学体系各学科的交叉与渗透。推而广之，则全面汲取现代自然科学和社会人文科学的先进成果，限于篇幅，仅就中医体系范围内多学科渗透整合后，中医临床基础学科的地位及作用作一初步展望。

毋庸讳言，中医临床基础学的确立，实际是决策者欲构建相对完善的中医体系良好愿望的一个具体表现形式。在这相对完善的中医体系中，应当包括基础理论学科、临床基础学科和临床应用学科三大类群。由此不难看出，临床基础学科实是沟通基础理论学科和临床应用学科的纽带和桥梁。

按照这一体系构想，基础理论学科群应当包括生理、病理、方剂、药物、医学史等学科，临床应用学科群包括内、外、妇、儿、五官等学科。至于临床基础学科群，目前界定包括有伤寒、金匮和温病三个分支学科，但其内涵与外延尚待确定。

就笔者的认识而言，无论以何种形式表述，基础理论学科群的任务，是为人类认识疾病、防治疾病这一基本目的，提供基本知识、基本理论和基本方法。而临床应用学科群，是具体运用基础理论学科群提供的理论、知识和方法，最终完成防治疾病的基本任务。至于临床基础学科，则是沟通、连接基础理论学科群和临床应用学科群的桥梁和纽带。以理论指导实践，据临床发展理论，是临床基础学科基本任务的两个侧面。

根据以上定位及定性表述，尽管伤寒、金匮和温病学这三个分支学科，具备临床基础学科的大部分特性，但并不能就此认为，临床基础学之外延即可准确界定于此。众所周知，理法方药一体化辨证论治模式是三个分支学科的重要特色，而按新体系之构想，则方剂与药物之认识与研究任务，在临床基础学科内应降至从属地位，而转由基础理论学科群之药物学、方剂学承担。临床基础学科的研究重心，则相应转向认识疾病、防治疾病的一般规律、思路、方法和途径等方面，以中医基本理论为依据，为临床应用学科提供具体的理论运用规律和思维方法指导。即从方法学和认识论方面具体指导临床实践，是其显著之特点。

如此而论，临床基础学科群应由诊法学、辨证学和治法学三个基本分支构成。所谓诊法学，即是在中医基本理论指导下，具体研究认知疾病现象的方法、手段及其运用规律的一门学科，以中医四诊为其基本内容，并随多学科（特别是现代科学技术）交叉渗透而不断得以扩展。所谓辨证学，是以中医基本理论为指导，在全面认知疾病现象的基础上，具体研究认知疾病本质的方法、思路及其运用规律的一门学科，以外感疾病辨证和内伤杂病辨证为其两大基本体系。所谓治法学，是以中医基本理论为指导，在深刻认知疾病本质的基础上，具体研究防治疾病的方法、手段及其运用规律的一门学科。三者之间，相互补充，相辅相存，而尤以辨证学承上启下，在临床基础学科群内地位突出，举足轻重。其外感疾病辨证体系，包括六经辨证、卫气营血辨证、三焦辨证等；内伤杂病辨证体系，则包括脏腑辨证、经络辨证、气血津液辨证等。两大体系各有侧重，然彼此互补，而以八纲辨证为其共同之指导原则，并共同遵循辨病性、辨病位、辨病势、辨标本等辨证规律。

综上所述，中医基础理论学科群提供的一般性理论原则和方法，是临床基础学科群得以存在的基础。在其整体观念和辨证论治原则指导下，临床基础学科之首要任务是全面认知疾病现象，进而认知疾病的本质，并据此确立相应的治疗原则和方法，具体指导临床选方用药。换言之，从某种角度来看，临床基础学科是基础学科理论的具体表述，而临床应用学科则是临床基础学科理论的实践途径，三大学科群共同构成由抽象到具体的全过程。